当代名中医专科专病经方
薪传临证绝技丛书

名中医肛肠科经方薪传临证绝技

主编 刘世举 毛 红 陈雪清

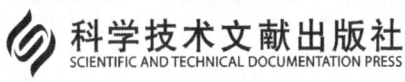

科学技术文献出版社
SCIENTIFIC AND TECHNICAL DOCUMENTATION PRESS

·北京·

图书在版编目（CIP）数据

名中医肛肠科经方薪传临证绝技 / 刘世举，毛红，陈雪清主编. —北京：科学技术文献出版社，2024.6

（当代名中医专科专病经方薪传临证绝技丛书）

ISBN 978-7-5235-0727-8

Ⅰ.①名… Ⅱ.①刘… ②毛… ③陈… Ⅲ.①肛门疾病—中医临床—经验—中国—现代 ②直肠疾病—中医临床—经验—中国—现代 Ⅳ.① R266

中国国家版本馆 CIP 数据核字（2023）第 169231 号

名中医肛肠科经方薪传临证绝技

策划编辑：薛士滨　　责任编辑：郭　蓉　　责任校对：张吲哚　　责任出版：张志平

出　版　者	科学技术文献出版社
地　　　址	北京市复兴路15号　邮编　100038
编　务　部	（010）58882938，58882087（传真）
发　行　部	（010）58882868，58882870（传真）
邮　购　部	（010）58882873
官 方 网 址	www.stdp.com.cn
发　行　者	科学技术文献出版社发行　全国各地新华书店经销
印　刷　者	北京虎彩文化传播有限公司
版　　　次	2024年6月第1版　2024年6月第1次印刷
开　　　本	710×1000　1/16
字　　　数	300千
印　　　张	18　彩插4面
书　　　号	ISBN 978-7-5235-0727-8
定　　　价	68.00元

版权所有　违法必究

购买本社图书，凡字迹不清、缺页、倒页、脱页者，本社发行部负责调换

《当代名中医专科专病经方薪传临证绝技》丛书
编 委 会

顾　　问　　孙光荣　李佃贵　刘景源　祝之友　谢阳谷
　　　　　　郑守曾　刘从明　杨运高
名誉主编　　唐祖宣
总 主 编　　杨建宇
编　　委　　（以姓氏笔画排序）
　　　　　　王　鹏　王东红　王丽娟　王俊宏　冯　利
　　　　　　朱庆文　邬晓东　刘华宝　刘春生　刘海燕
　　　　　　许　滔　杨　燕　杨建宇　张　炜　张华东
　　　　　　张胜忠　罗宏伟　郑佳新　柳红芳　姜　敏
　　　　　　姜丽娟　姚卫海　桂延耀　徐国良　徐学功
　　　　　　海　霞　冀文鹏　魏素丽
学术秘书　　王　晨
主编单位　　中国中医药研究促进会仲景医学研究分会
　　　　　　中国中医药研究促进会唐祖宣医学工作委员会
　　　　　　北京中联国康医学研究院
　　　　　　南阳张仲景传统医药研究会

协编单位　中国中医药研究促进会仲景星火工程分会
　　　　　　中国中医药信息学会人才信息分会
　　　　　　中国针灸学会中医针灸技师工作委员会
　　　　　　世界中医药学会联合会中医疗养研究专业委员会
　　　　　　中国民间中医医药研究开发协会中医膏方养生分会
　　　　　　中关村炎黄中医药科技创新联盟
　　　　　　中华中医药中和医派杨建宇京畿豫医工作室
　　　　　　世界中医药协会国际中和医派研究总会
　　　　　　北京世中联中和国际医学研究院

《名中医肛肠科经方薪传临证绝技》编委会

主　编

刘世举　河南中医药大学第三附属医院
毛　红　四川省中医药科学院中医研究所（四川省第二中医医院）
陈雪清　河北省中医院

副主编

武永连　安徽省颍上县中医院
丁　康　南京市中医院、宿迁市中医院
韩雨倩　河南中医药大学第一附属医院
任　聪　中国中医科学院中医临床基础医学研究所
李振宇　首都医科大学附属北京中医医院
蒋进广　宿迁市中医院
张志强　北京市门头沟区医院
宁　沛　曲周县中医院

编　委（按姓氏笔画排序）

王丽娟　北京中联国康医学研究院
任　坤　河津市延坤中医院
刘大胜　中国中医科学院
张俐佳　黑龙江中医药大学附属第一医院
杨建宇　光明中医杂志社
周　扬　齐齐哈尔医学院第二附属医院
郜亚茹　北京中医药大学东方医院
柳春生　青海省中医院
莫日根　内蒙古自治区中医医院
喻少雷　黑龙江中医药大学第二附属医院

主编简介

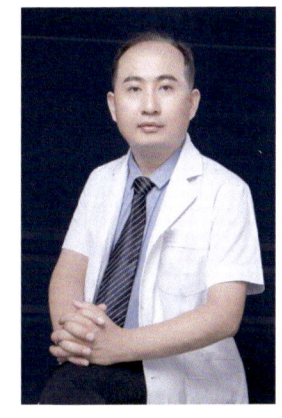

刘世举 副主任医师,副教授,硕士研究生导师,河南中医药大学第三附属医院肛肠病医院副院长兼肛肠一科主任。全国中医药临床特色技术传承骨干人才,河南省中医药拔尖人才,河南省肛肠学科知名专家,河南省中医外科优秀科技人才,郑州市医疗事故鉴定专家库专家。中华中医药学会肛肠分会常务委员,全国中医药高等教育学会肛肠分会常务委员,河南省中医外科学会副会长,河南省中医药学会肛肠分会秘书长,河南省中医药学会肛肠分会专家委员会副主任委员。

发表学术论文30余篇,其中中文核心期刊论文10篇,SCI收录论文1篇;主编专著3部;主持省部级科研项目2项,厅局级6项,参与国家自然科学基金等科研项目10余项;获国家发明专利5项,省部级科技成果奖3项,厅局级科研成果奖8项。

擅长中西医结合防治肛肠疾病;顽固性便秘的中医治疗及手术处理;溃疡性结肠炎的综合治疗;骶前囊肿经骶尾部切口手术治疗;肛门直肠先天性畸形的手术修复治疗;结直肠肿瘤的手术治疗;便秘及结肠炎的基础研究及临床研究;结直肠肛门术后并发症的治疗。

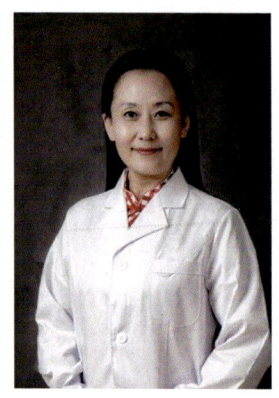

毛红 主任中医师，硕士研究生导师，四川省第二中医医院肛肠科主任。四川省卫生健康领军人才，四川省名中医，全国老中医药专家学术经验继承指导老师，全国优秀中医临床人才，四川省中医药管理局学术和技术带头人，四川省首届新时代健康卫士，四川省首届健康科普专家，四川省及成都市医学会医疗事故技术鉴定专家。中国女医师协会肛肠专业委员会副主任委员，中国中西医结合学会大肠肛门病专业委员会常务委员，四川省女医师协会肛肠专业委员会主任委员。

从事中西医结合肛肠专业医疗、教学、科研工作33年，主持参与省厅局级等项目37项，分别在2010年、2015年荣获科学技术进步奖三等奖各1项；发表学术论文40余篇；主编专著5部、参编专著9部；获国家发明专利4项，通过成果鉴定2项，完成科学技术成果评价1项。

擅长中西医结合诊治肠道疾病、腹痛、腹胀、腹泻、肠炎、习惯性便秘、女性便秘、老年性便秘、顽固性便秘、慢性结直肠炎、肠易激综合征；肛肠疾病，如痔疮、肛瘘、肛周脓肿、肛裂、肛门疼痛、肛门坠胀、肛门瘙痒、肛门湿疹、肛窦炎、脱肛、肛门狭窄、肛肠病术后各种并发症；结直肠癌术后放化疗及术后并发症的中药调治等。对小儿肛裂、肛周脓肿、肛瘘及便秘的治疗有独特的方法。

陈雪清 河北省中医院肛肠一科副主任,教授,主任医师,硕士研究生导师。全国中医药创新骨干人才,河北省中医药文化传播专家,全国中医肛肠学科陈雪清名医工作室负责人,全国中医药高等教育学会肛肠分会教育知名专家,中国中医药研究促进会肛肠分会全国百强科技优秀人才,河北省科技奖励评审专家库专家,兼任河北省高级职称评审专家库专家,全国研究生毕业论文盲审专家库专家,教育部学位中心专家库专家。兼任河北中西医结合学会肛肠病专业委员会常务副主任委员、中国中西医结合学会大肠肛门病专业委员会青年委员、世界中医药学会联合会固脱疗法研究专业委员会常务理事、中国中医药研究促进会肛肠分会常务理事、中国中医药研究促进会仲景分会常务理事等职位。

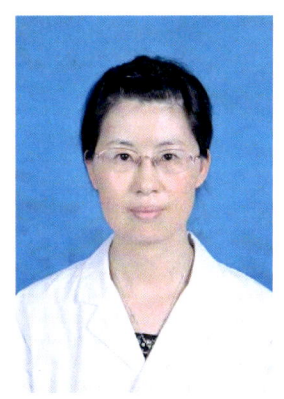

发表学术论文40余篇;编写著作12部;承担省市级科研项目15项,科研成果10项;发明专利1项;获中国中医药研究促进会科学技术进步三等奖1项,河北省中医药学会科学技术一等奖2项,二等奖4项,三等奖1项。

工作25年来,一直从事肛肠疾病的诊疗、教学和基础研究。掌握多种先进的诊疗技术,临床经验丰富。擅长治疗各种肛肠科临床常见病及疑难病症。热爱中医,2015年参加河北省中医药管理局举办的李士懋老师国医大师学术传承研修班。参与中华中医药学会中医肛肠科临床诊疗指南的制定——直肠前突、直肠脱垂两项;参与编写国家卫生健康委员会"十三五"规划教材、全国中医住院医师规范化培训教材《中医外科学》。

助推"经方热""经药热"
学术化、规范化、专科化！

《当代名中医专科专病经方薪传临证绝技》丛书终于要出版了！可喜可贺！

这是《医圣仲景文库》系列的成果！

也是我们中和医派中华国医专科专病经方大师研修班的成果！

更是中关村炎黄中医药科技创新联盟中医药国际"一带一路"经方行的成果！

又是中华中医药中和医派杨建宇京畿豫医工作室倡导推动的"经药理论体系"的成果！

也是每年10月21日"世界中医经方日"活动推动的抓手！

而关键所在，《当代名中医专科专病经方薪传临证绝技》丛书有助于推动"经方热""经药热"的学术化、规范化、专科化的发展！

不忘初心，砥砺前行！

重温中医药经典，找回中医药灵魂，再塑中医药伟大，成了中医药人的重要共识与努力导向。提升中医药经典研学力道，钻研中医药经方，以及共同推广普及经方临床应用，成了弘扬中医药经典理论，提高中医药临床服务能力的捷径，成了中医药临床疗效的保障。著名中医药经方大师——黄煌教授，宣讲经方应用，在全球范围内推广普及、规范推进经方的临床应用，助推全球中医"经方热"澎湃前行，是大家公认的挖掘经方宝藏的"兵工团长"。2014年我们中和医派第三代传人王丽娟，主持开展的中华国医专科专病经方大师研修班系列，在北京、南阳、郑州、成都、宁夏、深圳逐次展开，继推至海外。2017年，以黄煌教授为总指挥的中医药国际"一带一路"经方行活动，确定了每年10月21日作为"世界中医经方日"，将全球"经方热"推向新的辉煌！继而，在中和医派"经方""精方"基础上，倡导"道地药材""精准用药"，强调"动态辨证"，推出"经药"概念，创新"经药理论体系"，得到"当代神农""中药泰斗"祝之友教授的认可，并以国家中医药管理局全国名老中医药专家祝之友传承工作室的中医临床中药学学科传承的重要内容为导向，大力开展有关中医药"经药"的学术研讨和"经药理论体系"的创新构建，以神农本草经研修班和采药识药班为抓手，以纪念祝之友老教授从事中医药50周年活动为契机，在全国各地乃至港澳台地区、东南亚地区开展中医临床、中药学学术活动及"经药理论"研讨。

祝之友杨建宇经药传承研究室在印度尼西亚巴淡岛挂牌，确定每年农历四月二十六日为"世界中医经药日"。教材专著、专业论文持续出版发表，网络课堂、全球会议持续进行，助推中医"经药热"与"经方热"，相得益彰，携手共进，在中医药时代的大潮中，奔涌前进！

近来，仲景书院经方精英传人、中国中医科学院何庆勇教授，在全国各地开展何庆勇经方经药专题研修班、讲习班，这不但是祝之友教授和我在仲景书院反复宣讲"经药概念"和"经药理论体系"的成果之一，更是"北京-河南-南阳"仲景书院的重大学术成果之一，因为以后还会有更多像何庆勇教授这样的仲景学术精英、"经方""经药"传人，竭力开展"经方""经药"学术传承。再推中医药"经方热""经药热"新高潮，再续中医药"经方热""经药热"新辉煌！

"精研经典弘扬国粹，创新汉方惠泽苍生。"这是国医大师孙光荣教授的题词，也是《当代名中医专科专病经方薪传临证绝技》丛书所有的编者们数十年如一日在学习与临床实践中遵守的准则。熟读中医药经典，夯实中医药基础理论，传承《神农本草经》华夏先民原创治病用药经验精华，探解《黄帝内经》中医药道法自然、天人合一的奥旨，规范在《伤寒杂病论》指导下经方理法方药的临床诊病疗病用药体系，重塑中医药独特的临床辨证思维和优势显著的特色疗法的灵魂，重构中医药"经方""经药"理论体系在中医药理论和临床中的支撑与引领，回归中医药"经方""经药"的学术化发展，规范化推广及其专病专科化应用，促进中医药"经方热""经药热"回归主流中医医院的专病专科科室，成为中医药各专科最普遍的诊疗方式和首要选择，同时，提升中医药学术发展和规范化拓展与应用。而《当代名中医专科专病经方薪传临证绝技》丛书就是围绕各专科专病之优势病种，汇编总结临床卓有成就的各地著名中医专家、临床大家在临床中应用"经方""经药"理论的实践经验和妙招绝技，旨在给年轻中医药学者提供学习"经方""经药"的临床验案及理论精要，更重要的是通过各专病专科的"经方""经药"的汇总，促进临床中各专病专科医师明了各自常用的"经方""经药"，并从中汲取名老中医的临床经验，从而在整体上提升中医药服务大众健康的能力和水平，使中医药"经方热""经药热"走向学术化、规范化、专科化更有理论意义和现实意义，促进中医药事业大发展、大繁荣！

《当代名中医专科专病经方薪传临证绝技》丛书共计30册，是在名誉主编国医大师唐祖宣教授的具体指导下，在各分册主编带领编委会的努力下，历经3年，大家一边干好本职工作，一边积极抗击疫情，利用休息时间，编写稿子，十分辛苦，十分不易，在此给大家道一声"您辛苦啦！大家都是人民的健康卫士！大家都是优秀的抗疫英雄！促进中医药'经方热''经药热'学术化、规范化、专科化发展，大家都是功臣！历史一定会铭记，中医药人不会忘记"。另外，还要感谢科学技术文献出版社对这套书的大力支持和帮助，从选题策划论证，到书稿的编撰排版，无不映衬体现着出版社领导、编辑的辛苦劳动和付出！在此一并表示衷心的感谢和深深的感恩！

最后，仍用我恩师孙光荣国医大师的话来结尾：

美丽中国有中医！

中医万岁！

杨建宇
2022.10.21·世界中医经方日·明医中和斋

注：杨建宇 教授、执业中医师、研究员
　　光明中医杂志社主编
　　中国中医药现代远程教育杂志社主编
　　中国中医药研究促进会仲景医学研究分会副会长兼秘书长
　　中关村炎黄中医药科技创新联盟执行主席
　　中华中医药中和医派创始人·掌门人
　　中医药国际"一带一路"经方行总干事

目 录

第一章 痔 疮 1

叶腾辉运用仙方活命饮治疗痔疮经验 1

胡芝兰运用针灸治疗痔疮经验 2

李国栋运用"消痔灵"注射剂防治痔疮经验 5

杨向东运用消肿止痛汤治疗重症复杂性痔疮经验 9

杨红芹治疗痔疮术后的中医临床经验 12

朱玲云中医熏洗联合针灸治疗痔疮经验 15

第二章 腹 泻 18

国医大师张大宁治疗腹泻经验 18

国医大师张磊治疗老年慢性腹泻经验 22

吕仁和运用"六对论治"糖尿病性腹泻经验 27

印会河从肝论治腹泻型肠易激综合征经验 30

王庆国辨治腹泻型肠易激综合征经验 35

安效先运用健脾止泻法治疗小儿腹泻经验 39

陈文慧从肝论治腹泻型肠易激综合征经验..................................44

丛丽诊治小儿胃强脾弱型腹泻经验..................................47

单兆伟治疗腹泻型肠易激综合征临证经验..................................51

单兆伟运用膏方调治腹泻型肠易激综合征经验..................................54

冯五金治疗功能性腹泻经验..................................59

董幼祺治疗小儿病毒性腹泻经验..................................62

葛惠男运用流气化湿法治疗慢性腹泻经验..................................65

黄贵华治疗腹泻型肠易激综合征临证经验..................................70

黄雅慧应用参苓白术散治疗慢性功能性腹泻临床经验..................................74

李佃贵从"浊毒"论治腹泻型肠易激综合征经验..................................77

林寿宁从湿论治腹泻型肠易激综合征经验..................................81

刘万里治疗慢性腹泻经验..................................84

叶松从肝脾论治腹泻型肠易激综合征经验..................................89

王邦才巧用反激逆从法辨治慢性腹泻临证经验..................................93

季远辨证治疗小儿秋季腹泻经验..................................98

冷炎治疗腹泻型肠易激综合征经验..................................101

田耀洲从内风论治腹泻型肠易激综合征经验..................................104

李朝敏基于"阳化气,阴成形"论治腹泻型肠易激综合征经验..................................106

李军祥辨治腹泻型肠易激综合征经验..................................110

第三章 便 秘..................................*114*

国医大师朱良春教授治疗便秘经验..................................**114**

国医大师李玉奇教授治疗便秘经验..................................**117**

李乾构运用健脾润肠法治疗功能性便秘经验 120

段富津治疗便秘经验 125

叶柏辨证治疗慢性便秘经验 131

曾定伦运用"塞因塞用"诊治老年习惯性便秘经验 135

马华运用柴胡疏肝散加减治疗便秘经验 138

邓正明从五脏治疗功能性便秘经验 141

杨向东从"情志失调"论治便秘经验 144

高顺平运用附子理中丸加减治疗便秘经验 146

甘爱萍治疗糖尿病便秘经验 148

葛来安治疗慢性气滞型便秘经验 151

刘华一治疗功能性便秘经验 153

李恩宽治疗顽固性便秘经验 158

赵德喜运用经方化裁治疗中风后便秘经验 160

李桂贤运用加味逍遥散治疗肝郁气滞型功能性便秘经验 163

李冀治疗便秘经验 166

田振国治疗慢性功能性便秘经验 170

刘万里治疗脾虚痰湿型功能性便秘伴无便意症经验 173

李廷荃治疗便秘经验 176

李延辨证治疗便秘经验 180

刘铁军运用经方治疗老年性功能性便秘经验 183

陆金根治疗便秘经验 187

唐志鹏运用养阴清热汤治疗便秘型溃疡性结肠炎经验 191

王自立运用运肠润通汤治疗功能性便秘经验 194

于永铎运用小柴胡汤加减治疗气滞血瘀型便秘经验 197

邵元欣运用小柴胡汤加减治疗便秘经验 199

许二平运用半夏泻心汤治疗功能性便秘经验 201

闫凤杰运用济川煎加减治疗老年功能性便秘经验 205

闫世映运用调精方治疗精血亏虚兼脾失健运型便秘经验 208

第四章 便 血 212

张冰运用活血祛瘀法治疗活动期溃疡性结肠炎便血经验 212

向生霞运用仲景经方治疗癌性便血经验 216

第五章 肛 瘘 222

全国名中医陈民藩肛瘘挂线技术经验 222

方宗武运用引流法治疗肛瘘经验 223

吴锲运用中药熏洗联合中医挂线手术治疗复杂性肛瘘经验 225

沙静涛辨证论治肛瘘切除术后创面难愈伴发热经验 227

曹霞运用中医挂线联合对口引流疗法治疗高位肛瘘经验 230

第六章 结直肠炎 234

黄玉龙运用黄土汤治疗溃疡性结肠炎经验 234

席作武运用溃复康方保留灌肠治疗溃疡性直肠炎经验 236

符春平运用中药口服联合中药
灌肠法治疗慢性结直肠炎经验 239

冯五金治疗溃疡性结肠炎经验 241

第七章 结直肠癌 244

孟静岩从中医多角度辨治结直肠癌经验 244

刘丽坤运用六君子汤治疗大肠癌术后腹泻经验 249

胡陵静运用补中益气汤治疗结肠癌便血经验 252

荣震运用补中益肠汤联合化疗治疗结直肠癌经验 255

孙平良运用健脾开胃方治疗结直肠癌患者化疗后消化道症状经验 259

蔡菲菲运用消瘤汤加减干预结直肠癌术后血管内皮生长因子及

中医证候经验 264

附录 中西医结合治疗肛瘘经验谈 267

第一章 痔 疮

叶腾辉运用仙方活命饮治疗痔疮经验

【名医简介】 叶腾辉是四川省名中医。

【经典名方】 仙方活命饮（出自《校注妇人良方》）。

组成：金银花10g，连翘10g，皂角刺10g，当归尾10g，赤芍10g，乳香6g，没药6g，天花粉10g，地榆10g，槐花10g，丹皮10g，生地10g，全蝎3g，黄柏10g，白鲜皮10g，蛇床子10g。

《校注妇人良方》卷二十四："治一切疮疡，未成者即散，已成者即溃，又止痛消毒之良剂也。"

【学术思想】 仙方活命饮是临床常用方剂，被前人称之为"疮疡之圣药，外科之首方"，具有清热解毒、消肿溃坚、活血止痛的功效。

【诊断思路】 痔疮主要是过食肥腻辛辣、饥饱失常、饮酒过量、久坐久站、负重远行、便秘等，使脏腑阴阳失调，气血运行不畅，经络受阻，燥热内生，热与血相搏，结滞不散而成。《丹溪心法》指出："痔者，皆因脏腑本虚……以致气血下坠，结聚肛门，宿滞不散，而冲突为痔也。"治疗以清热解毒、行气活血、消肿散结为基本方法，而仙方活命饮有清热解毒、消肿溃坚、活血止痛之功效，临证根据具体症状加减，可取得较好疗效。

【治疗方法】 叶老师取清热解毒、活血止痛之法，应用本方对热毒壅盛、气血瘀滞引起的胃脘痛、淋证、痔疮进行治疗，收效良好。

【治疗绝技】 仙方活命饮治疗痔疮，疗效颇佳。

【验案赏析】 廖某，女，31岁，2013年6月17日初诊。患痔疮2年余，前日因食火锅后，出现肛门肿痛伴发痒，大便干燥，便后滴血，舌红，苔黄，脉数。辨证为痔疮（热毒壅盛）；治则：清热解毒，活血止痛，祛风止痒。处方：金银花10g，连翘10g，皂角刺10g，当归尾10g，赤芍10g，乳香6g，没药6g，天花粉10g，地榆10g，槐花10g，丹皮10g，生地10g，全蝎3g，黄柏10g，白鲜皮10g，蛇床子10g，陈皮6g，白芷10g，甘草10g，防风6g，贝母6g。颗粒剂，水冲服，每日1剂。服2剂后症状明显减轻，继服4剂后症状消失。

【按语】仙方活命饮作为治疗阳证疮疡之祖方受到历代医家的推崇，方中金银花、甘草清热解毒，当归、赤芍、乳香、没药散瘀止痛，陈皮理气以助血行，防风、白芷疏风散结消肿，贝母、天花粉清热排脓、散结消肿，皂角刺穿透经络、溃坚排脓。诸药合用，热清毒解，气行血畅则肿痛自消。叶老师认为凡有热毒瘀滞的一切疾病，无论有形无形，皆可使用仙方活命饮化裁治疗。叶老师在临床上应用本方对热毒壅盛、气血瘀滞引起的多种疾病进行治疗，均收效良好。

参考文献

[1] 倪兴国．叶腾辉名老中医仙方活命饮临床治验［J］．成都中医药大学学报，2014，37（3）：93，100.

胡芝兰运用针灸治疗痔疮经验

【名医简介】胡芝兰教授在浙江中医药大学附属第三医院（浙江省中山医院、浙江省针灸推拿医院）从事中医内科、针灸治疗40余年，曾赴巴西讲学、行医，先后带教各国留学生，擅长针灸，精通方药，尤其在单纯运用针灸治疗痔疮方面积累了丰富的经验。

【学术思想】胡教授根据自己多年的临床经验，以选取经典经验效穴为主，根据虚实、证型的不同配穴，运用传统针刺手法及现代针刺技术治疗痔疮，临床效果显著。

【诊断思路】痔疮是肛门直肠底部及肛门黏膜的静脉丛发生曲张而形成的

一个或多个柔软的静脉团，是一种慢性疾病。临床上以肛门瘙痒、疼痛、反复便血、肛门有肿物脱出伴肛门不适为特点，严重者可导致继发性贫血和痔脱出嵌顿，但一般不会危及生命。

【治疗方法】

（1）重视经典配穴：百会、会阳（长强）。任督二脉起于胞中，出于会阴，若其经气通畅，气血调和，无气滞血瘀之患，则痔疾不生；若邪气侵扰，经气失调，气血失和，进而气滞血瘀，结聚于肛门，若瘀滞不散则发为痔，加之阳明经气不降，人体浊气不行，侵扰肠腑经脉而为痔。痔的生成与任脉、督脉、手阳明经的经气关系密切。

（2）重视虚实变化，随证加减：痔疮的发生可分为虚实两种。以实证为主的可见风热肠燥型、湿热下注型及气滞血瘀型。风热肠燥型以大便带血、滴血或喷射状出血，血色鲜红，大便秘结，或有肛门瘙痒，舌红苔薄黄，脉数为主要症状。风热肠燥型继续发展可转化为湿热下注型，临床以便血色鲜红、量较多，肛内肿物外脱，可自行回纳，肛门灼热，重坠不适，苔黄腻，脉弦数为主要症状。治疗时选穴常兼顾两种证型，治以祛风清热、凉血止血、渗湿为主，配以督脉、足太阳经穴，配以曲池、大肠俞、血海、天枢、上巨虚、支沟、商丘、膈俞等。气滞血瘀型以肛内肿物脱出，甚或嵌顿，肛管紧缩，坠胀疼痛，甚则内有血栓形成，肛缘水肿，触痛明显，舌红苔白，脉弦细涩为主要症状，治以清热渗湿、祛风活血为主，配以白环俞、次髎、三阴交、膈俞、天枢、大肠俞等。以虚证为主的痔疮，多于疲劳后发作，临床以脾虚气陷型最为多见，以肛门松弛，内痔脱出不能自行回纳，需用手还纳，便血色鲜红或淡，伴头晕、气短、面色少华、神疲自汗、纳少、便溏等，舌淡苔薄白，脉细弱为主要症状，治以补气升提为主，配以任脉、督脉、足阳明经穴，配以脾俞、胃俞、足三里、气海、阴陵泉等。阴虚者还可以选用照海。

（3）传统针法与现代针刺技术相结合：输刺为《黄帝内经》（简称《内经》）十二刺法之一，"输刺者，直入直出，稀发针而深之，以治气盛而热者也"，即直刺入深处得气后，将针慢慢退出，以从阴引阳、清热泻实的刺法。《广雅·释言》曰："输，泻也。"马莳曰"稀者，针之少也"，即认为此处的"稀发针"为用针少之意。稀，少也；深，指针刺宜达到一定的深度，即取穴少，针刺深。《丹溪心法》曰"痔者，皆因脏腑本虚，外伤风湿，内蕴热毒，醉饱交接，多欲自戕，以致气血下坠，结聚肛门，宿滞不散，而冲突为痔也"，而原文中"气盛而热"乃邪热壅盛于内，治疗时当从内引热邪输泄于外。因此在痔疮的针刺治疗中，胡教授常用承山（双）、会阳（双）、次髎（双）、大肠俞（双），深刺不留针，以起到清热泻实的作用。同时，运用电针等现代针刺技术，电针百会穴以升阳举陷；电针腹部局部穴位以增强肠道蠕动，促进排便，减少痔疮发作。

【治疗绝技】重视经典配穴，重视虚实变化，传统针法与现代针刺技术相结合，治疗痔疮疗效颇佳。

【验案赏析1】姚某，男，46岁，2013年4月12日就诊。主诉：反复便血、肛门痛1年，加重1个月。患者便血、肛门痛1年余，近1个月来因食辛辣而加重，行走时痛甚，并伴有肛门灼热感，便干，3～4日一行，大便带血，色鲜红。曾在某院诊断为痔疮，外用药物使用后疗效欠佳，特来针灸科就诊。查：舌红苔黄腻，脉滑数。诊断：痔疮；证属：湿热下注型。取穴：承山（双）、会阳（双）、次髎（双）、大肠俞（双），采用输刺，深刺得气后，将针慢慢退出，不留针；阴陵泉（双）、三阴交（双）、商丘（双）、血海（双）、曲池（双）、百会，采用输刺，得气后留针30分钟。治疗1次后患者自觉肛门灼热感减轻，疼痛感减轻。每周治疗3次，连续治疗5次后灼热、疼痛感基本消失，大便带血情况明显减少。

【按语1】《素问·生气通天论》中说："因而饱食，筋脉横解，肠澼为痔。"关于针灸治疗痔疮，在已存的文献中有报道。胡教授总结了一套独特的体针疗法，并在临床应用中取得了很好的疗效。

【验案赏析2】方某，女，67岁，2012年11月17日就诊。主诉：脱肛、便血反复发作2年，加重2周。患者脱肛、便血2年余，近2周来因照顾孙子劳累加重，痔疮脱出不能自行回纳，肛门痛，便秘情况严重，便干，3～4日一行，大便带血，色淡。曾在某院诊断为直肠前突，痔疮。查：舌淡苔薄白，脉细弱。诊断：痔疮；证属：脾虚气陷型。取穴：承山（双）、会阳（双）、次髎（双）、大肠俞（双），采用输刺，深刺得气后，将针慢慢退出，不留针；百会、足三里（双）、上巨虚（双）、关元、气海、天枢（双）、大横（双），采用输刺，得气后予电针于天枢（左）与大横（左）、天枢（右）与大横（右），留针30分钟。针后即感轻松，连续治疗3次后，疼痛消失，脱肛自行回纳，便秘情况明显改善，便中带血情况基本消失。

【按语2】纵观胡医师的治疗经验，在体现中医对痔疮病因病机整体认识的同时，还反映了辨证施治的治疗思路，为以后中医针灸治疗痔疮提供了新的方法。

参考文献

［1］刘丽莎，胡芝兰.胡芝兰教授治疗痔疮经验介绍［J］.云南中医中药杂志，2013，34（9）：3-5.

李国栋运用"消痔灵"注射剂防治痔疮经验

【名医简介】李国栋，中国中医科学院广安门医院肛肠科主任，主任医师，教授，博士研究生导师，兼任中华中医药学会肛肠分会副会长、世界中医药学会联合会肛肠病专业委员会副会长、北京市肛肠学会主任委员、《中国中西医结合肛肠病》杂志主编等职，享受国务院政府特殊津贴。从事肛肠疾病的治疗、科研、教学工作近30年，潜心研究专业理论，临床经验丰富，能采用中医、西医二法对肛肠科常见病和疑难病进行诊治，使一些肛肠病的诊治方法达到国际领先水平。发表专著9部、论文60余篇。

【经典名方】"消痔灵"注射剂。

组成：五倍子、明矾。

【学术思想】痔疮的发病原因不是单一的，其病因颇多：①遗传因素，肛门静脉壁先天性薄弱，抗力减低，不能耐受血管内压力而逐渐扩张，引发痔疮；②久站、久坐、劳累等使人体长时间处于一种固定体位，从而影响血液循环，使盆腔内血流缓慢和腹内脏器充血，造成痔静脉过度充盈、曲张、隆起而引起痔疮，这就是临床上机关干部、出租汽车司机、售货员、教师患病率明显较高的原因；③运动不足，肠蠕动减慢，粪便下行迟缓或习惯性便秘，从而压迫静脉，使局部充血和血液回流障碍，引起痔静脉内压升高，导致痔疮发生；④局部刺激、饮食不节、肛门部受冷受热、便秘、腹泻、过量饮酒和多吃辛辣食物，都可刺激肛门和直肠，使痔静脉丛充血，影响静脉血液回流，以致发生痔疮；⑤腹内肿瘤、子宫卵巢肿瘤、前列腺肥大、妊娠饮食过饱或蹲厕过久等，都可使腹压增加，妨碍静脉的血液回流，生成痔疮；⑥肛门部感染，痔静脉丛因急慢性感染发炎，静脉壁弹性组织逐渐纤维化而变弱，抵抗力不足而致静脉曲张，生成痔块。这是痔疮病因的情况，具体到个体，可能与某一种或几种因素关系更密切些。

谈到痔疮的表现，李教授认为，痔疮最常见症状是出血、脱肛、疼痛。①出血：内痔早期的主要症状，有点滴出血、喷射状出血、手纸带血等，血色鲜红。外痔不会引起出血。②脱肛：中晚期内痔的主要症状，原因为内痔痔核结节增大，使黏膜及黏膜下层与肛层分离，排便时内痔结节可下降到齿状线以下，游离于肛管之外，发生脱肛。③疼痛：外痔往往有痛感，内痔无炎症时不痛，疼痛常发生在内痔感染、嵌顿和绞窄性坏死时。谈到痔疮的分类，李教授认为，痔疮一般分为内痔、外痔和混合痔3种，多数属于内痔。位于肛门黏膜的称为"内痔"，位于肛门口内侧附近的称为"外痔"，二者都有的称为"混合痔"。因为痔疮多数属于内痔，故重点谈内痔。内痔发生在肛管齿状线以上，一般不痛，以便血、痔核脱出为主要症状，严重时会喷血，痔核脱出后不能自行还纳，还有大便困难、便后擦不干净并有坠胀感等。

【诊断思路】痔疮是一种常见病和多发病，民间有"十人九痔"之说。它是人类特有的疾病，自人类直立行走以来就出现了，故历代医家都给予关注，古代医书上多有记载，可见其患病之普遍和历史之悠久。近年来的统计资料表明，肛肠疾病在人群中的发病率为59.1%，而痔疮占所有肛肠疾病的87.25%，其中又以内痔最为常见。从性别上看，男女均可患病，女性略高，其发病率为67%。痔疮在任何年龄都可发病，但年龄越大发病率越高，这就决定了老年人是痔疮的高发人群。

根据内痔病变程度和临床表现又可分为四期：①一期表现为便时手纸带血、滴血或喷射状出血，无内痔脱出，便后出血自行停止；②二期表现为便时手纸带血、滴血或喷射状出血，伴内痔脱出，便后可自行回纳；③三期表现为便时手纸带血、滴血，伴内痔脱出，或久站、咳嗽、劳累、负重时内痔脱出，需用手回纳；④四期表现为内痔脱出，不能回纳，有的甚至连用手推也不能回到肛门里，呈现长期在肛门外面的状态。此外，晚期内痔反复脱出，可引起肛门括约肌松弛和分泌物增多，致使肛缘常潮湿不洁，出现瘙痒和湿疹，严重时还可引起摩擦痛和痒痛。李教授特别指出，痔疮虽然一般不会致命，但它给人们的正常生活带来不便，会影响健康；便血日久可致不同程度的贫血，甚至发生出血性休克，危及生命；痔疮坏死感染严重时，可经血液系统引起全身性感染；痔疮较严重者会导致或诱发心脑血管疾病，尤其是对于老年性患者，如患痔疮产生心理压力不敢上厕所，长此下去会加重便秘，排便时用力屏气，可使心跳加快，造成脑血管破裂；如果出现内痔嵌顿，疼痛还可诱发心绞痛发作；如有血栓形成，可引发肺栓塞。因此患了痔疮要积极应对，不要讳疾忌医，应予以重视，早日治疗为好。尤其需要提醒的是，有一些疾病与痔疮的表现很相似，非常容易混淆，不但一些患者不好辨别，就连一些医师也容易误诊，而这往往会出现严重后果，如直肠癌、直肠息肉、直肠脱垂、胃肠出血、肛裂、骶前囊肿等，尤其是直肠癌、直肠息肉和肛裂，患者一定要予以警觉，仔细鉴别。

①直肠癌：直肠癌的出血多为暗红色（痔疮的出血为鲜红色），有大便次数增多或便秘、黏液增加、便不净或便后肛门坠胀、不明原因的贫血和体重减轻等症状。在直肠指诊下，可扪到高低不平的硬块，肠腔常狭窄，指套上常染有血迹，这与痔疮有很大的不同。特别要注意的是，内痔可与直肠癌并存，绝不能看到有内痔，就满足于痔的诊断而单纯进行痔的治疗，直至患者癌的症状加重进行直肠指诊或其他检查时才明确诊断。这种误诊、误治的惨痛教训在临床上并不少见，必须引起重视。②直肠息肉：低位带蒂的直肠息肉若脱出肛门外，有时被误诊为痔脱垂。但息肉常见于12岁以内的儿童，多生长在齿状线的上方，常有蒂与直肠相连，直肠指诊可触及直肠内柔软的带蒂肿物，活动度很大；一些位置高的息肉，指诊不能触及，常需内镜检查才能发现，一些患者有时伴有左腹隐痛或绞痛，而痔疮生长在齿状线处，无蒂。二者从部位、外观及年龄各方面不难鉴别。③肛裂：患者在排便时伴有明显的疼痛，便后疼痛多会加重；同时还会伴有便血、便秘等情况；局部可见肛管皮肤裂口，创缘整齐或不规则，基底新鲜红色或紫红色，有脓性分泌物，触痛明显。根据临床症状，可以与痔疮做出鉴别。

【治疗方法】痔疮的治疗有口服药物、外用药物、熏洗、冷冻射频、结扎、套扎、注射和手术等，这需要根据不同的病情采取不同的治疗方法，有时还要几种方法一并使用。一般来说，对90%的患者都主张采取保守疗法，即非手术疗法，如内痔的一期、二期、三期都是这样。医院研制生产的"消痔灵"注射剂，对内痔的一期、二期、三期都有很好的疗效，甚至对晚期内痔及由晚期内痔发展而成的静脉曲张性混合痔都有效果，避免了因手术而造成的恢复慢、易感染、痛苦大的缺点。此药曾获国际、国内多项大奖。当然，对于四期痔疮，该手术的也须手术，以免病情发展，影响健康。

两类老年人痔疮的预防措施。李教授认为，痔疮的预防，生活方式最为关键。根据临床经验，老年人做到以下十点，就能很好地预防痔疮：①预防便秘。便秘是诱发痔疮的原因之一，日常饮食中宜多食粗粮、新鲜蔬菜和水果等富含纤维素和维生素的食物，多饮开水，少食辛辣刺激性食物，可有效预防便秘乃至痔疮。顽固性便秘者应尽早到医院诊治，减少痔疮发生的可能性。②经常进行体育锻炼。体育锻炼有益于血液循环，促进胃肠蠕动，可预防痔疮的发生。③正确排便。养成定时排便的习惯，排便时闭口凝神，不谈笑。无便意时也不要强行、过久地蹲厕，以免增大肛门压力。④注意肛门处卫生。要保持肛门周围清洁，经常清洗，平时勤换内裤，及时治疗肠道炎症和肛门局部炎症。⑤常做提肛运动。具体做法是全身放松，或站或卧，摒弃一切杂念，收缩肛门缓慢上提，然后放松。每天做2次，每次三五十下，效果很好。⑥生活方式科学合理。避免久坐久立，纠正因打牌、看电视等而久忍大便的习惯。⑦自我按摩。痔疮是局部血脉瘀结的结果，长强穴（在尾骨端下，尾骨端与肛门连线的中点处）为首选穴位，取长强穴上下左右按摩，可明显改善局部血液循环，在预防和治疗上都是很有效的。⑧及时治疗全身性疾病。某些全身性疾病会引起腹压增加、痔静脉高压，诱发痔疮，如肿瘤、糖尿病等，要积极予以治疗。⑨精神愉快。老年人平时要保持乐观愉悦的心态，及时消除生气、愤怒、抑郁、愁苦等情绪，对预防痔疮有帮助。⑩及时就医。一旦有痔疮发作先兆，如肛门轻度不适、疼痛、瘙痒、便血，应及时到医院就医，请专科医师仔细检查，以排除其他病证。需要提醒的是，痔疮越早治越好，这样往往事半功倍；而不要拖，越拖问题越大，治疗起来更棘手。

【治疗绝技】综合调治，老年人及时预防，防止痔疮效果较好。

参考文献

[1] 陈德生.名医李国栋教授谈痔疮防治[J].长寿，2010（3）：4-7.

杨向东运用消肿止痛汤治疗重症复杂性痔疮经验

【名医简介】 杨向东,四川省名中医,在治疗重症复杂性痔疮方面具有丰富而独特的经验。

【经典名方】 消肿止痛汤。

组成:玄参 50 g,芒硝 20 g,冰片 15 g,滑石 15 g,龙胆草 50 g,野菊花 50 g,紫花地丁 30 g。

【学术思想】 关于痔的发病机制至今尚无定论,学说众多,如静脉曲张学说、血管增生学说、肛垫下移学说、压力梯度学说、细菌感染学说、动脉分布学说、遗传学说等 10 余种学说,每一种学说都有其存在的价值与合理性,但每一种学说均只是从某一个方面对痔的解释,都是不完全的、片面的,是典型的"瞎子摸象"。杨向东教授有其独特的见解,他认为不管从哪个角度来阐述痔的发病机制,其病理改变都不外乎两个方面:其一,血管的异常。所有的痔无不表现为动脉供血丰富,而静脉回流不足,从而导致局部血管的淤积和滞留。其二,局部组织的退行性改变。固定肛垫的悬韧带肌和韧带随着年龄增长退行性改变加重、扭曲、松弛、自然断裂,从而导致肛垫的脱垂和下移。

【诊断思路】 痔是人体直肠末端黏膜和肛管皮下静脉丛扩张、屈曲所形成的柔软肿块,包括内痔、外痔、混合痔。而重症复杂性痔疮是指症状重、病程长、临床处理棘手的痔病。其中重症是对患者而言,临床症状强烈、严重,对患者造成极大痛苦;复杂是对医者而言,临床处理相对棘手,给手术带来很大难度。重症复杂性痔疮临床包括环状混合痔、急性嵌顿痔、炎性外痔、老年痔、妊娠期痔、产后或哺乳期痔、以肛周赘皮增生为主的混合痔、多次手术复发性痔、肛管外翻痔、肛管脱垂痔,合并其他肛肠疾病如直肠黏膜内脱垂、肛乳头纤维瘤、肛裂、便秘、肛门坠胀等的痔病。

【治疗方法】 针对重症复杂性痔疮最有效的治疗方法是手术,但治疗的手术方式很多。在 20 世纪 60 年代之前,手术治疗多采用痔切除术、痔结扎术、外剥内扎术。其实质是将增大脱垂的内痔在解剖学上予以切除。①痔切除术:本疗法从理论上是手术治疗的最好选择,其优点是疗程短、瘢痕小,将痔核切除后从而消除肛内下坠的不适感；缺点是由于直肠下段的空间很小，单纯完成切除容易，但是要减小创面、复位比较困难，而且直肠下段的血供很丰富，容易出血，手术操作困难。因手术创面大，继发感染、肛门狭窄的概率也较大。②痔结扎术：主要是结扎痔核基底部，阻断其血供，使痔坏死脱落，去除病灶。该方法的优点是操作简单，单纯的内痔疗效可靠，但是对于重症痔几乎无效，而且有脱线或坏死不全而水肿疼痛之虞。③外剥内扎术：该术式是在痔结扎术的基础上发展而来的，外剥减少了脊髓神经支配区的疼痛，创口开放引流可以防止瘀阻感染。该手术的优点为操作简单，疗效可靠，对单个和多个的混合痔的根治效果最好，复发率低；缺点是存在手术后伤口疼痛剧烈而且时间长，伤口易水肿，创面愈合慢，且施术若切口不当、损伤面过宽或者皮桥保留不够，术后可伴有一定程度的肛管狭窄或肛门失禁，这就使重症痔的手术难度更大。经过数十年的改良至今，其仍比较适用，也是目前临床上常用的手术方式之一。如何保留足够的皮桥又不残留组织是该手术的关键。因此对于重症复杂性痔疮来说，选择一种适当的手术方式是临床肛肠专科医师应该潜心研究的问题。杨向东教授在充分总结既往手术治疗经验的基础上，进一步结合现代医学知识，多手段，重疗效，主张综合运用传统的外剥内扎硬注术，并结合国内外先进技术如吻合器痔上黏膜环切术（procedure for prolapse and hemorrhoids, PPH）、肛门美容整形术、肛肠外科微创手术等，从而使对重症复杂性痔疮的治疗达到完美修复、肛门美容整形的目的。PPH 的实质是将肛门吻合器直肠下端黏膜及黏膜下层组织环形切除，并进行肛垫的悬吊。它以肛垫下移学说为基础，以悬吊（固定）、断流（减流）、减积为治疗机制。采用此手术方法的理论优势是 PPH 阻断了黏膜下的动静脉吻合的终末支，减少黏膜下的血流量。截流就从源头上解决动脉供血过度的问题，这就像桃与桃树的关系。PPH 是从上部拦腰截断血供，使痔自身萎缩。PPH 早期的基本术式要求是，于痔体上方一定位置，将黏膜与血管切断吻合以后，不用做下方痔体的处理，包括外痔，认为随着血管的阻断，肛管与肛缘的病变可以自行减轻甚至消失，是砍桃树的方法。而传统手术的原理恰好与 PPH 相反，它是由远端向近端施术，这是摘桃子的方法，显然桃树尚存，难免再长桃子。PPH 通过对直肠黏膜及黏膜下组织及部分肌纤维的环形切除，使松弛、断裂、下垂的组织一次性完整实现上提复位；而传统手术方式是经直肠远端自下而上的切除，有局限性地消除脱垂的组织，显然路径不一样。传统手术对于改变局部退变松弛脱垂的组织，存在以下缺陷；处理痔核的数量、高度、完整性都很有限。所以根据痔的发病机制及PPH治疗痔的原理来比较，显然PPH对痔的治疗更彻底、有效，更简单易行，远期疗效更好。虽然PPH优点很多，但不可否认的是和其他任何手术器械一样，也有其局限性，绝非万能。作为一名外科医师，必须非常理性地认识这一点。

杨向东教授在治疗重症复杂性痔疮时强调PPH的方法与技巧：①必须熟悉痔病的发病机制，熟悉痔病的10余种学说，如静脉曲张学说、血管增生学说、肛管狭窄学说、动脉分布学说、肛垫下移学说、细菌感染学说、压力梯度学说、括约肌功能下降学说、痔静脉泵功能下降学说、直肠肛管力失衡学说。②在痔病发病学说的指导下，设计符合个体化特点的手术方式。如果属于肛垫下移的痔病患者，注意解决其脱垂问题，吻合设计不宜过高，以期达到良好的悬吊复位作用；如果属于血管增生性的痔病患者，注意解决局部血供问题，具体方法为吻合口位置设计要低，力争消除增生的血管；如果属于静脉曲张性的痔病患者，注意断流，一要阻断供应的动脉；二要解决已经扩张变形的静脉，具体方案为吻合后可配合硬化剂注射。③个体化的操作技巧：a.黏膜下动脉供应显著者，从上方对动脉实行结扎，或硬化注射，以阻断血供。b.在痔体特别肥大或脱出的方位，注意再用一根辅助的牵引线，帮助将过多的组织拉入钉仓。c.肛管外翻显著者，注意尽可能降低吻合口的水平，甚至可以将痔区完整切除。有条件者最好实施双吻合器手术法。d.吻合口的止血缝合，注意深度，限制广度，减少对直肠腔径的缩小，防止狭窄。e.肛门的整形技巧：在完成吻合后，对肛缘脱出、突出或增生的组织进行肛门整形修复手术。增生的皮肤或者皮赘可直接修剪切除；皮下静脉曲张者，做小切口切开皮肤，对皮下静脉进行切除或破坏；皮下血栓形成者，可行小切口剥离血栓；肛缘皮肤松弛或突出者，做"V"形切口后，用丝线结扎，结扎的高度当视松弛程度而定。

杨向东教授还强调术后辨证应用中药。若术后肛门疼痛坠胀明显，常选用消肿止痛汤坐浴。处方：玄参50 g，芒硝20 g，冰片15 g，滑石15 g，龙胆草50 g，野菊花50 g，紫花地丁30 g。坐浴的同时配合中药内服，关键在于详察病证，随证加减，伴纳差腹胀者，酌加隔山撬、谷白皮、山药；舌苔黄腻、口中黏腻者，酌加玄参、苦参苦寒燥湿；伴术后少量便血者，酌加地榆；睡眠差者，酌加酸枣仁。加减之法，贵在辨证。

参考文献

[1] 曹暂剑, 乔峰妮, 万鹏, 等. 杨向东教授治疗重症复杂性痔疮的经验[J]. 四川中医, 2010, 28（9）：12-13.

杨红芹治疗痔疮术后的中医临床经验

【名医简介】 杨红芹，保山中医药高等专科学校药理学教授，北京大学国内访问学者，研究方向：药效学和毒理学研究。

【学术思想】 痔疮为临床常见肛门疾病，手术是治疗痔疮的主要手段，伤口创面虽然在局部，但是其发生、发展均与脏腑功能失调有关，创口湿热余毒未清，加之创面久不愈合，且伤口大多数为开放性的切口，加上排便刺激、创面水肿、分泌物渗出增多等原因，使得伤口难以愈合。术后对伤口采用中医中药的方法处理，对伤口的愈合至关重要，经过中药熏洗坐浴、中药涂擦、红外线照射，联合口服中药调理等方法，可达内外兼治的作用，加速创口愈合，减轻患者痛苦，保全和恢复肛门功能，治疗效果十分理想。

【诊断思路】 痔疮为临床常见肛门疾病，我国有"十男九痔""十女十痔"的说法。痔疮是指直肠末端黏膜和肛管某段的皮下静脉丛发生静脉扩张和曲张形成的静脉团，因被过度拉伸并隆起，容易受到刺激，尤其排便时多见。临床上以混合痔、内痔多见，中医辨证证型以湿热下注证较多，湿热下注临床特征为便血色鲜红、量较多，肛门内肿物外脱，可自行回纳，肛门部灼热，坠胀不适，舌质红，苔黄腻，脉滑。

（1）分类：根据解剖学位置及发病部位不同，分为混合痔、外痔、内痔。内痔生长在齿状线以上，表面覆盖黏膜；外痔生长在齿状线以下，表面覆盖皮肤，根据病理特征可分为炎性外痔、静脉曲张性外痔、血栓性外痔、结缔组织性外痔；混合痔为发生在肛门同一方位齿状线上下的静脉曲张，内外相连，无明显分界。

（2）临床表现：主要症状为便血，可有无痛性、间歇性便前便时便后喷射状滴血；可有肛门疼痛，表现为刺痛、胀痛、坠痛、灼痛，可发生在便前便后；可有肛门肿物脱出，排便时脱出，轻者可自行回纳，严重者需手法回纳；还可伴有分泌物溢出与肛门部瘙痒。

（3）实验室检查：血液检查示血红蛋白和红细胞计数降低，反映患者有贫血，白细胞计数升高说明有炎症；血小板及凝血四项可鉴别出血性质；生化检查可排除其他疾病的原因。大便常规根据大便性状为判断出血及疾病严重程度提供进一步的依据。其他检查如心电图、彩超、CT等可用来排除其他疾病，也为手术做准备。

【治疗方法】

（1）保守治疗：对于无明显症状或者症状较轻者给予药物治疗，即外用塞肛药，如马应龙痔疮膏、九华膏、吲哚美辛栓、四黄软膏等，还可用中药坐浴以达到缓解症状的效果。

（2）手术治疗：经药物治疗无效或严重影响生活质量者可采用手术治疗，常用的手术治疗方法有混合痔外剥内扎术、内痔环切术及PPH。良好的手术治疗可以根除疾病，但也离不开优质的术后治疗，术后给予中医药治疗，可使伤口愈合，促进恢复。

（3）痔疮术后中医治疗措施

①肛门伤口的治疗。观察疼痛性质、部位、程度、持续时间和伴随症状，向患者解释原因，可采取听音乐、看电视等方法转移注意力。手术当天给予耳穴压籽，采用王不留行籽按压于患者单侧耳郭的枕、神门、直肠下段这三处穴位，分别起到安神、治头痛、治腹泻的作用。按压方法：每日2~3次，每次1~2分钟，按压力度以耐受程度为宜，禁止胶布受潮，在此过程中，如按压部位出现瘙痒红肿等症状及时告知医师。留3天后取下，同法取对侧。红外线热疗。术后2天可进行红外线热疗，达到消炎止痛作用。方法：治疗前用1∶5000高锰酸钾水或生理盐水清洗伤口后直接用红外线照射肛门，距离30 cm，以患者耐受为宜，注意观察询问患者情况，切勿烫伤患者，照射时间10分钟，每日2次，直至出院。中药熏洗。术后2天给予中药熏洗。方法：采用恒温坐浴熏洗机联合中药汤剂进行治疗，将煎好的中药汤剂倒入坐浴盆内，待温度降至38~40 ℃（温度根据患者个体差异耐受程度而定），患者坐在机子上熏泡15分钟后，用毛巾擦拭伤口后行红外线热疗，该方法中，中药熏洗机能保持恒温，采用气泡式臭氧熏洗方法，起到杀菌消毒的作用，清洗效果明显，止痛效果佳，还避免了体位性低血压的发生。治疗过程中注意防止患者烫伤，忌空腹进行（如女性患者月经期禁忌），此项治疗

可防止伤口水肿、出血，止痛，每日1次，每次15分钟，直至出院。中药涂擦。术后2天，红外线热疗后用四黄软膏行中药涂擦（涂药前询问患者有无过敏史），此药具有清热利湿、消肿止痛的作用，涂后用纱布覆盖，防止药液外渗及污染衣裤，在敷药过程中，注意询问患者有无不适，此法每日1次，直至出院。嘱患者保持大便通畅，肛门部清洁，勿临厕努挣，指导患者按压足三里、承山等穴，疼痛剧烈者，遵医嘱应用止痛剂。

②排尿困难的治疗。艾盒灸治疗，为防止术后排尿困难给予艾盒灸治疗，将准备好的艾条插入艾盒灸内固定支架点燃，将艾盒盖上并旋转锁定，调节出风口，将艾盒置于保温袋中，用一次性治疗巾放于下腹部进行隔热，灸下腹部中极、关元、气海等穴，可达温通经络、通调水道的作用。治疗时间为25分钟，治疗过程中防止烫伤，询问患者有无不适，治疗后可适当饮水。烫熨治疗，手术当晚将莱菔子微波加热5分钟后，装入一次性治疗袋中，用小毛巾隔热置于患者下腹部，热敷20分钟，采用热疗刺激膀胱逼尿肌促进排尿。穴位贴敷，可用膏药贴于患者两侧足三里处，每日按压2~3次，每次1~2分钟，留取3日，通过刺激穴位达到排尿作用。如厕时可让患者听流水声或吹口哨，冲洗尿道口，肛门部填塞纱布术后10小时可适当放松，以减轻对尿道的压迫。

③便血的治疗。观察大便颜色、质量、次数、伴随症状，观察生命体征变化，若出现面色苍白、血压下降等症状，及时行抗休克治疗。教会患者分辨便血与分泌物，鼓励患者养成排便习惯，临厕勿怒挣，解释出血的原因，消除恐惧心理。术后5~7天为痔核脱落期，注意观察便血情况。

④便秘的治疗。术后1天嘱患者可多食新鲜蔬菜水果，如苹果、香蕉、火龙果等，多饮水，可正常进食，忌辛辣香燥刺激之品，鼓励患者适当下床活动，增加肠蠕动。穴位贴敷：将准备好的大黄粉贴于患者神阙穴上，起到和胃理肠通便的作用。

⑤术后肛门狭窄及肛门部坠胀的治疗。提肛运动。由于术中过度牵拉及术后5~7天为痔核脱落期，患者肛门部可出现坠胀感，医护人员可指导其进行提肛运动。嘱患者深吸气时收缩并提升肛门，呼气时将肛门缓慢放松，一吸一放为1次，每日晨起及睡前各做20~30次。微波治疗：术后7~9天行此项治疗，将金属探头涂上润滑油插入患者肛门内，运用微波震动锻炼肛门弹性，防止肛门狭窄。每日2次，每次5分钟。

【治疗绝技】除痔疮术后专业的对症中医治疗措施外，在痔疮治疗过程中还应注意患者的饮食治疗、卫生宣教、健康指导，为患者提供专业、全面、全程优质的治疗服务，使中医治疗达到事半功倍的效果。

参考文献

[1] 杨红芹，蒋美.痔疮术后的中医治疗探讨［J］.名医，2020（1）：109，112.

朱玲云中医熏洗联合针灸治疗痔疮经验

【名医简介】朱玲云，江苏省如东县丰利镇中心卫生院中医科主任医师。

【经典名方】中药熏洗药方。

组成：黄连10 g，赤芍、木香、红花、当归、桃仁、枳壳、荆芥炭各15 g，败酱草、黄芩、野菊花、槐角各20 g，紫花地丁、地肤子、苦参、马齿苋、黄柏、蒲公英各30 g，郁李仁6 g。

【学术思想】痔疮是临床常见病和多发病，其对患者正常工作、学习和生活的影响非常大，西医治疗多以手术为主，但手术创伤大，恢复慢，患者耐受性不佳。中医多按照活血止痛、解毒消肿的原则对该病实施治疗。中药熏洗药方中的黄芩、蒲公英、野菊花、败酱草、马齿苋、地肤子、紫花地丁、黄连等具有良好的清热解毒，止痛疗疮的作用；木香、枳壳可发挥通气宽肠的治疗效果；苦参抗炎、杀菌效果明显，可有效预防肌肉损伤；当归、红花、桃仁及赤芍等活血化瘀、消肿止痛功效明显；槐角、荆芥炭凉血止血效果良好；郁李仁有利于保持肠道通畅。诸药合用，可有效提高痔疮的临床疗效。在此基础上对二白、次髎、长强、会阴及承山等穴位进行针灸，可达到疏经活血、消肿止痛的治疗功效，其中的二白穴是临床治疗痔疮的经验穴位，其对痔疮出血具有非常理想的治疗作用。中药熏洗联合针灸的治疗方法，可显著改善痔疮患者的临床症状，提高治疗的总有效率，且安全性高。

【诊断思路】痔疮的发病原因主要分为静脉曲张学说和Thomson的肛垫下移学说两种学说，前者主要观点为直肠下段黏膜下及肛管皮肤下出现静脉丛瘀血，且呈现屈曲、扩张状，进而形成的静脉团称之为痔；后者主要观点为痔本属于肛管部分十分正常的一种解剖结构，也就是血管垫，指的是齿状线上方≥1.5 cm处的呈现环状海绵样的组织带。当肛垫组织出现异常情况，同时伴随相应的症状改变时，方可称之为痔，需要尽快采取治疗措施。痔疮的治疗目的是帮助患者解除症状，而不是将痔体消除。痔的诱发因素十分多样，其主要诱因为久坐久立、进食大量刺激性食物、便秘、长期饮酒等。痔疮属于临床肛肠科非常常见的一种慢性疾病，成年人的发病率最高。大便性状改变、肿痛、瘙痒、出血等是患者的典型症状，病情严重者还存在感染、贫血等危险。

【治疗方法】选取2015年7月至2017年2月我院收治的痔疮患者110例进行分组研究，按照摸球法分为对照组（$n=55$）和治疗组（$n=55$）。方法：对照组单纯给予中药熏洗治疗，中药组成：黄连10 g，赤芍、木香、红花、当归、桃仁、枳壳、荆芥炭各15 g，败酱草、黄芩、野菊花、槐角各20 g，紫花地丁、地肤子、苦参、马齿苋、黄柏、蒲公英各30 g。上述药物加水2500 mL进行煎煮，当汁液达2000 mL后进行熏蒸，待药液温度降至40 ℃左右时，指导患者坐浴，时间为30分钟，1剂/天，早晚各1次，1个疗程为2周，共治疗2个疗程。治疗组在此治疗基础上联合针灸治疗，穴位选择：束骨、二白、长强、承山、次髎。要求患者保持俯卧位，对针灸穴位进行常规消毒，选择40 mm（1寸）毫针按照泻法予以针刺，得气后进行20分钟左右的留针，如果想进一步提高临床疗效，可按照泻法探刺承山、次髎、会阳等穴位。辨证加减：肛缘肿痛者增加飞扬、秩边等穴；伴随脱肛者，增加神阙穴（禁刺，宜灸）。1次/天，1个疗程为1周，每个疗程间隔3～5天，共治疗2个疗程。疗效评价标准：治疗后临床症状（嵌顿、出血、脱出）全部消失，肛缘水肿和血栓基本被吸收为显效；临床症状明显减轻，肛缘水肿、血栓吸收程度≥60%为有效；临床症状无明显改变，肛缘水肿、血栓吸收程度<30%为无效。显效、有效二者之和的百分比即为治疗总有效率的计算公式。

【治疗绝技】治疗组患者的治疗总有效率同对照组患者进行比较，对照组明显低于治疗组，组间存在统计学差异（$P<0.05$）。由此得到如下治疗体会：

中医熏洗联合针灸治疗痔疮效果确切，具有积极的临床借鉴和推广价值。

参考文献

［1］朱玲云.中医熏洗联合针灸治疗痔疮的效果分析［J］.内蒙古中医药，2018，37（3）：83-84.

第二章 腹 泻

国医大师张大宁治疗腹泻经验

【名医简介】张大宁教授是国医大师,第四、第五、第六批全国老中医药专家学术经验继承工作指导老师,从事中医肾病的临床、科研与教学工作50余年,提出了"肾为人体生命之本——肾本学说""心-肾轴心系统学说"及"肾虚血瘀论与补肾活血法"等理论。

【学术思想】临床治疗中,张教授针对腹泻提出补肾健脾、温补命门、固涩止泻之法,以四神丸合补中益气汤加减。张教授认为,该病的发生一方面是由于脾肾阳虚导致命门火衰,运化功能减弱,不能腐熟水谷、运化精微,以致水谷停滞,并入大肠而泄泻,缠绵不休。《景岳全书》"肾为胃关,开窍于二阴,所以二便之开闭,皆肾脏之所主,今肾中阳气不足,则命门火衰……阴气盛极之时,即令人洞泄不止也",指出脾肾阳虚、命门火衰是泄泻的重要病因病机。另一方面是由于情志失调、饮食所伤、感受外邪,导致脾胃气机升降失调,使水谷精微不能输布,运化失常,水湿内停,发生泄泻。现代人生活节奏快,容易导致肝气郁结,横逆乘脾,而致泄泻;或由于长期饮食不节,嗜食肥甘损伤脾胃,导致土虚木乘而见泄泻不止;又或久泻脾气本亏,肝气乘脾,肝脾不调,木土不和而致泄泻加重。所以,腹泻产生的根本原因为因虚致实,再因实重虚。从另一角度讲,张教授认为该病的病机为"本虚标实"。"本虚标实"实际上反映了对腹泻的"整体与局部治疗相结合"的问题。中医学认为"正气存内、邪不可干",从整体来看,本虚实际上反映了腹泻整体的、基本的病理变化;标实从临床表现来看带有个性的内容,而实质上反映了某一部位、某一脏腑、某一阶段的病理变化。二者的高度统一，实质上反映了"整体与局部"治疗的高度结合。

【诊断思路】腹泻以排便次数增多、粪质稀薄为主要临床表现，临床分为细菌性腹泻和非细菌性腹泻。根据腹泻的主要临床表现、病机及其病理演变过程，应将其归属于中医学"飧泄""濡泄""洞泄""溏泄""五更泻"范畴。《古今医统大全·泻泄门》云："春伤于风，夏生飧泄。邪气留连，乃为洞泄。"又曰："清气在下，则生飧泄。"又曰："湿盛则濡泄。"又曰："暴注下迫，皆属于热。"又曰："诸病水液，澄澈清冷，皆属于寒。"根据其临床表现，张教授将腹泻的病机概括为本虚标实，本虚以脾肾阳虚、命门火衰为主，标实以肝郁、伤食、湿热、寒湿为主。

【治疗方法】

（1）从脾肾论治，温补命门。张教授治疗腹泻时，多从脾肾论治，从命门入手。他认为，中医将大多数慢性腹泻归于脾肾阳虚，尤其是肾命门火衰。人身之阳根于肾而资生于脾，肾阳恢复必赖中焦水谷精微的充实，只有恢复脾阳保其化源，肾阳方能得后天之充养，而有生化之机，并使已回之阳得以巩固，温补脾阳对急回肾阳有着十分重要的意义。肾阳虚怯，火不暖土，脾不运化，水失所制，则水湿之邪愈逞其势。是故肾阳不足，则土德不及；土不制水，肾阳愈伐，水湿更甚，两者互为因果。在治疗上均当温补元阳，培土制水，以伐肾邪。同时，根据患者临床表现，将腹泻又称为肾泄、鸡鸣泻，主要是由于命门火衰、火不暖土、脾失健运所致。《素问·金匮真言论》曰："鸡鸣至平旦，天之阴，阴中之阳也，故人亦应之。"脾肾阳虚，阳虚则生内寒，而五更正是阴气极盛，阳气萌发之际，阳气当至不至，阴气极而下行，命门火衰者应于此时，因阴寒内盛，命门之火不能上温脾土，脾阳不升而水谷下趋，故为泄泻。从脾肾论治的前提是患者必须有脾肾阳虚、命门火衰的征象。对于脾肾阳虚、命门火衰，判断依据为脾肾虚弱，不进食；脾肾俱虚，泄泻不食，或饭食后常泻；一切脾肾俱虚，侵晨作泻，或饮食少思，或食而不化，或作呕，或作泻，或久泻不止，脾经有湿，大便不实者；肾泄、脾泄以舌淡苔白、脉沉迟无力为辨证要点。张教授从脾肾论治、温补命门的方剂常用四神丸。四神丸出自明代王肯堂的《证治准绳》，由二神丸和五味子散组成。两方合之，温补固涩之功皆著，《绛雪园古方选注》谓"四种之药，治肾泄有神功也"，故冠之"四神"。四神丸由煨肉豆蔻、补骨脂、五味子、吴茱萸组成。汪昂《医方集解》认为"久泻皆由肾命门火衰，不能专责脾胃"，方中补骨脂辛苦大温，能补相火以通君火，火旺乃能生土，故以为君；煨肉豆蔻辛温，能行气消食、暖胃固肠；五味子咸能补肾，酸能涩精；吴茱萸辛热，除湿燥脾，能入少阴、厥阴气分而补火；生姜暖胃，大枣补土，所以防水。盖久泻皆由肾命火衰，不能专责脾胃，故大补下焦元阳，使火旺土强，则能制水而不复妄行矣。本方为治命门火衰，火不暖土所致五更泄泻或久泻之代表方，以五更泄泻、不思饮食、舌淡苔白、脉沉迟无力为辨证要点。

（2）重视益气升阳，调理脾胃。腹泻的发生与中焦脾胃气虚，气机的升降出入运动失调有关。脾胃气虚，升降失调，不能"升清降浊"，致使"清降""浊升"，从而出现腹泻。《素问·阴阳应象大论》曰："清气在下，则生飧泄，浊气在上，则生䐜胀。"清阳主升，浊阴主降，若清阳该升不升而在下，即可出现泄泻等疾病。《景岳全书·泄泻》云："泄泻之本，无不由于脾胃。"脾胃失调，反水为湿，反谷为滞，从而出现肠鸣腹痛、不欲纳食、四肢困软、泄泻无度的症状。脾阳不升，运化失司，湿从内生，外湿浸淫，湿邪蕴结，导致脾阳更伤。李东垣认为"清气在阴者，乃人之脾气衰，不能升发阳气，故用升麻、柴胡助辛甘之味，以引元气上升，不令飧泄也"，取升麻、柴胡的升发之性，从而使清阳得升，浊气得降，升降协调，恢复脾胃升降枢纽之功，如此泄泻得止。这就是"益气升阳法"治疗腹泻的理论来源及文献学基础。同时，脾肾乃先天、后天之本，肾与脾生理上相互补充，病理上相互影响，无论脾虚还是肾虚，均可演变为脾肾阳虚证。人体的消化主要靠脾胃，也与肾有关，肾阳可以温煦脾胃，促进水谷的消化，既要有胃主收纳，又要有脾主运化，还要有肾阳的温煦，肾阳的温煦有助于恢复脾胃的升降功能，三者缺一不可。脾肾阳虚，命门火衰，火不暖土，脾土不得命门之火温煦，致升降失常，清浊不分，混杂而下，故出现泄泻等症。临床治疗当中，《脾胃论》针对脾胃气虚、中气不足、气虚下陷、升降失调等证，选用补中益气汤。补中益气汤由黄芪、炙甘草、白术、人参、当归、升麻、柴胡、陈皮组成，其功能主要为益气升清、健脾止泻，使中气健旺，清浊升降有序，泄泻自止。方中重用黄芪补中益气，升阳固表，为君药。人参、白术、炙甘草补气健脾为臣，与黄芪合用增强补益中气之功。当归养血和营；陈皮理气和胃，使补药补而不滞，行而不伤，共为佐药。柴胡、升麻升阳举陷，"升清阳之气于地道也，盖天地之气一升，则万物皆生，天地之气一降，则万物皆死"，阐明了升发阳气的重要性，《本草纲目》谓："升麻引阳明清气上行，柴胡引少阳清气上行，此乃禀赋虚弱，元气虚馁，及劳役饥饱，生冷内伤，脾胃引经最要药也"，两药兼具佐使之用。炙甘草调和诸药，亦作使药。全方补气与升提并用，使气虚得补、气陷得升，为治脾虚气陷之要方。本方"治在党参黄芪，定在升麻柴胡"，益气升提。张教授认为，其临床辨证以饮食减少，体倦肢软，少气懒言，面色㿠白，大便稀溏，脉大而虚软；或气高而喘，身热而烦，渴喜热饮，其脉洪大，按之无力，皮肤不任风寒，而生寒热头痛；或气虚下陷，久泻脱肛；或脏器下垂为主。张教授指出，中医治疗腹泻自然以辨证论治作为基础，但同时西医的病理、检验等手段亦应作为治疗的参考。把脾肾阳虚作为本证，把温补命门、固涩止泻作为重要的治疗方法，同时结合西医检验手段。同时，对于腹泻的治疗，临床中除使用汤剂外，采用推拿、艾灸、贴敷、中药灌肠等多种途径综合治疗，针对性强，可以直达病所，正是基于"理证治病相结合、多种治法相结合"的原则。

【治疗绝技】腹泻的病因以本虚标实为主，本虚以脾肾阳虚、命门火衰最为主要，标实以肝郁、伤食、湿热、寒湿为主。其病位在肠，但与肝脾肾关系密切。脾肾阳虚，命门火衰，运化减弱，水谷停滞，并入大肠而泄泻。治疗以补肾健脾、温补命门、固涩止泻之法，以四神丸合补中益气汤加减，主要适用于临床表现为慢性腹泻、五更泻，或饭后泄泻，大便稀溏，久泻久利，不思饮食，食不消化，或腹痛肢冷，神疲乏力，舌淡，苔薄白，脉沉迟无力。

【验案赏析】患者，男，27岁，2019年3月20日初诊。主诉：大便次数多、粥样大便8年余。患者8年前因受寒后大便次数多，每日5~6次，呈粥样便，便时伴有小腹坠胀，便后小腹坠胀感缓解。同时，每于餐后排便，晨起五更泻；易外感风寒，外感后腹泻症状加重；腹部冷感、食冷、受寒后腹泻症状、腹部冷感加重；纳谷不馨，平素完谷不化；体重下降，2018年体重由75 kg减至60 kg；夜尿可，夜寐欠安，舌淡暗苔腻、黄白相间、边有齿痕，脉沉细。为进一步明确原因，2019年4月17日行肠镜示直肠炎。2019年6月5日胃镜示反流性食管炎（LA-B级），慢性浅表性胃炎。近日患者上述症状加重，为系统治疗前来就诊，舌淡，苔薄白，脉沉迟无力。西医诊断：①反流性食管炎（LA-B级）；②慢性浅表性胃炎；③直肠炎。中医诊断：腹泻；证属脾肾阳虚，命门火衰。治则：补肾健脾、温补命门、固涩止泻。以四神丸合补中益气汤加减。处方：黄芪30 g，补骨脂10 g，吴茱萸5 g，煨肉豆蔻10 g，五味子15 g，五倍子20 g，肉桂10 g，炮姜10 g，太子参10 g，石斛10 g，砂仁10 g，诃子肉20 g，煅牡蛎20 g，升麻5 g，炒白术10 g，茯苓

10 g，炒鸡内金10 g，黄连5 g，莲子心10 g，炙甘草10 g，山药10 g，三七10 g。14剂，水煎服，每日1剂，每日早、晚2次温服，每次300 mL。

2019年4月19日二诊：大便成形，每日2次，偶有小腹坠胀感，腹部冷感明显减轻，仍有不消化食物，腰酸减轻，夜寐差，舌淡苔腻、边有齿痕，脉沉。处方以初诊方黄芪加至40 g，加酸枣仁10 g。14剂，水煎服，每日1剂，每日早、晚2次温服，每次300 mL。

【按语】 该患者以大便次数多、不成形为主症就诊，属于中医"腹泻"范畴。病机为脾肾阳虚、命门火衰，治疗以补肾健脾、温补命门、固涩止泻为主。方中以大剂量黄芪为君药，大补元气，补中益气，升阳固表。张教授认为黄芪是一味五脏均补，尤以补肾、脾、肺、心气为主的"圣药"。炒白术、太子参、山药、炙甘草、砂仁补气健脾为臣，与黄芪合用，增强补益中气之功。补骨脂、吴茱萸温肾暖脾；肉桂、炮姜补火助阳，引火归原；煨肉豆蔻、煅牡蛎、五味子、五倍子、诃子肉收敛固涩、涩肠止泻共为佐药。升麻升阳举陷止泻，李时珍说：升麻治阳陷及"久泻下痢"；炒鸡内金消食和胃；石斛益气养阴；针对失眠，张教授常用黄连、莲子心配伍，以达到清心泻火、养心安神的目的；三七活血化瘀，《医林改错》言："五更天泄三两次……用二神丸、四神丸等药，治之不效……不知总提上有瘀血"，张教授据此常用活血化瘀之品，共为使药。二诊时考虑患者夜寐差，加用酸枣仁增强养心安神之力。

参考文献

[1] 樊威伟，张勉之，张大宁.国医大师张大宁教授治疗腹泻经验浅析［J］.天津中医药，2021，38（5）：577-580.

国医大师张磊治疗老年慢性腹泻经验

【名医简介】 张磊教授是第三届国医大师，第二批全国老中医药专家学术经验继承工作指导老师，河南中医药事业终身成就奖获得者。张磊教授从医近70年，医术精湛，学识渊博，临床中诊治病种涉及内、外、妇、儿各科，尤其擅长内科疑难杂病的诊治。

【学术思想】老年慢性腹泻是中医内科的常见病、多发病，西医学暂无治愈的药物及方法，给广大老年患者带来很大的痛苦，严重影响患者生活质量。长期慢性腹泻会导致老年人营养不良，抵抗力减弱，易感受外邪导致各种疾病，甚则危及生命。针对这样的情况，试图围绕老年慢性腹泻中医治疗这一课题，在认识其病因病机的基础上，选取国医大师张磊教授临床中治疗老年慢性腹泻的验案进行分析，着重以张磊教授治疗该病的临床案例从病因病机、用药方法等角度进行研究，探讨老年慢性腹泻的辨证方法，以期从中获得张磊教授对于内科杂病治疗的一些辨证治疗经验，从而更加有效地提高临床疗效，达到学习传承的目的。通过研究，得到以下主要结论：①老年慢性腹泻的根本原因是脾胃虚弱，水湿阻滞为标，是本虚标实或虚中夹实之证；②治疗时要注重脏腑辨证，其虚在脾，与肝、胃、肾等脏腑关系密切；③治疗重在调理脾胃的升降功能。用药时重在健脾益气，勿忘调理其他脏腑，重视整体观念，注意邪之传变，用药宜平补平泻、寒热相宜，调和脏腑功能，以平为期。

【诊断思路】腹泻中医学称之为泄泻，有急性和慢性之分，慢性腹泻是指腹泻超过3周或长期发作者。对于老年慢性腹泻，中医学认为其主要病机是脾胃虚弱与肾阳虚衰，脾虚湿盛是导致本病发生的重要因素，治疗上多以运脾化湿、温肾暖脾、固涩止泻为主；也有人认为慢性腹泻以虚为主、虚实夹杂，健脾为治泻第一要旨，此外还应注意疏肝、温肾，也可酌情加收敛固涩之品。对于老年慢性腹泻的治疗，张磊教授注重从整体观念进行辨证论治，根据《素问·阴阳应象大论》记载的"清气在下，则生飧泄"，认为腹泻的发生主要与升降功能失常有关，虽然老年人的生理特点是五脏之气皆衰，但是该病的发生主要与脾有关。脾主升清，脾胃功能虚弱，脾的升清功能失常，清阳下陷则发为泄泻。在治疗上强调要重视调理脾胃功能，脾胃功能正常则清阳上升，升降平衡恢复正常则泄泻自止；不可一遇到老年腹泻就单纯从脾肾阳虚出发给予温补脾肾的治疗。

【治疗方法】老年慢性腹泻是临床常见病，长期慢性腹泻会导致老年人营养不良、气血亏虚，表现为头晕眼花、神疲乏力等。气血亏虚也可使老年人抵抗力减弱，容易感受其他外邪导致各种疾病，甚则危及生命。《素问·上古天真论》中提出女子"五七，阳明脉衰，面始焦，发始堕；六七，三阳脉衰于上，面皆焦，发始白"，男子"五八，肾气衰，发堕齿槁；六八，阳气衰竭于上，面焦，发鬓斑白"。老年人脾、胃、肾等脏腑功能日渐衰退，可导致腹泻的发生，亦可因外邪入侵、饮食不节、情志失调等损伤脾胃功能而致泄泻发生。老年慢性腹泻的根本原因是脾胃虚弱，导致水谷精微及湿浊之邪不能正常的升降，继而出现水湿停滞，水谷精微与水液混杂而出，从而形成本虚标实或虚中夹实之证。其虚在脾，与肝胃等脏腑关系密切，临床用药时，在健脾益气、恢复脾胃升清降浊正常功能的同时，勿忘调理肝之疏泄；不可盲目给予寒热之剂，应结合患者病情，关注各脏腑关系，重视整体观念，注意邪之传变，用药宜平补平泻、寒热相宜，调和脏腑功能，以平为期。

【验案赏析1】 患者，男，62岁，2019年2月18日初诊。主诉：食辛辣后腹泻1年余。现症见食辛辣后即出现腹泻，伴随小便不畅，痰多，色黄易咳出，不咳嗽，舌质淡暗，舌苔薄白，脉弦细略数。既往史：发现肝癌1月余，近1年患者体重下降6 kg。平素嗜食辛辣。西医诊断：慢性肠炎。中医诊断：腹泻；证属脾湿肝热夹瘀。治宜健脾化湿，清肝通络。给予中药汤剂口服，处方：党参12 g，茯苓10 g，炒白术10 g，山药30 g，冬瓜子30 g，生薏苡仁30 g，制远志15 g，竹茹10 g，桑叶10 g，丝瓜络10 g，猪苓10 g，田三七粉（冲服）3 g，郁金10 g，苇根30 g，白蔻仁（后下）3 g，大贝母10 g，生甘草6 g。25剂，1天1剂，水煎，分早、晚2次服。

2019年3月27日二诊：患者食辛辣后腹泻症状较前明显好转，痰量明显减少，咽喉部较前清爽。给予中药汤剂口服，处方：党参10 g，茯苓10 g，炒白术10 g，山药30 g，炒冬瓜子30 g，薏苡仁30 g，制远志15 g，田三七粉（冲服）3 g，猪苓15 g，黄芩10 g，木鳖子2 g，甘草6 g。30剂，1天1剂，水煎，分早、晚2次服。

【按语1】 老年患者，长期饮食失调、五味偏嗜可导致脏腑阴阳失衡，脾胃阴阳失调，脾失健运，运化失常，水谷精微不能正常分布，清阳下陷，清浊不分，混杂而下，发为泄泻。味过于辛则肺燥，肺燥津液输布失常，痰浊化热则痰多色黄。《素问·汤液醪醴论》中提出："平治于权衡，去菀陈莝……疏涤五脏。"根据患者病情，结合脉证，张磊教授在治疗上给予党参、茯苓、炒白术、山药等药物健脾益气，使脾的升清降浊功能恢复正常；冬瓜子、生薏苡仁涤除浊邪；"三青汤"（竹茹、桑叶、丝瓜络）通络清热，消除络脉瘀滞；田三七活血消肿；制远志、木鳖子散结消肿，清除肝内结毒；郁金行气解郁、活血化瘀，可改善气血瘀滞；猪苓淡渗利湿，利湿而不伤阴，可增强止泻作用。诸药合用，以健脾益气治本为主，兼除湿清热化瘀以治其标。

【验案赏析2】患者，女，83岁，主诉：恶心、食欲不振2年，腹泻3周。现症见腹泻1天4~6次，稀水样，食欲不振，神疲乏力，每次大便前恶心明显，伴咽干、睡眠欠佳，每天休息3小时左右，需服用镇静类药物，舌质暗，苔黄腻，脉沉细。近1年消瘦明显。既往史：有高血压、糖尿病、冠心病病史。西医诊断：慢性肠炎。中医诊断：腹泻；证属肝胃不和。治宜调理肝脾。给予中药汤剂口服，处方：柴胡10g，黄芩10g，党参10g，清半夏10g，生龙骨（先煎）30g，生牡蛎（先煎）30g，桔梗10g，乌梅6g，木蝴蝶6g，夏枯草10g，细辛2g，炙甘草3g。7剂，1天1剂，水煎服。

【按语2】厥阴肝经疏泄不利，气机升降失常，寒热错杂，导致脾胃不和，脾主运化，胃主受纳，运化失常则水谷精微输布失常，发为泄泻；气机升降失常，胃气不降则恶心；脾气亏虚日久，气血生化乏源则乏力、消瘦。《素问·至真要大论》记载："厥阴何也？岐伯曰：两阴交尽也。"病至厥阴即阴阳对立双方发展到了"极"的阶段，这时候疾病可能向两个方向转化，厥阴与少阳互为表里，少阳为表里出入之枢机，故治疗上以乌梅丸合小柴胡汤加减，用乌梅丸调理肝脾，小柴胡汤调理枢机，厥阴病阳气来复之时使邪气外出。夏枯草、半夏是常用的对药，夏枯草味微苦而辛，气浮能升；半夏可降浊和胃，可调升降。半夏得阴而生，夏枯草得阳而长，治疗失眠。《本草思辨录》曰："桔梗能升能降，能散能泄。"《神农本草经》载其"味辛，微温，主胸胁痛如刀刺，腹满肠鸣幽幽。"桔梗主升，有助于中焦升清之力，可用于治疗邪在中焦，故张磊教授在治疗中加用桔梗亦可调其升降失常。生龙骨、生牡蛎合用有镇静安神、固涩止泻之功。诸药合用，取得了良好疗效。

【验案赏析3】患者，女，51岁，2018年11月9日初诊。主诉：便溏，大便次数多半年余。现症见大便次数多，1天3~4次，便溏、肠鸣、矢气频繁，伴嗳气、反酸、左下腹疼痛、失眠乏力，舌质淡，苔薄白，脉沉弱。西医诊断：溃疡性结肠炎。中医诊断：腹泻；证属湿邪阻滞。治宜补中益气、燮理阴阳。给予中药汤剂口服，处方一：炒山楂15g，生山楂15g，炒车前子（包煎）15g，生车前子（包煎）15g。7剂，1天1剂，水煎服。处方二：生山药10g，鸡内金30g。1剂，研成细末，每日早晨1次为粥饮，每次30g。

2018年12月14日二诊：腹泻症状消失，继服处方二，1天1次。

【按语3】本例患者的主要症状表现在脾胃，腹泻日久，脾胃虚弱，运化无力,清浊混杂而下。该患者寒热阴阳偏颇不明显,张磊教授常选用经验方山车汤进行加减。运用燮理法,燮理阴阳,同时给予山药补中益气调其根本,鸡内金微寒,其气可通达大肠,补泻同施,可升清降浊,使肠胃的升降功能恢复正常,则泄泻自止。

【验案赏析4】 患者,女,70岁,2019年5月22日初诊。主诉:腹泻10年,口干、无唾液2年。现病史:腹泻,夹杂有未消化食物,1天2~3次,伴口干,口中有火烧灼样感觉。曾服中药(北沙参、麦冬、石斛、天花粉、玉竹、生地黄、天冬、鸡内金、炒山楂等),口干略缓解,仍腹泻口苦,入睡困难,有时会遗尿。舌质红苔薄黄偏干燥,脉沉滞。有高血压病史30年,现口服降压药控制血压在正常范围内。西医诊断:干燥综合征。中医诊断:腹泻;证属脾胃虚弱,气阴两伤。治宜健脾和胃,益气养阴。给予中药汤剂口服,处方:党参12 g,炒白术10 g,茯苓10 g,生山药30 g,石斛15 g,黄连3 g,乌梅10 g,麦冬15 g,炙甘草6 g,粳米(包煎)1撮为引。15剂,1天1剂,水煎服。

2019年6月24日二诊:服上方15剂,腹泻减轻,大便次数减少,大便仍不成形,但无不消化食物,口干缓解,自觉胃胀,易烦躁,痰黏不易咳出,精神紧张,睡眠浅;舌体胖大,舌质暗红,苔黄腻,舌下络脉瘀滞,脉沉有力。给予中药汤剂口服,处方:上方加生石决明(先煎)30 g,珍珠母30 g;去黄连,加黄芩10 g,牡丹皮10 g。15剂,1天1剂,水煎服。

【按语4】 该患者为老年女性,脾胃升降功能失常,清阳下陷,清浊不分,发为泄泻,夹杂有未消化食物。腹泻日久,脏腑失养,脾胃气虚则更运化失常,阴津损伤不能上承,故口干、无唾液,湿郁可化热。患者服以养阴为主的药物后口干症状缓解仍不明显,腹泻症状无改善。张磊教授在一诊时辨证为脾胃虚弱,清阳不升,气阴两伤。治疗上以党参健脾益气,炒白术可燥湿健脾补气、培补中焦,茯苓甘淡而平可渗湿健脾,生山药量大可补脾胃化湿邪,湿邪去、脾气健则清阳得升;合用乌梅、麦冬、石斛补养阴津,佐少量黄连可清中焦湿热,加入粳米调和营卫,养胃气为引。诸药合用则共奏健脾祛湿、益气养阴之效,中焦功能恢复正常则升降恢复,清阳得升,故腹泻症状减轻。

参考文献

[1] 李艳艳.国医大师张磊教授治疗老年慢性腹泻验案4则[J].中医研究,2020,33(12):29-31.

吕仁和运用"六对论治"糖尿病性腹泻经验

【名医简介】 吕仁和为北京中医药大学东直门医院主任医师、教授、博士研究生导师,国家级名老中医,第三批名老中医"师带徒"指导老师,首批全国中医药传承博士后合作导师,第二届"首都国医名师",曾任世界中医药学会联合会糖尿病专业委员会会长。吕教授对糖尿病及其并发症的防治有其独特的经验,早在20世纪90年代,吕教授就提出运用"六对论治"的方法治疗糖尿病及其并发症,具体包括对病论治、对病辨证论治、对病分期辨证论治、对症论治、对症辨证论治、对症辨病与辨证论治相结合。

【学术思想】 吕教授尊崇《内经》,从《素问·奇病论》和《灵枢·五变》所论的"脾瘅""消渴""消瘅"中,发掘出糖尿病分期辨证思想,脾瘅期相当于糖尿病前期,消渴期即临床糖尿病发病期,消瘅期则类似糖尿病并发症阶段。吕教授认为脾瘅期病位主要在脾,消渴期病位主要在心、脾,消瘅期病位主要在血脉。如《素问·奇病论》:"帝曰:有病口甘者,病名为何?何以得之?岐伯曰:此五气之溢也,名曰脾瘅。夫五味入口,藏于胃,脾为之行其精气,津液在脾,故令人口甘也,此肥美之所发也,此人必数食甘美,而多肥也",指出人过食甘美之物,可使得脾脏不能为胃行其精气,日久肥胖而成脾瘅;《素问·阴阳别论》云:"二阳之病发心脾",指出消渴期的病位在心、脾。糖尿病性腹泻属于消渴病消瘅期,《灵枢·五变》云:"五脏皆柔弱者,善病消瘅。"《灵枢·本脏》云:"脾脆,则善病消瘅,易伤",指出糖尿病性腹泻的发生首先责之于先天脾脏功能异常,脾失健运,水谷精微失布,易成肥胖而致脾瘅,脾瘅进一步发展成消渴、消瘅;脾运失司,水湿内生,水湿下注故见泄泻,正如《素问·阴阳应象大论》云:"清气在下,则生飧泄。"吕教授认为《医宗必读》虽有"无湿不成泻"之说,但糖尿病性腹泻的发生不仅仅与湿邪相关，尚与血瘀关系密切，并且血瘀病机始终贯穿糖尿病性腹泻发生、发展的始终。有学者认为"瘀血"是贯穿糖尿病整个病程的病机，既是病理产物，又是致病因素，尤其在糖尿病并发症阶段，是最重要的病理因素之一。因此，吕教授临床治疗糖尿病性腹泻除使用健脾利湿等常用治法之外，还非常重视活血化瘀。

【诊断思路】糖尿病性腹泻是糖尿病常见的一种慢性并发症，现代医学研究认为，其主要与糖尿病自主神经病变、胃肠神经病变、胃肠激素缺乏相关，目前治疗尚存在许多困难。

【治疗方法】"六对论治"。

（1）对病论治："对病论治"是较高层次的论治，主要是针对病因或病机治疗，适用于对病因明确的疾病或起关键作用的病机的治疗。糖尿病性腹泻以血糖升高、腹泻为基本特征，降糖止泻就为治疗的主要目标，吕仁和教授临床常在辨证处方的基础上加入黄连，研究表明，小檗碱是黄连所含的有效生物碱，能改善胰岛素抵抗，调节血脂，使体脂重新分布，减轻体重，有较好的降糖作用。另外糖尿病常存在里热内盛的重要病机，运用黄连可清泄中焦胃热及诸脏之热，使热退则消谷减，火退则消渴愈，势除则可防止热耗气阴，从而阻断糖尿病的进一步发展。其也为对病论治。黄连尚可清热燥湿、厚肠止泻，《本草备要》云："黄连除烦，益肝胆，厚肠胃……湿热郁而为痢，黄连治痢要药"，指出黄连为治痢要药，痢疾虽与泄泻所病不同，但均存在湿热病理因素，故临床常加用黄连清热燥湿、降糖止泻。需注意黄连苦寒，易伤脾胃，不可过用、久用。

（2）对病辨证论治："对病辨证论治"是临床常用的方法，即将疾病进行辨证分型分证候，按照不同证型和证候论治。吕仁和教授提出把证型和证候分开，因为证型变化慢，证候变化快，所以，把变化较慢的正虚归为证型，把变化较快的邪实归为证候，简称为"以虚定型，以实定候"。在证型相对固定的基础上，根据邪实的变化随时辨出证候，调整用药，以利于提高疗效。糖尿病性腹泻常见证型：①脾气虚，药物常用炒白术、山药、党参、茯苓、扁豆、炙黄芪；②脾阳虚，药物常用炮姜、干姜、砂仁、肉豆蔻；③肾阳虚，药物常用淫羊藿、九香虫、刺猬皮、鹿角胶、巴戟天、灵芝、红景天。常见证候：①水湿，药物常用苍术、猪苓、茯苓、陈皮、法半夏；②湿热，药物常用黄连、木香、茵陈；③气滞，药物常用柴胡、枳壳、香附、香橼、佛手、乌药、陈皮；④血瘀，药物常用川芎、丹参、红花、赤芍、牡丹皮、五灵脂、蒲黄。

（3）对病分期辨证论治："对病分期辨证论治"适用于慢性、复杂性疾病的诊治。吕仁和教授把糖尿病性腹泻按虚、损、劳、衰分为"虚损期、虚劳期、虚衰期"三期，虚损期以脾气亏虚、湿热内停为主要病机，治疗重在健脾益气、清热燥湿，药物常用苍术、炒白术、茯苓、黄连、木香等；虚劳期以脾阳亏虚、湿热滞留为主要病机，正如《外感温热篇》云："湿盛则阳微"，治疗重在温运脾阳、清热利湿，药物常用炮姜、砂仁、草豆蔻、木香、黄连、茵陈等；虚衰期以脾肾虚衰、肠失固脱为主要病机，治疗重在健脾补肾、涩肠固脱，药物常用有补骨脂、诃子、肉豆蔻、赤石脂等。

（4）对症论治："对症论治"就是当一个症状出现时，用一种快速、便捷的方法治疗，使症状得到缓解或消除。糖尿病性腹泻以腹泻为突出症状，治疗首当"止泻"，吕仁和教授常用苍术、炒白术，木香、黄连两组对药对症论治。苍术、炒白术均有健脾与燥湿两种主要功效，然炒白术以健脾益气为主，宜用于脾虚湿困而偏于虚证者；苍术以苦温燥湿为主，宜用于湿浊内阻而偏于实证者。两药合用则虚实兼治，燥湿健脾之功著，正如《本草蒙筌》云："术虽二种，补脾燥湿，功用皆同，但白者补性多，且有敛汗之效；苍者治性多，惟专发汗之能。"木香、黄连并用为香连丸，主治痢疾，糖尿病性腹泻与痢疾虽为两种疾病，但其病理因素均与湿热相关，故用香连丸清热燥湿。四药合用，标本兼治，治疗糖尿病性腹泻有较好效果。

（5）对症辨证论治：如果某一症状相对复杂，或在一段时间内长期存在，此时应采用"对症辨证论治"。糖尿病患者出现腹泻当针对腹泻一症辨证论治，如症见发热、口干口渴、泄泻、肛门灼热、舌质红、苔黄腻、脉滑数等可予葛根芩连汤解肌清热止泻；如症见肠鸣下利清水、舌质淡、苔白、脉沉缓可予胃苓汤利小便以实大便；如症见泻下粪便臭如败卵、泻后痛减、嗳腐酸臭、舌苔厚腻、脉滑可用保和丸消食止泻；如泄泻病程较长、乏力气短、纳少腹胀、大便稀溏、舌质淡、苔白腻、脉沉可予参苓白术散；如症见五更泻可予四神丸健脾益肾止泻；如症见生气后泄泻伴有腹痛，泻停痛止可予痛泻要方。

（6）对症辨病与辨证论治相结合：症状是一种主客观的表现，有心理和生理两方面的因素，常是疾病诊断的线索或主要依据，也是确定证型和证候的依据；而一种疾病具有特定的病因、病机、病理、症状、证型和（或）证候，有其自身的发生、发展、转化和预后规律。同时也应认识到，一种症状可以出现在不同疾病当中,而不同疾病预后相差甚大,因此在临床诊治疾病时对症首需辨病;同一症状出现在同一疾病的不同证型当中,治疗又具有统计学意义,故在辨病的基础上尚需辨证。如糖尿病、急性胃肠炎均可引起腹泻,但各自发病基础不同,治疗、转归就各不相同,临床需辨别其为糖尿病性腹泻还是急性胃肠炎,还是二者兼而有之,在辨别其所属疾病的基础上再进行论治。如果是单纯的急性胃肠炎,多由饮食不洁或感受寒湿之邪所致,治疗以清热利湿或温化寒湿为法,多用葛根芩连汤、藿香正气散等方,治疗较易,预后较好;如合并糖尿病性腹泻或仅为糖尿病性腹泻,多采用"以虚定型,以实定候"进行诊治,气虚型药物多用炙黄芪、党参、炒白术、山药,阳虚型药物多用炮姜、肉豆蔻、补骨脂、九香虫,湿热证候药物多用茵陈、黄连、木香、白蔻仁、通草,寒湿证候药物多用苍术、厚朴、陈皮、砂仁、法半夏,气滞证候药物多用香橼、佛手、香附、乌药,另外在辨证论治基础上针对消渴病消瘅期血瘀病机,不忘活血化瘀,药物常用川芎、丹参、赤芍、牡丹皮、红花。

参考文献

[1] 申子龙,赵进喜,王世东,等.吕仁和教授"六对论治"糖尿病性腹泻经验[J].长春中医药大学学报,2015,31(1):47-49.

印会河从肝论治腹泻型肠易激综合征经验

【名医简介】印会河教授是我国首批国家级名老中医。

【学术思想】印老开创了抓主症的辨证法,对于多种疾病形成了自己独特的诊疗体系,对于腹泻型肠易激综合征的治疗亦有独到之处,且疗效显著,其中肝郁脾虚、湿渍肠道之痛泻,以及肝火犯胃、火迫大肠之热泻尤为多见,且后者常用戊己丸加味治疗,该方已成为印老抓主症的重要方药之一。印老治疗外伤湿邪、伤食腹泻、寒湿困脾、脾肾阳虚、肝郁脾虚、火郁热泄等型腹泻型肠易激综合征,在用痛泻要方治疗肝郁脾虚、湿渍肠道之痛泻,以及用戊己丸加味治疗肝火犯胃、火迫大肠之热泻这两种证型的腹泻型肠易激综合征上颇有心得。

肠易激综合征是一种常见的慢性肠功能紊乱性疾病，其临床表现为腹痛、腹胀及排便习惯（便秘、腹泻或便秘与腹泻交替）和大便性状的改变，多为慢性、间歇性发作，经检查无器质性疾病（形态学、细菌学及生化代谢指标等异常）的证据，临床上以腹泻型最为常见。普通人群中肠易激综合征的发生率很高，国外所进行的较大规模的调查中显示人群的肠易激综合征患病率为5%～25%。随着社会竞争的加剧，我国发病率亦有明显的增长趋势，约为15%。对于肠易激综合征，功能性胃肠病罗马Ⅲ标准规定其诊断前症状出现至少6个月且近3个月内腹痛或者腹部不适症状每月发作至少3天，并建议在病理生理研究和临床试验中，在筛选合格受试者时将腹痛或腹部不适的发作频率设定为每周至少2天。腹泻型肠易激综合征病情的发作和程度的加重均与精神心理因素关系密切，其病因错综复杂，与急性胃肠道感染史、胃肠激素及神经递质的分泌异常、T细胞功能的紊乱、内脏敏感性异常有关，此外与遗传、饮食、季节、环境、月经周期、生活方式、教育程度、性别及腹部手术等因素亦密切相关。腹泻型肠易激综合征病情反复，迁延难愈，除表现为腹泻、腹痛或腹部不适等胃肠道症状外，还可表现为睡眠障碍、抑郁症、尿频尿急夜尿、腰背痛、慢性疲劳综合征等胃肠道外症状，严重影响患者生活质量，故对本病的研究及治疗方案的探讨具有重要的意义。本病在中医学属"泄泻""腹痛"范畴。医家多认为此病乃因外感湿邪、饮食所伤、情志不调、脏腑虚衰、阳气下陷、中焦湿盛或脾肾阳虚所致，其病性分为虚实两大类，实证分为寒湿、湿热、食滞等；虚实兼夹者则以脾胃不足、命门火衰为本虚，湿邪为患为之标。肝郁脾虚是导致腹泻型肠易激综合征发生的重要因素，其病位在肠，多涉及肝、脾、肾三脏。近年来有研究表明，用中草药辨证治疗腹泻型肠易激综合征取得明显疗效。治疗上多着重健运脾气，以运脾化湿为原则，并根据证型的不同分别佐以清利、疏表、清暑、消导、健脾、温肾、升提、固涩等法。印老则认为腹泻型肠易激综合征的发生与精神情志关系密切，此外与饮食不节、寒温不适、脾胃不和等亦有关。其发病之初多以肝郁气滞为主，木郁克土，渐可发展为脾虚湿渍之证；或因肝火犯胃、湿热蕴结，而致火迫大肠之热泻。

（1）肝郁气滞，脾虚湿渍：肝为风木之脏，肝气升发，喜条达而恶抑郁，肝之疏泄既可助中焦之运化，也可调肠腑之传导。若患者情志不遂，郁怒伤肝，肝失疏泄，气机郁滞，损伤脾土，脾虚失运，运化无权，不能输布水谷精微，气滞湿阻，气滞则腹痛，泻后则痛缓。正如《景岳全书·泄泻》所言："凡遇怒气便作泄泻者，必先以怒时夹食，致伤脾胃，故但有所犯，即随触而发，此肝脾二脏之病也。盖以肝木克土，脾气受伤而然。"此为肝气郁结而失疏泄，脾胃不调升降失常，气机郁滞不通则痛，肝旺乘脾脾虚不得健运，则水湿不化而为溏泄。

（2）肝火犯胃，火迫大肠：肝火易炽，火性燔灼，肝火侮脾乘胃，郁久可化热化火，湿从热化，湿热阻于肠道，气机不畅，胃肠失调，传导失司。若患者情志不遂，气郁化火，横逆犯胃，肝胃气滞则脘胁胀闷疼痛；胃气机上逆则嗳气呃逆；肝胃气火内郁则嘈杂吞酸；肝失条达则急躁易怒；肝经火热侵及脾胃，湿热熏蒸，内蕴大肠，传导失司，水趋大肠，形成热泻之证则腹痛便泻，此均为气郁化火之象。《内经》所谓"暴注下迫，皆属于热"，其症为腹痛自汗，烦渴面垢，肛门灼热，粪出如注。戴思恭曾云"常者为气，变者为火"，气有余便是火，肝郁气逆化热，挟火犯胃，同时，肝郁影响脾胃功能健运，水湿不得运化而停聚，湿与热合则形成湿热，而致腹泻，泻下次数很多，如水样便，有时可带黏液。

【诊断思路】肠易激综合征是一种以腹痛或腹部不适伴排便习惯改变为特征而无器质性病变的常见功能性肠病。临床将此病分为腹泻型、便秘型和混合型，我国以腹泻型多见。其病因和发病机制尚不明确，目前多认为是基因、感染、炎症、脑肠肽等多种因素共同作用的结果，本病的发病率逐年上升，国内约为5.7%。腹泻型肠易激综合征常见排便急，粪便呈糊状或稀水样，每日可达3～5次，常伴有腹胀、排便不净感，部分患者伴消化不良症状和失眠、焦虑、抑郁、头昏、头痛等精神症状。本病起病隐匿，常反复发作。西医治疗本病尚无特效药物，以消除患者顾虑、改善症状为主要目的，药物治疗依据具体症状选择解痉药、止泻药、泻药、抗抑郁药、肠道微生态制剂等。

【治疗方法】肝气郁滞克侮脾土，湿邪侵渍大肠，或肝气郁久化热，湿热蕴结，常可致脾胃运化功能失职，遂发腹泻。故印老认为本病治疗重在审症求因，以治肝为要，肝气郁滞者当以疏肝理气为主，肝火内炽者当以清肝泻肝为主。若肝脾不和当以疏肝健脾、祛湿化浊为法，治宜疏肝而不宜伐肝，治肝实脾，脾土健运，肝有疏导则木郁土虚之状得以缓解；若肝火犯胃、火郁热泄当以泻肝和胃、清热除湿为法，清泻肝胆之火，郁热得清则湿热得消，脾胃自和。以痛泻要方治疗肝郁脾虚、湿渍肠道之痛泻。其症常见腹痛便泻，痛一阵，泻一阵，情绪波动时见之尤甚，胸胁胀满，心烦嗳气，舌质偏红，苔黄或白，脉弦。其腹痛便泻，常见于脾虚之人，此因"脾不虚不泻利"也；痛一阵，泻一阵且泻后痛缓，腹痛则腹必泻，此因肝气横逆、乘脾太过而致腹痛，脾受乘过甚不能运化即为腹泻；情绪波动后多见胸胁胀满则是因肝气郁结所致；心烦是因气郁化火，扰乱心神所致；嗳气则是因肝气扰胃、胃失和降所致。本证寒热现象不显，故仍见白苔，若湿邪内盛则可见腻苔，弦脉为肝失柔和之证。治疗上当以疏肝健脾为法，方药用痛泻要方加减。印老常用防风9g，炒白术30g，白芍15g，陈皮9g，黄连6g。方中防风疏肝解郁、燥湿止泻；陈皮、黄连理气降胃，此因胃不降则脾不升也；白芍柔肝缓急止痛，于土中泻木；白术健脾燥湿以止泻利，治其土虚。在临床上，对于兼有消化不良、大便粗糙者，加焦三仙各9g；心烦尿赤者，加龙胆草3~9g；后重气滞者，加木香5g，槟榔3~9g；腹胀明显者，加厚朴9g、焦槟榔9g；伴有呕吐者，酌加半夏9g、生姜9g。此外，目前有实验研究表明用疏肝健脾法治疗腹泻型肠易激综合征有较好疗效，能够较持久地改善患者的生活质量，且安全有效。以戊己丸治疗肝火犯胃、火迫大肠之热泻。其症常见腹痛便泻，以情绪波动时为甚，痛一阵，泻一阵，肛门灼热，吐酸烧心嘈杂，甚则可见下利完谷，舌绛无苔，脉弦数。其腹痛便泻，以情绪波动时为甚，痛一阵，泻一阵，皆因肝旺乘脾所致；肛门灼热乃因气郁化火、火热下注于大肠所致；吐酸烧心嘈杂乃由肝火犯胃所引起，正如"肝经郁火吐吞酸"所言；下利完谷是因火热下迫肠道，使水谷急下肛门，急则不能受气取汁，故食入之物不变原形，而为完谷不化。治疗上当以泻肝和胃为法，方用戊己丸加味。印老临床常用黄连9g，吴茱萸3g，赤芍15g，煅瓦楞子30g（先煎）。方中黄连泻火降胃，使火热不致迫便下行；吴茱萸温肝解郁，合黄连能健胃制酸；赤芍平肝以和脾止泻；煅瓦楞子制酸并能止泻。其中，黄连苦寒泻火，直折上炎之火势；吴茱萸辛散温通、开郁散结、降逆止呕。二药伍用，有辛开苦降、反佐之妙用。以黄连之苦寒，泻肝经横逆之火，以和胃降逆；佐以吴茱萸之辛热，引热下行，以防邪火格拒之反应，共奏清肝泻火、降逆止呕、和胃制酸之效。由于患者寒热比重有所不同，临床上应用时黄连与吴茱萸二药的用药分量也应随着寒热的变化而加减。治疗上，煅瓦楞子为印老常用的制酸之品，常与左金丸同用以健胃制酸。此外，胃酸过多时，印老还会选用煅牡蛎、海螵蛸（乌贼骨）或白螺蛳壳。若患者兼见食滞则加焦山楂10g、麦芽10g；易怒、两胁痛甚者则加柴胡10g、佛手10g；情志不畅显著者可酌加菖蒲10g、郁金10g；腹胀厚重者加木香6g、槟榔9g。

【治疗绝技】 从肝论治腹泻型肠易激综合征。

【验案赏析】 患者，女，41岁，近几个月情志不畅，遇事急躁易怒，遂致郁气伤肝，气火内燔。偶有情绪不适即感胃热口苦吞酸，心烦嘈杂，消谷善饥，腹中阵痛，痛后即泻，飧泄完谷。查体：患者生命体征平稳，神清，全身皮肤巩膜无黄染，浅表淋巴结未扪及肿大，心肺无异常，腹平软，脐周偏左轻压痛，无反跳痛，肝脾未触及，肠鸣音正常，双下肢无水肿。系统体检仅发现左下腹部有轻压痛。大便常规及培养均为阴性，大便潜血阴性。X线钡剂灌肠检查无阳性发现，结肠镜检查无明显黏膜异常，腹部B超示肝胆胰脾肾均未见明显异常，组织学检查基本正常。血、尿常规正常，红细胞沉降率正常。无痢疾、血吸虫等寄生虫病病史。根据其舌红绛如榴火之色、脉弦劲而数等症状，知其肝经郁火，干扰脾胃，故胃酸痛泻，由此而生，投用戊己丸合痛泻要方，泻肝而和脾胃。处方：黄连6g，吴茱萸3g，赤芍15g，白芍15g，防风9g，白术9g，陈皮9g，煅瓦楞子30g（先煎）。服4剂，诸症悉罢。续服用10余剂后，改用中成药加味左金丸收功，服3个月以后停药，随诊半年未见复发。

【按语】 患者久泻未止，迁延不愈，他医曾用温中健脾、涩肠止泻之法治疗未见好转。此飧泄完谷是因肝火犯胃、郁久化热，导致湿热蕴结大肠、升降失司、清浊不分而出现的暴注下迫，此完谷与脾肾虚寒之完谷不化有较大差异，前者常伴有胃脘痞塞、烧心吞酸、舌质红苔黄腻等症，而后者多伴有肠鸣腹痛、不思饮食、身体倦怠、畏寒肢冷等症，临床上宜注意辨识。据患者来诊时舌脉、情志抑郁不舒及久病虚实交杂、缠绵难愈的特点，予戊己丸与痛泻要方配合使用，以治肝为主，一以健脾，一以和胃，治疗上遂见妙手回春之效。故临床上肝盛病伤脾胃，则以二方合用为宜。戊己丸加味经过印老数十载之临床反复应用，已作为其临床常用的"抓主症"方药之一。印老认为胃酸过多、肠道受损皆可出现腹泻，凡见痛泻而兼见胃酸过多者，皆可用此方，效果良好。由于功能性腹泻主要由于情绪失常、肝胆克脾加上饮食不节、寒温不适等因素造成肠功能紊乱所致，故治疗时强调泻肝健脾。

参考文献

[1] 李奥杰，徐远，高彩霞，等.印会河教授从肝论治腹泻型肠易激综合征经验举隅[J].世界中医药，2014，9（4）：465-467.

王庆国辨治腹泻型肠易激综合征经验

【名医简介】王庆国教授是北京中医药大学主任医师、终身教授、博士研究生导师，师从刘渡舟先生，他从医40余年，擅用经方，推崇仲景学说，对经方运用有独到认识。善用仲景经方治疗肠易激综合征等疾病。

【学术思想】

（1）泄泻之因，正虚为本。腹泻型肠易激综合征发病多以脏气亏虚为主，脾胃虚弱为本。《景岳全书》载："泄泻之本，无不由于脾胃。""若饮食失节，起居不时，以致脾胃受伤，则水反为湿，谷反为滞，精华之气不能输化，乃致合污下降而泻痢作矣。"《脾胃论》曰："形体劳役则脾病，脾病则怠惰嗜卧，四肢不收，大便泄泻。"脾胃素虚或久病伤脾，运化功能失常，致使湿、痰、食等多种病理产物积聚，从而影响大肠传导功能，发为泄泻。王教授论治腹泻型肠易激综合征，多注重脾虚之本，临证时调补脾脏，恢复其运化之能，水湿自有出路，则肠道传导之职正常，泻能止矣。临证时常选用木香、党参、茯苓、白术等药，借鉴六君子汤之意以健脾益胃；若气血亏虚之症明显，伴见乏力，可加仙鹤草、仙灵脾等药，以仿三仙汤之效。

（2）重视情志，调肝理脾。肝气喜疏，调畅气机，若情志失调，则肝失疏泄之功。《血证论》记载："木之性主于疏泄，食气入胃，全赖肝木之气以疏泄之，而水谷乃化；设肝之清阳不升，则不能疏泄水谷，渗泄中满之证，在所不免。"《景岳全书》云："凡遇怒气便作泄泻者，必先以怒时挟食，致伤脾胃，故但有所犯，即随触而发，此肝脾二脏之病也。盖以肝木克土，脾气受伤使然。"王教授认为，肝气不舒犯脾，则脾失于健运，升降失司，清浊不分，乃发泄泻，此肝木乘土。亦有土虚木乘，素有脾虚之人，恰逢恼怒忧思，肝木伤及脾土，不能运化，则水湿下行肠道，发为泄泻。临证之时，应重视情志因素，多取四逆散疏肝理脾之效，多用柴胡、川楝子、麦芽、白芍、枳实、陈皮等调肝行气之品，肝气郁结明显者，可加大柴胡用量。

（3）辨清寒热，并用寒温。《素问·至真要大论》曰："太阳之胜，寒入下焦，传为濡泄。""诸呕吐酸，暴注下迫，皆属于热。"《素问·生气通天论》曰："因于露风，乃生寒热。是以春伤于风，邪气留连，乃为洞泄。"王教授指出，寒热之邪为患，亦可致泄。寒热邪气犯脾，多挟有湿邪共同为患，正如清代沈金鳌《杂病源流犀烛》所言："是泄虽有风、寒、热、虚之不同，要未有不源与湿者也。"张从正《儒门事亲》曰："天之气一也，一之用为风火燥湿寒暑。故湿之气，一之一也……在人为脾，甚则为泄。"因寒热均可致泄，多与湿邪相关，常相互影响，故临证之时应辨清寒热偏重，治以寒温并用之法。王教授临证常用连翘、蒲公英等寒凉之药，并指出连翘、蒲公英清热泻火却不易导致大便稀溏，可避免加重本病腹泻症状；与半夏、干姜、川椒、灶心土、制附子、肉桂、吴茱萸等温热之药相配以清热温寒，邪去正自安。王教授指出，治疗寒热错杂之证，可根据寒热错杂症状轻重程度的不同，逐次选用乌梅丸、麻黄升麻汤加减。

（4）病证相合，随证治之。王教授临证强调病证结合，辨病为先，辨证为主，主张"病证结合，方证相应"。"病"是各种病因作用于人体，出现功能等方面异常变化的全过程。"证"是疾病处于不同阶段、不同类型的病机概括，是中医诊断疾病与选方用药的依据，辨证准确方能取得佳效。《伤寒论》以六经病命名，依照脉症不同而辨证，首创以病为纲、病证结合、辨证论治的临床诊疗模式。《景岳全书》记载"凡诊病施治，必须先审阴阳，乃为医道之纲领"，言明临证时应以病证相合为基础，如此方可获效。然临证中，在病证相合的基础上，亦需同时注意随证治之。《伤寒论》载："太阳病三日，已发汗，若吐、若下、若温针，仍不解者，此为坏病，桂枝不中与之也。观其脉证，知犯何逆，随证治之"，仲景此段言论表明诊治过程中应灵活对待疾病，正确认识其变化，学会变通用药。

【诊断思路】 肠易激综合征是一种以腹痛或腹部不适伴排便习惯改变为特征而无器质性病变的常见功能性肠病。临床将此病分为腹泻型、便秘型和混合型，我国以腹泻型多见。其病因和发病机制尚不明确，目前多认为是基因、感染、炎症、脑肠肽等多种因素共同作用的结果，本病的发病率逐年上升，国内约为5.7%。腹泻型肠易激综合征常见排便急，粪便呈糊状或稀水样，每日可达3~5次，常伴有腹胀、排便不净感，部分患者伴消化不良症状和失眠、焦虑、抑郁、头昏、头痛等精神症状。本病起病隐匿，常反复发作。西医治疗本病尚无特效药物，以消除患者顾虑、改善症状为主要目的，药物治疗依据具体症状选择解痉药、止泻药、泻药、抗抑郁药、肠道微生态制剂等。中医学暂无该病病名的记载，多将其归于"泄泻""腹痛""便秘"等范畴。本病相关描述最早见于《内经》，"冬日重感于寒即泄，当脐而痛，不能久立""湿盛则濡泄"。目前多数学者认为本病的病位在肠，涉及肝、脾、肾三脏，其发生与脾胃虚弱、饮食不节、情志不遂、水湿不行、日久失治等病因相关。

【治疗方法】王教授论治该病，强调以正虚为本，亦重视情志因素在疾病发生发展过程中的重要作用。因而，临证时除用药之外，亦重视对患者的健康教育，针对患者的具体情况采取相应的心理干预措施。常通过健康宣教帮助患者树立正确的疾病认识观，取得患者的信任与配合。并积极劝导患者家属建立舒适温馨的家庭氛围，使患者有舒适感、安全感，从而缓解本病因心理障碍而引发的躯体症状。

【治疗绝技】腹泻型肠易激综合征是一种临床常见疾病，症状可反复或间歇发作，严重影响患者的生活质量和身心健康。目前，腹泻型肠易激综合征的发病机制尚不明确，但有研究表明情绪等心理行为是本病的重要影响因素。因此，若能对患者进行适当的心理行为干预，有助于改善患者病情，帮助患者正确认识疾病。同时心理治疗能在一定程度上降低腹泻型肠易激综合征的复发率，从而改善生活质量。

【验案赏析1】胡某，男，37岁，2016年8月3日初诊。主诉：熬夜后腹泻反复发作3年余。既往行肠镜检查、便常规检查未见异常，西医诊断为肠易激综合征。患者每于熬夜后出现腹泻，每日2~3次，大便不成形，伴腹胀，平素性情易急躁，无恶心、反酸，纳可，寐欠佳，舌质淡嫩边有齿痕，苔薄白，脉弦细。辨证为太少不和、肝郁脾虚，治当健脾疏肝。处方：柴胡15 g，炒黄芩10 g，法半夏15 g，桂枝10 g，白芍10 g，干姜15 g，党参15 g，大枣20 g，炙甘草20 g，茯苓20 g，炒白术15 g，煅牡蛎20 g，益智仁10 g，川椒10 g，乌梅10 g，连翘20 g，知母8 g。7剂，水煎分2次服。

2016年8月10日二诊：服药后患者腹泻好转，每日1次，大便成形，夜间睡眠较前稍好转，但白天容易疲劳。予前方去知母，加炒枣仁10 g，黄芪30 g，菟丝子20 g。14剂，水煎分2次服。

2016年9月14日三诊：自述诸症均好转，继续服用前方7剂。

【按语1】柴胡桂枝汤出自《伤寒论》，治疗太阳与少阳并病，由小柴胡汤合桂枝汤加减而成。王教授认为此方具有调和肝脾、益气养血之功，在辨证基础上，用于治疗消化系统疾病常能获得较好疗效。本案患者平素情志不畅，长期熬夜，伤及肝脾。肝脾失调，脾失健运，则见腹泻、腹胀、舌淡嫩边有齿痕、苔薄白，脉弦细，为太少不和、肝郁脾虚之象。故治疗以健脾疏肝为法，方用柴胡桂枝汤合六君子汤加味治疗。初诊配伍炒白术、干姜健脾，兼用茯苓化湿，以促大便成形；川椒、乌梅、煅牡蛎敛肠固涩，益智仁温脾止泻，以缓解腹泻症状；合连翘、知母以防全方过于温燥之性。二诊患者大便成形，但睡眠未见明显改善，加炒枣仁养心安神；合黄芪益气健脾以增强体力，缓解疲劳症状；菟丝子补益肝肾，以固先天之本。三诊继服前方巩固疗效。王教授论治此证，若腹泻明显，酌加炒山药、炒薏苡仁等以健脾祛湿；若兼见气血亏虚之征，常于方中配黄芪、当归等益气养血之品；若有腹痛即泻之症，喜用陈皮、白芍等以柔肝补脾，泻能治矣。王教授指出，症见肝气郁结明显者加大柴胡用量以"推陈致新"，效在其行气之力，用量可至18~20g；伴见腹胀者，多用厚朴、木香等药行气消胀；因积食而胀者，则加鸡矢藤以消食；腹泻明显者，可加大黄炭以增止泻之功，并强调大黄生用虽泻下，而炒炭则止泻作用明显，常用于腹泻症重者，现代药理研究表明大黄炭能通过抑制肠道蠕动与肠道菌群生长，以及保护胃肠黏膜等作用从而达到止泻的目的。

【验案赏析2】曹某，男，84岁，2017年8月30日初诊。主诉：腹泻反复发作40年余，再发加重1个月。曾被当地医院诊断为肠易激综合征，肠镜检查、便常规检查未见异常。现症见着凉后腹泻，平素大便黏，每于进食凉食、水果后即泻，无明显腹痛，无恶心、泛酸，舌红，苔黄腻，脉弦滑弱。辨证为胃热肠寒，治当温脏补虚、调和肝脾。处方：乌梅10g，肉桂10g，黄连15g，黄柏10g，生晒参10g，干姜15g，炙甘草10g，大枣10g，川花椒10g，吴茱萸8g，柴胡8g，茯苓20g，炒白术15g，炒山药10g，猪苓15g，葛根15g，法半夏10g，炒黄芩10g。7剂，水煎分2次服，每日1剂，早晚分服。

2017年9月13日二诊：自述服药后大便成形，纳可，能进食少量水果，前方吴茱萸加至10g，加藿香10g，佩兰8g。继续服用14剂巩固疗效。

【按语2】王教授认为本病多由脾胃素虚、水湿不化所致，病程日久可见寒热错杂之证，治疗多以调和脾胃、寒温并用为法，强调辨证守方。乌梅丸见于《伤寒论》，主治厥阴阴阳失调之寒热错杂证。此案患者慢性腹泻多年，伤及脾阳，不能温暖中焦，运化失职，症见着凉后腹泻；脾脏受损日久，肝脾生克制化失调，则见舌红、苔黄腻、脉弦弱等寒热错杂、虚实夹杂之象。治疗以乌梅丸合葛根芩连汤加味以温脏补虚、清热化湿、调和脾胃、寒温并用。初诊配合炒白术、炒山药益气健脾，猪苓、茯苓淡渗化湿；合葛根、炒黄芩取葛根芩连汤之意，加强清热利湿止泻之功；柴胡、法半夏、炙甘草为加强调和肝脾之意。二诊自述大便成形，加重吴茱萸用量以增强温中涩肠之力，加用藿香、佩兰化湿止泻以巩固疗效。王教授认为，腹凉、手足冷等寒象明显者，可加大吴茱萸用量；并强调吴茱萸可温肝胃二脏，味虽苦但无明显不良反应，用量可达 10~60 g，温肝胃两脏常与附子相合而用，以加强温阳之功。若脾胃素虚，可加炒白术加强健脾之效以生气血；兼有胃脘疼痛不适者，多用百合、乌药，仿百合乌药汤以养阴和胃、行气止痛，百合临床使用量一般常用至 20~30 g，乌药常用 10 g。症见呃逆，则加旋覆花，王教授临床用量多为 8~10 g；平素易感冒，畏冷怕风者可加黄芪、防风等药以固护肌表。

参考文献

[1] 雷超芳，翟昌明，马重阳，等.王庆国教授辨治腹泻型肠易激综合征经验[J].西部中医药，2020，33（3）：62-65.

安效先运用健脾止泻法治疗小儿腹泻经验

【**名医简介**】安效先教授系中国中医科学院西苑医院儿科主任医师，博士研究生导师，全国第三、第四、第五批老中医药专家学术经验继承工作指导老师，行医40余载，博览群书，临证经验非常丰富。

【**经典名方**】健脾止泻方。

组成：粉葛根10 g，藿香6 g，木香3 g，黄连5 g，车前子10 g，炒山楂10 g，乌梅6 g，炒白术5 g，生山药10 g，金银花10 g，诃子肉3 g，炒谷芽10 g。

【学术思想】泄泻是临床上脾胃病科最常见的疾病之一，在长期的临床实践中，安老根据临证经验总结了"治泻十法"，现叙述如下。①散寒化湿法：用于寒湿中阻型泄泻。症见大便稀溏，或呈水样便，大便腥秽，腹痛肠鸣，遇寒加重，恶心纳呆，胸腹满闷，身体沉倦，或有表证相兼，舌淡红，苔白腻水滑，脉象濡弱。常用方剂为藿香正气散合胃苓汤加减应用。②清热利湿法：治疗湿热下迫型。症见发病突然，泻势急迫，泻后不爽，便黄臭秽如败卵，腹部疼痛，烦热口渴，舌红，苔黄腻而干，脉滑或滑数。安老常选用葛根、黄芩、黄连、滑石、甘草等。里急后重加木香调理气机，便血加赤芍、刘寄奴，热重于湿加银花、连翘、石膏，湿重于热加佩兰、荷叶。③消食导滞法：治疗食积停滞型。症见暴饮暴食，便前腹痛，腹泻臭秽，嗳气频作，口中异味，厌食纳呆，舌苔厚腻，脉象滑或滑数。老师方剂常用加味保和丸加减应用。安老认为，伤食泻一般大便不爽，为食滞之象，可用少量炒大黄推荡胃肠积滞。④健脾化湿法：治疗脾虚湿困型。症见大便溏薄清稀，甚至泻下如水，胸闷肠鸣，食少腹胀，小便不利，面黄神疲，舌淡体胖，舌苔白滑，脉象沉滑或大无力。老师方剂常用参苓白术散加减应用。药用党参、炒白术、苍术、茯苓、莲子、炒薏苡仁、山药、白扁豆、葛根、甘草。对长期泄泻病久不愈者，安老一方面健脾扶正；另一方面分利止泻。参苓白术散善能健脾化湿，而兼有下焦湿热可加车前草、通草分利止泻；久泻不止，大便次数增多，未见热邪的患者还可加诃子肉、石榴皮收敛止泻，缓解症状。⑤调和肝脾法：治疗肝脾不和型。症见平素胁痛不舒，每因恼怒腹痛而泻，肠鸣阵阵，胸胁苦满，嗳气纳呆，泛吐清水，舌边红，苔白腻，脉沉弦或弦细。对于肝郁脾虚者，安老常用痛泻要方加减应用。药用防风、炒白术、酒白芍、陈皮、柴胡、延胡索、煅瓦楞子、沉香等。腹痛甚加乌药、娑罗子、郁金，对于腹泻患者，安老常用酒白芍代生白芍，减其苦寒之性，防止腹泻加重，说明安老用药重视细节，往往细节决定成败。⑥温中止泻法：治疗中焦虚寒型。症见腹痛隐隐，大便溏薄，遇寒则泻，得热泻减，喜温喜按，纳食不香，腹胀肠鸣，乏力气短，舌质淡苔白，脉沉细弦。对于中焦虚寒者，安老常用理中汤合小建中汤加减应用。药用党参、炒白术、苍术、干姜、甘草、桂枝、酒白芍、陈皮。若阴寒内盛加川椒、饴糖助附子、干姜以温散寒凝、缓急止痛，此即大建中汤之意；如伴腹痛喜暖喜按偏于虚者，加桂枝、白芍、饴糖以温中补虚、缓急止痛，此为小建中汤之意。⑦健脾益胃法：用于脾胃虚弱型。症见纳食少、不香，餐后饱胀，肠鸣嗳气，大便溏稀，乏力短气，面色无华色黄，身体羸瘦，舌淡红苔白，脉沉细弱。安老处方常用六君子汤加减应用。药用党参、炒白术、苍术、鸡内金、陈皮、法半夏、生黄芪等。安老认为，脾胃虚弱不仅产生胃肠道疾病，还可影响其他脏腑功能，导致多种慢性疾病的产生。反之，脾胃运化如常，气血生化自然旺盛，即使其他脏腑有病也能转归良好。故健脾益胃法是治疗慢性腹泻的一个基本法则，临床上最常见，也是应用最多的一型。⑧补益心脾法：治疗心脾气虚型。症见饮食少，口淡无味，腹胀便溏，乏力心悸，健忘气短，失眠梦多，经水量少，舌淡红苔白，脉沉细无力。李乾构教授常用归脾汤加减治疗。药用生黄芪、党参、炒白术、茯神、甘草、酸枣仁、远志、莲子。安老认为，心脾两脏有互相资生相助的关系，脾为人体后天生化的根本，气血化生的源头，血由脾转输水谷精微所化生，补气健脾即可养心益血，故重点在于补益脾气。⑨湿补脾肾法：用于脾肾阳虚型。症见黎明五更泄泻，便前腹痛、肠鸣，腹痛、肠鸣即泻，便后痛止，平素腹凉，喜热怕凉，下肢寒冷，腰酸腿软，疲乏懒言，舌淡红苔白，脉象沉细。对于脾肾阳虚型泄泻，安老常用四神丸加减应用治疗。药用补骨脂、五味子、肉豆蔻、生姜、吴茱萸、黑附片、肉桂等。安老认为，久泻伤及脾胃，气血生化失司，可根据病情加入党参、黄芪、炒白术、苍术等补气健脾之品。⑩升提固涩法：用于中气下陷型。症见腹泻日久，甚则滑泻，或有脱肛，食欲不振，脘闷肠鸣，神疲乏力，短气懒言，舌淡红，舌体胖大，舌苔薄白，脉沉细弱。对于久泻中气不足、严重下陷者，老师常用补中益气汤合真人养脏汤加减应用。药用生黄芪、党参、炒白术、苍术、生甘草、升麻、柴胡、诃子肉、石榴皮等。安老认为，脾胃位居中焦，脾的功能失常，脾的阳气不能升举，阳气不升则下陷，泄泻日久，越泻则脾气越伤，阳气下陷越深。故治疗久泻，单纯用补气健脾法往往难以奏效，而必须加用升阳举陷收敛固涩之法，双管齐下。一则健脾补气，一则升提固涩，使脾的功能恢复，阳气得升，则泄泻自愈。再者，升提固涩法仅用于滑脱不禁之久泻虚证。若仍有余邪，如湿热未清，而使用固涩的方法，则会出现余邪留恋之弊。上治泻十法中，寒湿中阻、湿热下迫、食积停滞、湿盛困脾型泄泻属于急性腹泻，治疗上应该以祛除实邪为主，巧除实邪的重点是巧除湿、热、暑湿之邪。而肝脾不和、中焦虚寒，脾胃虚弱、心脾气虚、脾肾阳虚、中气下陷型大多属于慢性泄泻，多由于脏腑气血、阴阳失调所致，治疗应以调理脏腑阴阳、气血为主，扶正祛邪。脾为后天之本，气血生化之源，而改善脾的功能就成了重中之重，所以说健脾是治疗腹泻的根本大法。但在临床应用时应审证求因，在抓住主证的基础上，对兼证（症）也要辨证施治、灵活应用，遇有相兼病证较多时，可以联合应用治泻疗法。另外，对泄泻的治疗光靠服药还不够，调理饮食、生活规律，稳定情绪也至关重要。

【诊断思路】小儿泄泻四时均可发生，以夏秋季节较多，冬季亦可发生。腹泻的原因，以感受外邪、内伤乳食和脾胃虚弱等为多见。安老认为脾不伤不泻，胃不伤不吐，其主要的病变在于脾胃。《景岳全书·泄泻》云："泄泻之本，无不由于脾胃，盖胃为水谷之海，而脾主运化，脾健胃和，则水谷腐熟，而化气化血，以行营卫，若饮食失节，起居不时，以致脾胃受伤，则水反为湿，谷反为滞，精华之气，不能输化，乃致合污下降，而泻利作矣。"小儿稚嫩之体，脾常不足，再兼之调护失宜、冷暖不调，或乳食不节，均可致脾胃受伤；或复感湿邪，脾被湿困，使脾阳不振，运化失司而成腹泻。安老经过长期临床经验总结出，小儿腹泻或因外感，或因伤食，或因脾胃虚弱，其中脾虚失运、湿热蕴结为其主要病因病机，故清热利湿与益气健脾是治疗小儿泄泻的主要方法。对于非感染性腹泻，中医多考虑为脾虚湿重，常以七味白术散加减。该方源于《小儿药证直诀》，由人参、白茯苓、炒白术、藿香叶、木香、甘草、葛根组成，具有健脾益气、化湿和中之功效，用于治疗脾胃气虚、湿浊中阻、吐泻频作者。安老运用该方时以太子参易人参，因其益气健脾生津，补而能清不温燥，尤适用于小儿。葛根既解热又升阳止泻、生津止渴，祛湿而又不助热伤津；木香行气止痛、健脾消食，此两味为安老止泻最常用药。茯苓、白术健脾燥湿；藿香叶芳香化浊，祛湿和中；甘草缓急止痛，酌情选用。此时不用苦寒之品，如芩连。不仅如此，安老还往往在五味异功散、七味白术散、四君子汤的基础上加用升清药，如桔梗、荷叶、葛根等，临床证明疗效颇佳。对于感染性腹泻，安老则选用木香、黄连、银花、连翘、地榆、败酱草、马齿苋等药清热利湿，同时固胃健脾，加入太子参、炒白术、山药、白扁豆等，强调即便是痢疾也可加太子参清补不留邪。中医有"治泻不利小便非其治也"之说，所以处方常配车前子、炒薏苡仁以利湿止泻；加之小儿腹泻有"易虚易实"的特点，因而疏导的同时多佐以固涩药，如乌梅、诃子、莲子、芡实等。临证时根据患儿临床症状加减，纳呆者，加炒山楂、炒谷芽以消食导滞；腹胀者，加陈皮以行气和胃；腹痛者，加白芍以敛阴止痛；呕吐者，加竹茹以清胃止呕；胃寒者，加灶心土以温中和胃止泻。服法上强调少量频服，温服。平时可食山药蛋黄粥及苹果。

【治疗方法】由于小儿生理病理的特殊性，小儿腹泻临床常见虚实夹杂证，治疗以益气健脾、清热利湿为大法，选方遣药紧扣病机，因证立法，依法选药，灵活加减化裁。利湿时不忘固护脾胃，健脾时强调运化升提是安老治疗特色之一。

【治疗绝技】治疗小儿腹泻，以健脾利湿为根本，脾健则能运湿，湿去则泻自止。

【验案赏析1】王某，女，1岁，2012年8月4日就诊，家长代诉患儿腹泻3周，每日排2～6次稀水便，无发热、腹痛、呕吐。外院大便常规：白细胞10～12个/HP，红细胞4个/HP；就诊当日大便常规：黄色稀便，镜检白细胞2～3个/HP，红细胞1～2个/HP。查体：咽红，舌红苔白，心肺检查未见异常，腹软，无压痛及反跳痛，肠鸣音活跃。西医诊断为迁延性腹泻。中医诊断为泄泻；辨证：脾虚湿热。治法：清热化湿，健脾止泻。处方：粉葛根10 g，藿香6 g，木香3 g，黄连5 g，车前子10 g，炒山楂10 g，乌梅6 g，炒白术5 g，生山药10 g，金银花10 g，诃子肉3 g，炒谷芽10 g。共7剂，每剂煎100 mL，分3次服用。随诊1剂后，大便减为每日1次，3天后大便性状恢复正常。

【按语1】小儿稚嫩之体，脾常不足，再兼之调护失宜、冷暖不调，或乳食不节，均可致脾胃受伤；或复感湿邪，脾被湿困，使脾阳不振，运化失司而成腹泻。安老经过长期临床经验总结出，小儿腹泻或因外感，或因伤食，或因脾胃虚弱，其中脾虚失运、湿热蕴结为其主要病因病机，故清热利湿与益气健脾是治疗小儿泄泻的主要方法。

【验案赏析2】卓某，男，1岁4个月，2012年7月10日就诊，家长代诉患儿大便稀2个月，每日排3次糊状便，含泡沫，无黏液、脓血，无发热、呕吐。大便常规阴性。查体：咽不红，舌淡红苔白，心肺腹未见异常。西医诊断为消化不良。中医诊断为泄泻；辨证：脾胃虚弱。治法：益气健脾，化湿止泻。处方：太子参10 g，炒白术6 g，生山药10 g，茯苓10 g，炒薏苡仁10 g，白扁豆10 g，莲子肉10 g，芡实10 g，诃子肉3 g，炒谷芽10 g。共4剂，每剂煎100 mL，分3次服用。随诊4剂后，大便次数、性状恢复正常。

【按语2】小儿泄泻四时均可发生，以夏秋季节较多，冬季亦可发生。腹泻的原因以感受外邪，内伤乳食和脾胃虚弱等为多见。安老认为脾不伤不泻，胃不伤不吐，其主要的病变在于脾胃。

参考文献

[1] 牟浴. 自拟健脾止泻汤治疗小儿脾虚型泄泻 60 例临床观察 [D]. 长春：长春中医药大学，2019.

陈文慧从肝论治腹泻型肠易激综合征经验

【名医简介】陈文慧，教授，博士研究生导师，云南省名中医，从事中医临床、教学、科研工作 30 余年，有丰富的临床经验，在治疗消化系统疾病方面有较深的造诣，临床收效显著。

【学术思想】根据本病的临床表现，将其归属于中医学"泄泻""腹痛"范畴。本病致病因素较多，陈教授认为本病最主要的病因为情志失调，病位与肝密切相关，亦与饮食不节、先天不足、后天失养等有关。现代社会环境中，工作、学习压力较大，大部分人常处于精神高度紧张状态，过于谋虑，或因此病反复发作，患者过于担忧，甚者可伴随焦虑或抑郁状态，导致肝疏泄失常。《张珍玉医案医论医话集》提出："肝之疏泄失常，分为太过、不及两端，疏泄太过……称肝气逆，疏泄不及……称肝气郁。"肝郁气滞，木郁不达则木不疏土，土失纳运，湿浊内生，下趋肠腑则发为泄泻，正如清代唐容川《血证论》中记载"木之性主于疏泄，食气入胃，全赖肝木之气以疏泄之，而水谷乃化；设肝之清阳不升，则不能疏泄水谷，渗泄中满之症，在所不免。"长期肝郁气滞，郁久化火，或暴怒伤肝，肝阳亢盛，肝气横逆犯脾，脾虚生湿，湿从热化，下迫大肠发为热泻。肝旺日久可耗散肝阴，肝阴不足，失于濡养固涩，则可加重腹痛泄泻。病久阴损及阳，阴阳两虚，病程长久难愈；病初以肝郁脾虚为主，逐渐生湿、化热、伤阴、阴阳两虚，为疾病发生发展的过程。

【诊断思路】肠易激综合征是一种反复腹痛，并伴排便异常或排便习惯改变的功能性肠病。临床上可表现为腹泻型、便秘型、混合型、不定型等，以腹泻型最为多见，症状表现为腹泻、腹痛，可以合并上消化道症状或其他系统症状，部分患者可伴有明显的焦虑、抑郁倾向，常无特异性临床体征。现代医学从胃肠动力障碍、脑-肠轴功能紊乱、内脏高敏状态、精神心理因素等多角度揭示腹泻型肠易激综合征的病理机制。在西医治疗方面尚无特效药物治疗，主要以调整饮食结构、促进胃肠动力、缓解肠道痉挛、调节肠道菌群、抗抑郁焦虑等对症治疗为主，临床疗效不稳定，易反复发作。中医药通过辨证施治，在临床实践中治疗此病疗效优势显著。

【治疗方法】

（1）疏肝健脾：肝主疏泄，调畅全身气机，促进脾胃运化，肝疏泄不及而表现为抑郁不通者，为肝郁，肝失调畅，脾失运化，形成肝郁脾虚证。文献证候要素研究证实肝郁脾虚证为腹泻型肠易激综合征最常见的证型。有研究发现，腹泻型肠易激综合征肝郁脾虚证的发病机制与现代医学中免疫失调、血流障碍、胃肠功能紊乱、脑肠肽异常等方面有诸多契合点。针对木不疏土或土虚木乘，则用疏肝健脾法，如赵献可的《医贯》中提及："世人皆曰木克土，而余独升木以培土"，即通过升达肝木之气来培补中焦脾土。陈教授常用小柴胡汤来疏泄肝郁，既可疏肝又可健脾，郁去则脾胃之困自除，再合用参苓白术散加强健脾之功，又可渗湿止泻。情志抑郁不舒较重、肝郁明显者，则加佛手、青皮、枳壳、炙香附等加强疏肝理气作用，肝木畅达则可推动脾土运化；脾湿较重者，则加藿香、菖蒲、苍术等芳香之物加强燥湿之功。王淼蕾等通过动物实验研究发现疏肝健脾法可降低肝郁脾虚型腹泻型肠易激综合征大鼠的肠道通透性，进而改善大鼠的腹泻症状。

（2）平肝利湿：情志过极，肝疏泄太过，如暴怒伤肝，或肝郁日久而化火，皆可致肝气旺盛而发生气逆。肝气逆除表现为气血上冲头目之外，还可表现为横逆脾胃之象，如肠鸣泄泻、脘腹胀痛、反酸嘈杂等。肝旺乘脾，脾虚运化无权，湿邪内生，湿从热化，湿热蕴结下趋肠腑，如《素问·至真要大论》："暴注下迫，皆属于热"，表现为肠鸣腹痛、腹泻、泻下急迫臭秽等热泻之象，可归于肝旺脾虚湿盛。导师常用天麻、钩藤、菊花、郁金、生牡蛎、生龙骨等清肝平肝之药消除肝逆之气，用党参、茯苓、白术四君之类扶助脾土运化以助化湿，合用葛根芩连汤以清蕴于肠道之湿热。湿重者，加砂仁、陈皮、法半夏等健脾燥湿，同时制约芩连苦寒之性；热重者，则加大黄、马齿苋等清热燥湿。胡珂教授在临证中也认为肝旺脾虚型泄泻多见，治以"泻肝健脾"法，疗效可观。

（3）柔肝止泻：肝属刚脏，肝主藏血，体阴而用阳，若疏泄太过、肝郁化火或谋虑过度，损伤肝体，耗散肝阴。肝阴不足，失于濡养，则疏泄功能无物质保障,可加重肝郁或肝逆,致使久泻不止;机体络脉失于肝阴濡养,可出现脘腹、胁肋等隐痛不休,正所谓"不荣则痛"。导师常用白芍、炙甘草养肝阴止腹痛;用乌梅、焦山楂酸甘化阴,止久泻;仙鹤草入肝经,可收敛补虚,用以补肝血养肝阴,止久泻久痢。如久泻损伤阴液,阴损及阳,可见畏寒喜暖、腰膝酸冷等,则加杜仲、桑寄生、菟丝子等用以阴阳双补,助肝行气;阳虚内寒甚者,可见脘腹冷痛、四肢不温等,则用姜、附之类以温中散寒。柔肝止泻法不用拘泥于特定证型,凡有久泻者,应尽早使用,以防津液损伤,轻者造成泄泻迁延日久,重者造成厥、脱等危证。部分学者对成分不同的柔肝止泻汤进行临床研究,皆发现其可改善慢性腹泻的症状。

【治疗绝技】 从肝论治腹泻型肠易激综合征。

【验案赏析】 罗某,男,50岁,2020年8月30日因"反复腹痛、腹泻20余年"前来就诊。患者20余年前无明显诱因出现腹痛、腹泻,大便日行2~5次,质稀,夹带黏液,曾多次到各医院就诊,多次行肠镜检查示大肠黏膜未见异常,诊断为腹泻型肠易激综合征,予口服双歧杆菌、匹维溴铵等治疗,症状缓解不明显。刻下症见腹痛隐隐,腹痛欲泻,大便日行4~5次,质稀,夹带黏液,纳眠可。面色萎黄,眉头紧蹙,舌淡红,苔薄腻,脉弦缓。诊断:泄泻病(肝郁脾虚证),以疏肝健脾、渗湿止泻为治法。处方:醋炒柴胡10g,炒黄芩10g,法半夏15g,防风10g,炒白芍15g,陈皮10g,党参15g,茯苓15g,炒白术10g,山药30g,薏苡仁30g,莲子30g,黄连6g,干姜6g,乌梅6g,仙鹤草15g,马齿苋15g,炙甘草10g。6剂,配方颗粒,共36袋,温水冲服,1日3次,1次1袋,服药期间忌酸冷,饮食宜清淡、富有营养、易消化。

2020年9月27日二诊:患者诉大便情况改善,大便先干后稀,日行2~3次,仍夹带黏液,腹痛稍缓解,纳眠可,舌淡红,苔薄白,脉弦缓。处方:醋炒柴胡10g,炒黄芩10g,法半夏15g,防风10g,炒白芍15g,陈皮10g,党参15g,茯苓15g,炒白术10g,山药30g,薏苡仁30g,莲子30g,黄连6g,干姜6g,仙鹤草15g,马齿苋15g,炙甘草10g,白附片15g,芡实30g。6剂,配方颗粒,服药方法及医嘱同上。

2020年12月20日三诊:患者刚进诊室便面露喜色,诉大便情况已明显改善,大便日行2次,质可,未见黏液,偶感腹痛,口干,舌尖灼热感,纳眠可,舌淡红,苔薄白微腻,脉弦数。处方:醋炒柴胡10g,炒黄芩10g,法半夏15g,炒白芍15g,防风10g,党参15g,茯苓15g,炒白术10g,

山药 30 g，莲子 30 g，黄连 6 g，陈皮 10 g，仙鹤草 15 g，炙甘草 10 g，砂仁 5 g，石菖蒲 15 g，竹茹 6 g。6 剂，服药方法及医嘱同上。

【按语】此患者病史较长，病情反复，常为此病担忧而各处就诊，忧郁之色露于面，肝郁不舒，脾失运化，湿邪内生，直趋肠腑而下，故见泄泻、大便夹带黏液。木不疏土，气机不畅，不通则痛，故见腹痛欲泻，正如《医方考》所言："泻责之脾，痛责之肝，肝责之实，脾责之虚，脾虚肝实，故令痛泻。"此外，肝郁日久，耗伤肝阴，肝阴不足失于濡养，故见腹痛隐隐。陈教授认为此病以肝郁脾虚为主证，在治疗上以疏肝健脾为基础，合以柔肝利湿止泻，以醋炒柴胡、防风疏解肝郁；以党参、茯苓、炒白术、山药、薏苡仁、莲子健脾渗湿；炒黄芩、黄连、马齿苋清肠利湿；干姜、法半夏、陈皮等健脾燥湿，同时制约芩、连苦寒之性；炙甘草、炒白芍养阴止痛；乌梅、仙鹤草等收敛止泻。二诊时患者大便次数减少，腹痛稍减轻，在此基础上加入白附片，与干姜、炙甘草组方为四逆汤，用以温中散寒止痛；加用芡实，以加强补虚止泻之功。三诊时患者腹痛、腹泻情况明显改善，大便正常，感口干不适，舌淡红，苔薄腻，脉弦数，考虑有化热之象，去白附片、干姜以防温热之药伤津，加用砂仁、石菖蒲健脾燥湿，加小剂量竹茹以反佐清热，继续服药巩固治疗。

参考文献

[1] 段晓娟，邓春，王欢黎，等.陈文慧教授从肝论治腹泻型肠易激综合征探析［J］.云南中医中药杂志，2021，42（9）：4-6.

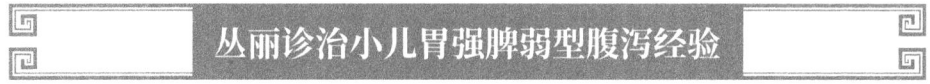

丛丽诊治小儿胃强脾弱型腹泻经验

【名医简介】丛丽，浙江省中医院儿科主任中医师，教授，硕士研究生导师，从事儿科专业 20 余年，师承全国名老中医王烈、张士卿、汪受传教授，擅长治疗儿科反复呼吸道感染、哮喘、慢性咳嗽、腹泻、便秘等。

【学术思想】小儿脾常不足，若加之饮食喂养不当，肥甘厚味过度，以致损伤脾胃运化功能,乳食不化而成泻,故在治疗的同时合理喂养至为重要。另外,小儿胃火甚者,食欲旺盛,饮食伤胃,腐熟不化,因而成泻。此时应当及时消导,宿食不存,尚能健脾化湿、和胃止泻。《内经》有言"饮食自倍,肠胃乃伤",也认为饮食过度与腹泻有着直接的联系。胃热消,宿食清,后期方能益气健脾,渗湿止泻。临证施治中,丛教授认为腹泻发生的根本在于脾胃,饮食不节制,脾胃运化受损,即所谓的"饮食自倍,肠胃乃伤"。腹泻多见于过度饮食,损伤脾胃,脾运化无力,湿盛则濡泄。胃强脾弱型腹泻患儿临床常表现为泄泻,水样便,臭秽,有不消化物,食欲旺盛,消谷善饥。因此,丛教授总结临床胃强脾弱型小儿腹泻特点,总结治病经验,将其治疗规律归纳为"清泄胃热,适时消导,益气健脾"。

【诊断思路】腹泻在中医古籍中被称为泄泻、飧泄等,其病机常为脾虚湿胜、运化无力。早在《素问》就有曰:"清气在下,则生飧泄……湿盛则濡泄……春伤于风,夏生飧泄。"又如《诸病源候论》中云:"积聚痼结者,是五脏六腑之气已积聚于内,重因饮食不节,寒温不调,邪气重沓,牢痼盘结者也。"再者《金匮要略》有言:"脉数而滑者,实也,此有宿食,下之愈,宜大承气汤。下利不欲食者,有宿食也,当下之,宜大承气汤。"

【治疗方法】遵从"清泄胃热,适时消导,益气健脾"的治疗思想,依据辨证施治原则,丛教授对小儿胃强脾弱型腹泻的辨治,主张前期清泄胃热、消导积滞,后期益气健脾、渗湿止泻,切于实用,易于师法。现将丛教授之临证经验介绍如下。

(1)清泄胃热。《素问·奇病论》谓:"五味入口,藏于胃,脾为之行其精气,津液在脾,故令人口甘也。此肥美之所发也,此人必数食甘美而多肥也,肥者令人内热,甘者令人中满,故其气上溢,转为消渴。"因此,脾不能运化精微,不能布散,则精微郁积于脾胃。《素问·血气形志》亦指出"阳明常多气多血",在阳明气盛之地,郁滞的精微必易导致热邪的产生而形成脾胃内热,胃有内热,则饮食过度,运化不及,形成恶性循环。丛教授认为,胃热亢盛者常消谷善饥、食欲旺盛,食欲过旺则导致多食。胃有内热的患儿,可表现为胃纳亢进、饮食增多、消谷善饥。而小儿乃稚阴稚阳之体,脾运本已不足,胃纳增加使脾不堪重负,过耗脾气,损伤脾的运化功能。《景岳全书·饮食门》说:"胃司受纳,脾主运化,一纳一运,化生精气。"两者之间关系协调才能保证纳运调和,精微正常输布。另外,胃火直接困阻脾运,加重脾弱。刘完素《三消论》认为："盖燥热太甚，而三焦肠胃之腠理佛郁结滞，致密壅塞，而水液不能渗泄浸润于外，荣养百骸……世谓消渴之证，乃肠胃之外燥热，痞闭其渗泄之道路。"燥热之邪阻塞三焦脏腑津液输布，脾弱加重亦属当然，故胃强脾弱型小儿腹泻首当清泄其胃热，胃热不去，食欲不降，则脾运难以恢复。临床上，对于胃热亢盛的患儿，丛教授常用玉女煎以清胃热、养胃阴，其中，生石膏为大寒之物，归肺、胃经，有清热泻火之功，可清泄胃热；知母苦寒质润，滋清兼备，可助石膏清胃热；麦冬微苦甘寒，可润胃燥。全方清热与滋阴共进，使胃热得清，阴虚得补，临证效果显著。

（2）适时消导。脾胃乃是小儿之根本。小儿脾常不足，加之食欲旺盛，喂养失职，频食杂投，故易食滞中脘，停而不化，影响中焦气机升降。胃强脾弱型患儿食欲旺盛，消谷善饥，故进食偏多，而这些食物往往对脾是一个重大的负担。胃主受纳，腐熟水谷，为脾主运化提供前提；脾主运化，消化食物，传输水谷精微，为胃的进食提供条件。《景岳全书·饮食门》曰："胃司受纳，脾主运化，一纳一运，化生精气"，两者相辅相成。胃强脾弱型患儿脾运本已不足，胃纳增加，食积于内，更使其不堪重负。因此，本证的治疗，除了清泄胃热外，适时消导胃内之积滞，减轻脾脏之负担尤为重要。适时消导，调运脾胃，则是安五脏，待胃之食积内热得清，则脾的运化之机方能恢复正常。本病的治疗，当以消为补，适时消导，通因通用，方能健运脾脏。临证上，丛教授常用炒莱菔子、炒枳实、炒枳壳、厚朴等，通因通用，消导胃内之积滞，减轻脾脏之负担，重建脾之运化功能。

（3）益气健脾。《育婴家秘》云："小儿久病，只以补脾胃为主，补其正气，则病自愈。"丛教授认为，小儿胃强脾弱型腹泻之根本，仍在于小儿脾运。对于腹泻的发病，丛教授推崇先贤的观点，认为腹泻病在脾胃。泄泻之本，无不由脾胃及小儿脾常不足，加之大部分患儿在西医治疗方面以抗感染加对症处理为主，抗生素的滥用更导致腹泻的加重。因此，小儿胃强脾弱型腹泻常表现为大便次数增多，呈稀水样便，乳食不化，色淡，臭秽或酸臭，肛门不红。《类证治裁·泄泻论治》曰："泄由水谷不分，病在中焦。"因此，脾气虚弱，运化不足，水谷不分，则泻下如清水样便，乳食不化，治当益气健脾止泻。《临证指南医案》云"脾宜升则健，胃宜降则和"，故健脾当补气升气。临证上，丛教授认为脾气是脾胃运化之本，故在选方用药上注意益气健脾，主张运用四君子汤为基础，健运脾气。常选用党参甘温益气，健脾养胃；白术健脾燥湿，加强益气助气和中；甘淡之茯苓健脾渗湿；炙甘草益气和中。全方共奏健脾益气、燥湿止泻之功。

【验案赏析】 患儿，男，16个月，2015年8月30日初诊。患儿10个月时曾腹泻20余天，之后过食则腹泻。现症：间断腹泻1月余。大便每天2～3次，糊状或水样，或初成形，后糊状，大便酸臭，口臭，食欲或旺盛，睡眠不宁，或醒，或喝夜奶，出汗多，舌质淡红、苔薄白而润，脉无力，平素口渴。处方：生石膏30 g，炒莱菔子20 g，厚朴9 g，陈皮6 g，茯苓10 g。中药5剂，为7天量，每剂分3次服，每天2次。大便稀、不臭减炒莱菔子20 g至10 g，嘱控制饮食。

2015年9月6日二诊：大便每天1～2次，已成形，后糊状，大便臭，口臭无，纳稍差，睡眠尚可，出汗不多，舌质淡红、苔薄白而润，脉无力，口不太渴。处方：生石膏30 g，炒莱菔子20 g，厚朴9 g，陈皮6 g，茯苓、炒白术各10 g。中药5剂，为7天量，每剂分3次服，每天2次。大便稀、不臭，减炒莱菔子20 g至10 g。

2015年9月15日三诊：大便每天1次，成形，不臭，便出快。食尚可，辅食正在添加，夜寐安。处方：石膏20 g，陈皮6 g，茯苓、炒白术、党参各10 g。中药5剂，为7天量，每剂分3次服，每天2次。

【按语】 患儿腹泻1月余，症见大便次数增多，水样便，臭秽，食欲旺盛，口渴多饮，属胃强脾弱之证。故治疗上当以清泄胃热为先，辅以消导，使胃热去，食积清，再辅以益气健脾止泻，则脾胃运化恢复。方中前期先予生石膏清泄胃热；炒莱菔子、厚朴理气消积导滞，大便不臭时，积滞已去，则减轻消导之力，炒莱菔子减量。后期予陈皮、茯苓燥湿止泻，炒白术、党参益气健脾。方药对症，故泄泻得止。

参考文献

[1] 蔡艳阳，谢璐帆，丛丽. 丛丽教授诊治小儿胃强脾弱型腹泻经验介绍［J］. 新中医，2016，48（5）：222-223.

单兆伟治疗腹泻型肠易激综合征临证经验

【名医简介】 单兆伟，南京中医药大学教授，博士研究生导师，中华中医药学会脾胃病分会名誉主任。单教授从医50余年，先后从师孟河医派名医张泽生教授、国医大师徐景藩教授，兼收并蓄，勤于实践，全面继承了孟河医学的精髓和徐景藩教授的学术思想，学验俱丰，医术精湛，用药严谨。

【学术思想】 腹泻型肠易激综合征属中医学"泄泻"范畴，现代医学治疗本病多为对症处理，疗效欠满意，中医中药对于本病有着独特的优势与特色，单教授运用健脾化湿、寓补于运，疏肝理气、抑木扶土，温补肾阳、涩肠止泻，升清脾阳、祛风化湿等法辨治本病，收效颇显。

【诊断思路】 肠易激综合征是一种常见的功能性肠病，以腹痛或腹部不适为主要症状，排便后改善，常伴有排便习惯改变和（或）大便性状异常，该病缺乏可解释症状的形态学改变和生化学异常证据。临床上按罗马Ⅲ标准分为腹泻型、便秘型、混合型和不定型。其中肠易激综合征在临床以腹泻型最多见，腹泻型肠易激综合征表现为至少25%的排便为松散（糊状）粪或水样粪，且为硬粪或干球粪的少于25%。

【治疗方法】

（1）健脾化湿，寓补于运。腹泻型肠易激综合征属中医学"泄泻"范畴，病位在肠，属脾，与肝肾密切相关，其病机主要为脾虚湿盛。《景岳全书·泄泻》云："泄泻之本，无不由于脾胃。"脾胃为后天之本，气血生化之源，脾主运化，以升为健，胃主受纳，以降为和，若脾失健运，胃失摄纳，则水谷不化，清浊不分，混杂而下，则成泄泻。《医宗必读》有"无湿不成泻"之说，因湿为阴邪，最易伤脾阳，故湿邪为泄泻主要病理因素。《杂病源流犀烛·泄泻源流》亦曰："湿盛则飧泄，乃独由于湿耳。不知风寒热虚，虽皆能为病，苟脾强无湿，四者均不得而干之，何自成泄？"故单教授认为治疗腹泻型肠易激综合征证属脾虚湿盛者，应以健脾化湿为主，善用参苓白术散加减补虚健脾、化湿除滞。《吴医汇讲》言："盖脾主生化，其用在于健运。"国医大师徐景藩教授也曾提出"脾贵在运而不在补"的观点，单教授也认为纯用滋补药品会滋腻碍脾，使中焦壅滞胀满，久用易致脾胃之气机不畅而变生他证，故在健脾的同时，勿忘运脾，寓补于运，脾主运化之功健，则湿邪可化。单教授常用炒白术、焦神曲、云茯苓等健脾助运之品，《本草崇原》中提及"凡欲补脾，则用白术；凡欲运脾，则用苍术"，但是单教授喜用温润微燥之白术，而非苦温燥烈之苍术，因脾"喜燥恶湿，喜温恶寒。然土有湿气，始能灌溉四旁，如地得雨露，始能生发万物。若过于炎燥，则止而不行，为便难脾约之证"。(《本草崇原》) 单教授认为随着生活水平提高，现代人嗜食肥甘厚腻之品或恣食辛辣之物致脾胃损伤，运化失职，水湿不化，蕴久化热，且由于工作繁忙，精神压力过大，导致忧思伤脾，思则气结，气郁化火化热，湿与热相合，故临证对于夹有湿热者常用葛根芩连汤合香连丸清热化湿加减。

(2) 疏肝理气，抑木扶土。肝为刚脏，属木，性喜条达，主疏泄，与情志密切相关，同时也影响脾之运化，《素问·宝命全形论》说"土得木而达"，《血证论》亦云："木之性主于疏泄，食气入胃，全赖肝木之气以疏泄之，而水谷乃化；设肝之清阳不升，则不能疏泄水谷，渗泄中满之症，在所不免。"可见脾运化升清依赖于肝之疏泄。中医认为本病与外感六淫、情志不调和脾胃虚弱有关，其中与情志不调有着密切联系，或情志不畅，或忧思恼怒，均可致肝失疏泄，木失条达，气机失司，不通则痛；脾胃升降失职，精微之气不化，清浊不分，水湿并走肠间则成泄泻。正如《医方考》所云："泻责之脾，痛责之肝，肝责之实，脾责之虚，脾虚肝实，故令痛泻。"单教授认为该病患者多嗳气食少，胸胁胀痛，每因情绪不畅或忧思恼怒而发，发时腹痛泄泻，常选用痛泻要方或柴胡疏肝散加减。《景岳全书·泄泻》曰："凡遇怒气变作泄泻者，必先以怒时挟食，致伤脾胃，故但有所犯，即随触而发，此肝脾二脏之病也，盖以肝木克土，脾气受伤而然。"因此，单教授在疏肝调肝同时，常常加用健脾之药，尤其喜用炒白术与炒枳壳相配，意在扶土，肝脾同治，如叶天士所言："补脾必以疏肝，疏肝即以补脾也。"

(3) 温补肾阳，涩肠止泻。古人云："脾为生气之源，肾为生气之根，气来源于脾肾。脾为后天之本，肾为先天之本。"泄泻者，脾气亏虚，日久伤及脾阳，脾阳根于肾阳，终致肾阳亏虚，命门火衰，失于温煦，火不暖土，脾失健运，脾阳不升而水谷下趋，故令肾泄，又称五更泻、鸡鸣泻。临证常见腹痛或腹部不适，大便稀溏甚至完谷不化，形寒肢冷，腰膝酸软，舌淡，苔白，脉沉细，多发于老人或素体虚弱者。单教授通常用四神丸、附子理中汤或参苓白术散加仙茅、仙灵脾、炮姜等健脾温肾。单教授常常教导学生，辨证要准，用药要精，师古而不泥古，他认为五更泻不全是由肾阳亏虚所致，亦可因肝气郁结而起，正如《张聿青医案》所说："肾泄又名晨泄，每至黎明辄暴迫而注者是也，然肝病亦有至晨而泄者，以寅卯属木，木气旺时，辄乘土位也，疑似之症，将何以辨之哉，盖肾泄是命火衰微而无抑郁之气。"另外，对于洞泄日久，滑脱不禁者，单教授常用真人养脏汤、赤石脂禹余粮丸加减，对于罂粟壳的用量，单教授认为其量以 5 g 为宜，无外邪积滞者用之，疗效颇佳，不可久服，以防成瘾；并喜用石榴皮、肉豆蔻等涩肠止泻之品。石榴皮酸、涩、温，涩肠止泻，《药性论》云其"主涩肠，止赤白下痢"，现代药理研究也表明石榴皮有良好的杀菌、抑菌作用；若泄泻日久、畏寒肢冷，常加肉豆蔻以益气温肾涩肠。若患者舌苔腻，夹有湿邪，一般医者认为若仍涩肠止泻，则有闭门留寇之弊，但单教授认为，阳虚泄泻日久，正气已虚，若仍用苦温燥湿之品，则更伤正气，病体难复，当以收涩为主，酌配化湿药同用，每获良效。

（4）升清脾阳，祛风化湿。《素问·阴阳应象大论》云："清气在下，则生飧泄。"脾主运化，升发清阳，若脾阳不升，清气不化，则致泄泻，单教授治疗该病证属中虚气陷，临证见患者泻后便意未尽、肛门有重坠感之症时，常用补中益气汤以健脾益气、升阳举陷。

【验案赏析】范某，男，35 岁，于 2014 年 4 月 4 日初诊。现病史：患者有慢性腹泻病史 4 年余，数次查肠镜未见异常，7 天前无明显诱因出现大便溏，甚者日行 4~5 次，大便夹有脓液，无脓血，大便时有不尽感，腹痛肠鸣，神疲乏力，舌偏红，苔薄黄，脉细。处方：太子参 10 g，炒白术 10 g，淮山药 15 g，炒薏苡仁 15 g，木香 5 g，黄连 2 g，炒白扁豆 10 g，葛根 10 g，马齿苋 15 g，茯苓 12 g。服上方 14 剂，大便日行 1~2 次，腹痛肠鸣缓解，守前方加减以巩固之。

【按语】单教授认为风药者，胜湿止泻，正如《医宗必读·泄泻》所说："如地上淖泽，风之即干。"其常在补益脾胃基础上加用风药，如防风、升麻、柴胡、葛根等。防风，辛甘，微温，具有祛风盛湿、升阳止泻之效；升麻、柴胡升阳举陷，为补中益气汤中之使药，《本草纲目》谓："升麻引阳明清气上升，柴胡引少阳清气上行……脾胃引经最要药也。"李东垣《脾胃论》中亦云："升麻二分或三分，引胃气上腾而复其本位，便是行春升之令；柴胡二分或三分，引清气，行少阳之气上升。"《内外伤辨惑论》曰："胃中清气在下，必加升麻、柴胡以引之，引黄芪甘草甘温之气味上升……二味苦平，味之薄者，阴中之阳，引清气上升也。"葛根既能生津，又能升清止泻，鼓舞胃气，《本草正义》云："葛根，气味皆薄，最能升发脾胃清阳之气。"单教授在治疗泄泻时最喜用荷叶，他认为荷叶味苦、涩，性平，具有清暑利湿、升发清阳、止血之效。《本草纲目》云其："生发元气，裨助脾胃，涩精浊，散瘀血。"其虽为轻灵平淡之品，却有神奇之功效，正如孟河费氏所云："天下无神奇之法，只有平淡之法，平淡之极，乃为神奇。"

参考文献

[1] 马青，单兆伟.单兆伟教授治疗腹泻型肠易激综合征临证经验撷菁[J].四川中医，2015，33（12）：8-9.

单兆伟运用膏方调治腹泻型肠易激综合征经验

【学术思想】 单教授认为泄泻型肠易激综合征以脾虚湿盛为病机根本，临床常见肝郁脾虚证、脾肾阳虚证、脾胃湿热证。单教授膏方治疗本病，处方多而不乱，条理清晰，每张膏方可由主方、辅方、佐方、使方四部分组成，协同应用，全面兼顾。以主方为核心，辨证施补，主方以运脾化湿为大法，辅方在四诊的基础上辨证论治，佐方对兼症，使方滋养补虚、引经收膏。膏剂药效持久，能滋养补虚、治病纠偏，在本病的治疗中充分发挥其优势，疗效显著。

【诊断思路】 膏方又名"膏剂""膏滋""煎膏"，为中药传统剂型之一，历史悠久，早在《五十二病方》中就有运用膏方的记载。膏方通过浸泡、煎煮、浓缩、收膏等传统工艺，具有口感醇厚、药效持久、服用方便的特点，流传至今，在临床应用广泛，在江浙沪地区尤其盛行。其能滋养补虚，治病纠偏，于内科慢性疾病治疗中效果尤著。肠易激综合征是一种常见的胃肠功能性疾病，以反复腹部疼痛不适、排便习惯及粪质异常为主要特点，缺乏解释症状的形态学改变及生化检查异常结果，且症状出现大于6个月，近3个月来持续存在。根据排便情况分为腹泻型、便秘型、混合型、不定型，在我国以腹泻型及便秘型最多。肠易激综合征在中医学中，可归属于"泄泻""便秘"的范畴。本病在人群中发病率逐年增加，且多见于青壮年，严重影响生活质量且难以治愈。中医中药在此类疾病的治疗中相比西医治疗优势突出。肠易激综合征仅为胃肠功能紊乱，与先后天失养、饮食、劳逸、情志均密切相关，且具有病程长、反复发作、缠绵难愈的特点。膏方作为调补机体的重要方法，药效持久，全面兼顾，应用于肠易激综合征的治疗中更加彰显其治疗优势。

【治疗方法】运脾化湿为主，兼以综合论治。腹泻型肠易激综合征属中医学"泄泻"范畴，其病因与饮食、情志、先天禀赋均密切相关。其病位在大肠，与脾、肺、肝、肾密切相关。近年来，中医药遵循整体观念、辨证论治的原则，在本病的治疗中有独特优势。单教授膏方治疗本病，每张处方用药20余味到40余味不等，相较汤剂而言，药味多、药量大。然则多而不乱，条理清晰，每张膏方可有主方、辅方、佐方、使方四部分组成，以主方为核心，辨证施补，主方治主症，辅方对次症，佐方对兼症，使方引经收膏。用药和缓醇正，疗效显著。

①溯本求源，主方运脾化湿。单教授认为，本病病机根本责之脾虚湿盛，或因先天禀赋不足，脾胃本虚；或因后天饮食不节，过食生冷肥甘，损伤脾胃；或因情志不调，肝气郁滞，肝木乘土，而至肝郁脾虚之证。究其病机根本皆为脾虚。《景岳全书》云："泄泻之本，无不由于脾胃。"李东垣在《脾胃论》中也指出："脾病则怠惰嗜卧，四肢不收，大便泄泻。"脾主运化水谷、水湿，《内经》记载："脾脉者土也，孤脏以灌四傍者也。"又云："脾气散精，上归于肺，通调水道，下输膀胱。"脾与肺肾共同调节体内水液代谢，且脾为太阴湿土，同气相感，易受外湿侵袭，无论内因外因，伤及脾气均可导致脾虚失运，水液代谢失职，水走肠间而为泻。同时，脾虚不能升清，水谷之精气不能上输布散以养全身，而携糟粕下行，亦至泄泻，正如《素问·阴阳应象大论》云："清气在下，则生飧泄。"单教授认为，临床凡见慢性泄泻者，无论何证，大多在脾虚基础上演化产生，故而主方当以补气运脾化湿为基本治法。单教授常以参苓白术散和香砂六君子汤加减作为主方，常用太子参、黄芪、炒白术、炒山药、炒薏苡仁、白扁豆、莲子肉等。以太子参取代人参，取四君子汤之意，且太子参益气生津，以"清补"见长。单教授喜用莲子肉，其味甘、涩，性平，是补脾止泻之良药，《玉楸药解》记载："莲子甘平，甚益脾胃，而固涩之性，最宜滑泄之家，遗精、便溏，极有良效。"总

体用药轻灵平和，取甘平微温之品，补脾化湿而不伤脾阴。

②病证结合，辅方辨证施治。单教授认为，在腹泻型肠易激综合征的膏方治疗中，要充分发挥中医辨证论治的优势。在主方运脾化湿的基础上，辅方的选择要根据四诊，辨证选方。随着社会经济不断发展，生活节奏快，工作压力大，情志因素对疾病发生发展的影响益发突出。调查研究显示，腹泻型肠易激综合征患者有44%被诊断为焦虑、抑郁和躯体化障碍。此类患者辨证多为肝郁脾虚证。临床常见因情绪波动而诱发泄泻，腹痛即泻，泻后痛缓，伴有肠鸣辘辘，可兼有胁痛、平素性格急躁易怒等表现。《景岳全书·泄泻》曰："凡遇怒气便作泄泻者，必先以怒时夹食，致伤脾胃，故但有所犯，即随触而发，此肝脾二脏之病也。盖以肝木克土，脾气受伤而然。"无论木旺克土或土虚木乘，均可伤及脾土，脾虚运化失司而成泄泻。单教授治疗此类患者在运脾化湿的基础上，辅方常以痛泻要方为基础方加减，柔肝理脾、化湿止泻。现代药理实验亦从调节脑-肠轴、改善内脏感觉高敏状态、调节免疫功能等方面，佐证了痛泻要方在治疗腹泻型肠易激综合征的显著疗效。理气疏肝常选用香橼、佛手、绿萼梅等理气不伤阴之品，配伍白芍、甘草，补肝体和肝用，疏肝与柔肝相辅相成。此病兼见夜寐不安者，单教授常用合欢花、夜交藤、玫瑰花以解郁安神，《本草经集注》记载合欢花："主安五脏，和心志，令人欢乐无忧。"《饮片新参》载夜交藤："养肝肾，止虚汗，安神催眠。"《本草纲目拾遗》载玫瑰花："和血、行血、理气。"三药合用，疏肝气养肝阴，畅情志安心神。脾肾阳虚，是腹泻型肠易激综合征在临床中又一常见证型，多见于老年患者。临床典型症状可见腹痛即泻，黎明前发作，甚至完谷不化，可兼见腰膝酸软，形寒肢冷，舌淡苔白，脉沉细。《景岳全书·泄泻》指出："肾为胃关，开窍于二阴，所以二便之开闭，皆肾脏之所主，今肾中阳气不足，则命门火衰，而阴寒独盛，故于子丑五更之后，当阳气未复，阴气盛极之时，即令人洞泄不止也。"单教授在此证治疗中，辅方多用四神丸加减，益火补土、温肾涩肠。膏滋处方长于补虚，长于综合调治，此证患者，肾阳虚为其根本，故而单教授常于此方基础上着重加用温补肾阳之单品，增强益火补土之功效，常用药物有仙茅、仙灵脾、巴戟天、菟丝子、补骨脂、益智仁等。若遇久泻不止、滑脱不禁，则在前方基础上，加用真人养脏汤加减，取李中梓"治泻九法"中"固涩"之意。方中诃子肉、罂粟壳、肉豆蔻均有涩肠止泻之功。

③全面兼顾，佐方随证加减。临床中腹泻型肠易激综合征患者往往病

程日久，易变生他证或夹邪致病，证型并不单一，因此，单教授在用膏方治疗本病时，以佐方兼顾兼症。如临床常见湿热证，乃湿邪久郁化热，酿生湿热，表现为口干口苦、口有异味、舌红、苔黄腻等，故当加清化湿热之品，单教授常用香连丸加减，用药常加黄连、木香、苍术、厚朴、石菖蒲等。马齿苋合石榴皮是单教授常用药对。马齿苋酸寒，具有清热解毒、凉血止痢之效。现代研究表明马齿苋含有多种化学成分，主要包括有机酸类、生物碱类、黄酮类、萜类、多糖类等，其中马齿苋黄酮类和马齿苋多糖对大肠杆菌、枯草芽孢杆菌、金黄色葡萄球菌和痢疾杆菌有明显抑制作用。石榴皮酸涩收敛，具有涩肠止泻及抑菌作用。现代药理研究表明，石榴皮可通过调节机体免疫起到止泻功效，与马齿苋合用，清肠止泻而不敛邪。若夹有食积，常伴食纳不香、食后脘胀、消化不良、大便可夹有不消化的食物，单教授常用焦山楂、炒建曲、炒谷麦芽、鸡内金等消食和胃。《内经》曰："清气在下，则生飧泄。"对于病程较长，久泻难愈的患者，单教授主张酌加风药，合升清止泻之法，因脾胃同居中焦，乃气机升降出入之枢纽，脾胃气虚，清阳内陷，则发完谷不化之证。风药性质升浮，可助脾气升清，且根据五行相克理论，风属木，湿属土，木克土，风胜湿，又可助脾运以化湿，合"地上淖泽，风之即干"之意。单教授常用升阳益胃汤加减，用药常选葛根、荷叶、升麻、柴胡、防风等。《本草正义》记载："葛根，气味皆薄，最能升发脾胃清阳之气。"荷叶归肝脾胃经，能清暑化湿、升发清阳，配合其他健脾化湿之药而达到升清阳、健脾胃、祛湿而不伤阴、清热而不寒凉之功。升麻引阳明经气上行，柴胡引少阳经气上行，均有升发清阳、升举阳气之效，对于久泻中气下陷、肛门坠胀甚则脱肛者尤为适用。

④益气补虚，使方引经收膏。膏滋处方用药全面精当，既能治病去邪，又以滋养补虚为主要优势，使方的选择既起到引经收膏赋形之效又当兼顾滋养补虚。然虚证又当分气血阴阳亏虚之不同，补益亦有平补、温补、清补、峻补之别。单教授在处方用药上讲究因人而异，辨证施治，总以平补为主，酌情加减。对于补益之道，《素问·阴阳应象大论》云："形不足者，温之以气；精不足者，补之以味。"《灵枢·营卫生会》曰："营卫者，精气也；血者，神气也。"对于素体亏虚、气血不足者，酌加血肉有情之品，"补之以味"是为上策。临床中单教授常用阿胶、紫河车，偏阳虚者加鹿角胶，偏阴虚者加龟甲胶，用量为 150～250 g，益精生血、滋补强壮之效佳。对于气阴不足的患者，单教授常加西洋参 100 g，益气养阴；阳虚或寒象明显者，改用生晒

参或红参60 g；而对于正虚较甚者，可酌加冬虫夏草30 g，扶正补虚。单教授常用红枣250 g，桂圆肉250 g，莲子250 g，银耳250 g，核桃仁250 g为膏方辅料，药食同源之品，性平温和，既可增强补益之力，又可矫臭矫味，改善膏方口感。膏方中可加糖类改善口感，且便于膏剂赋形，单教授常选用冰糖，冰糖性平，甘凉而润，又可养阴生津，根据患者口味之不同，用量常在250～400 g。蜂蜜甘平，功可补中润燥、解毒止痛，单教授一般用300 g，然对于糖尿病、乳腺增生、甲状腺结节等患者则不宜使用。对于糖尿病患者，则仅用木糖醇80 g。

【验案赏析】邵某，女，28岁，2019年1月10日初诊。患者近年来反复腹泻，大便日行2～3次，便溏，夹有不消化食物，无黏液脓血，无肠鸣腹痛，畏寒，面色萎黄，形体消瘦，食纳可，夜寐可，小便调；舌淡，苔薄白，脉细。大便常规及肠镜检查未见异常。西医诊断：肠易激综合征；中医诊断：泄泻（脾肾两虚证）。予膏方调补脾肾。处方：党参250 g，黄芪250 g，黄精250 g，炒白术100 g，炒白芍150 g，茯苓120 g，白扁豆150 g，生地黄250 g，熟地黄250 g，山药150 g，山茱萸150 g，茯神120 g，泽泻150 g，泽兰100 g，炒薏苡仁150 g，干姜20 g，仙茅150 g，仙灵脾150 g，巴戟天150 g，葛根100 g，焦山楂150 g，焦神曲150 g，鸡内金100 g，女贞子150 g，旱莲草150 g，菟丝子150 g，金樱子150 g，芡实150 g，木香30 g，马齿苋100 g，石榴皮100 g，当归100 g，川芎100 g，红花30 g，乌梅60 g，制升麻30 g，柴胡30 g，沙苑子120 g，刺蒺藜120 g，阿胶150 g，鹿角胶150 g，龟甲胶150 g，紫河车150 g，西洋参100 g。辅料：红枣250 g，桂圆肉250 g，莲子250 g，银耳250 g，核桃仁250 g，蜂蜜250 g，冰糖250 g。早、晚各1汤匙（20～30 g），用开水兑温服。服用膏滋期间尽量避免服食辛辣、海鲜等食品；如遇感冒、发热、经期等可停服几日。随访3个月，患者服药后大便次数减少，畏寒较前明显好转。

【按语】脾主运化，肾司二便。脾虚则水湿不运，水走肠中则大便溏薄；中气不足，气血生化乏源则见面色萎黄、形体消瘦；脾虚及肾，伤及肾阳，脾肾两虚，则见完谷不化、畏寒。单教授以参苓白术散合六味地黄丸为主方，健脾益肾、化湿止泻。患者完谷不化、畏寒，为阳虚表现，故加干姜温中焦脾阳，仙茅、仙灵脾、巴戟天、菟丝子温补肾阳；乌梅、金樱子酸涩收敛、涩肠止泻，芡实益肾固精、健脾止泻，三者合用加强止泻之功；制升麻、柴胡、木香调理中焦气机升降；马齿苋、石榴皮清肠止泻而不敛邪；阿胶、鹿角胶、龟甲胶、紫河车为血肉有情之品，配合红枣、桂圆肉、莲子、银耳、核桃仁以扶正补虚、补益气血、固本培元。全方配伍精炼，条理清晰，全面兼顾，疗效显著。

参考文献

[1] 陈倩玉，单兆伟，许玉晶，等.单兆伟教授膏方调治腹泻型肠易激综合征经验[J].云南中医学院学报，2020，43（1）：49-52.

冯五金治疗功能性腹泻经验

【名医简介】冯五金，教授，北京中医药大学本科毕业，享受国务院特殊津贴专家，从事中医临床、科研、教学工作多年，注重中医现代研究，坚持科研与临床结合，主张用现代医学检查方法为中医临床服务，积极用现代科学方法研究中医，形成了独具特色的中医科研、诊疗新思路、新模式。临床经验丰富，擅长治疗脾胃病，尤其对胃痞、泄泻的临床治疗更为擅长。近年来采用中药榆白散二步灌肠法治疗溃疡性结肠炎、克罗恩病等炎症性肠病，方法独特，疗效显著，为中医治疗疑难肠病开辟了一条新途径。

【学术思想】功能性腹泻可能与饮食、环境、情绪、社会因素等方面有密切关系。饮食损伤主要是影响脾胃的运化及气机的调畅。《素问·太阴阳明论》曰："食饮不节，起居不时者，阴受之……则䐜满闭塞，下为飧泄。"又《景岳全书·饮食门》云："饮食致病，凡伤于热者，多为火证，而停滞者少；伤于寒者，多为停滞，而全非火证。大都饮食之伤，必因寒物者居多，而温平者次之，热者又次之。"过食生冷寒凉，可伤脾阳，而致寒湿内停，寒性凝滞，阻滞气机则生腹泻腹痛之症，饮食因素属于致病因素的重中之重，对于病情的发生、发展起着举足轻重的作用。《杂病源流犀烛·泄泻源流》云："湿胜则飧泄，乃独由于湿耳……未有不源于湿者也。"可见外界环境中的湿邪常为其发病原因。情绪因素对病情的影响也至关重要。《伤寒论·辨少阴病脉证并治》有云："少阴病，四逆，其人或咳，或悸，或小便不利，或腹中痛，或泄利下重者，四逆散主之。"吴昆《医方考》有云："泻责之脾，痛责之肝，肝责之实，脾责之虚，脾虚肝实，故令痛泻。"情志不遂，肝失疏泄，横犯脾胃，气机不畅，则致腹痛腹泻。门诊中此类患者并不少见。综上所述，饮食、环境、情绪等因素是影响该病的重要因素，饮食因素是其主要致病因素。

【诊断思路】 多脏共病，以脾为主。《景岳全书·泄泻》曰："凡遇怒气便作泄泻者……盖以肝木克土，脾气受伤而然。"肝脏与脾脏的功能失常容易导致泄泻的发生。《景岳全书·泄泻》又曰："肾为胃关……皆肾脏之所主。"肾阳的温煦助脾胃运化水谷精微。"久病及肾"，久泻常伤及肾阳，肾阳受损，脾不得温煦，而致泄泻。虽"五脏皆令人泻"，然分清主次尤为关键。脾虚是泄泻发病的病机关键，脾气亏损，湿困阻于脾，脾气大伤，清浊并走大肠，而致泄泻。

【治疗方法】

①多证互见，以虚为先。久泻中医辨证有多种类型，脾虚湿盛以不思饮食、大便黏滞为特点，治以参苓白术散加减；寒热错杂以口干、口苦、畏寒、泻下急迫或排便不畅为特点，治以乌梅丸加减；肝郁脾虚以腹痛、痛而欲泻、排便不爽、泻后痛减为特点，治以痛泻要方加减；脾肾阳虚以完谷不化、畏寒、腰膝酸软为特点，治以理中汤合四神丸加减。患者症状多样，同一患者可几种症状共见。久泻之人，本素体已虚，加之泄泻无度，正气损伤，"久病多虚"，"邪之所凑，其气必虚"。此类患者多数因饮食不节和过劳致使脾胃损伤，或本先天禀赋不足。该病初期多为脾虚失健，湿邪不化；然久泻不止，中气日渐衰微；又久泻致阴液受损，阴虚而生热。故本病多为寒热虚实夹杂，脏腑虚损为先。

②防治结合，以防为主。虽然大多数患者对于疾病治疗的重视程度日益增强，但对于治疗疾病与预防疾病厚此薄彼，即对于疾病预防的重视程度远不及治疗。俗语云："胃病三分治，七分养。"疾病的预防不仅与治疗平分秋色，而且其重要性较之有过之而无不及。《内经》云："上工治未病，不治已病，此之谓也。"药物治疗只是治愈疾病的一种手段，防治结合才能达到良好治疗效果。

【验案赏析】 张某，男，35岁，2014年8月7日初诊。间断腹泻15年，每因进食生冷油腻而诱发，大便稀溏，每日4~6次，遇寒矢气较多，腹部畏寒、隐痛，腰膝酸软无力，舌淡，苔白腻，脉弦紧。多次行肠镜检查未见明显异常。西医诊断为功能性腹泻，中医诊断为腹泻。辨证属久泻脾虚、脾肾阳虚，治当温肾暖脾、涩肠止泻，冯五金教授以理中汤、四神丸加减化裁。处方：党参15 g，白术12 g，补骨脂12 g，五倍子6 g，肉豆蔻6 g，吴茱萸6 g，干姜9 g，木香12 g，山药20 g，茯苓30 g，防风12 g，追地风15 g，甘草6 g。7剂，日1剂，水煎服，早晚分服。

2014年8月14日二诊：腹泻好转，每日3~4次，仍有腹部隐痛，大便不成形，舌淡，苔白，脉弦紧。续用上法，方用党参15 g，白术12 g，补骨脂12 g，肉豆蔻6 g，吴茱萸6 g，干姜9 g，川椒6 g，乌药6 g，木香12 g，山药20 g，防风12 g，追地风15 g，甘草6 g。7剂，日1剂，水煎服，早晚分服。

2014年8月21日三诊：腹泻明显好转，偶腹泻，纳眠可，舌淡，苔白，脉弦。处方：党参15 g，白术12 g，补骨脂12 g，肉豆蔻6 g，吴茱萸6 g，干姜9 g，川椒6 g，乌药6 g，木香12 g，山药20 g，防风12 g，追地风15 g，鹿角霜15 g，甘草6 g。7剂，日1剂，水煎服，早晚分服。

2014年8月28日四诊：病情稳定，无特殊不适，上方继服7剂，以巩固治疗。

【按语】功能性腹泻在中医学中属于"泄泻"范畴。如《素问·阴阳应象大论》云"清气在下，则生飧泄""湿盛则濡泄"，说明湿邪为本病的主要病因之一。《素问·至真要大论》记载："暴注下迫，皆属于热……澄澈清冷，皆属于寒。"这两句说明寒邪和热邪都是导致泄泻的病因。《谦斋医学讲稿》指出"腹泻原因不一，从本质分不外二类，虚证属于内伤，浅者在脾，深者在肾；实证属于病邪，以湿为主，多结寒邪、热邪、食积"。总之泄泻的主要病变部位在脾胃。脾胃功能障碍是由多种原因引起的，脾胃虚弱、外邪侵袭、肝脾不和及肾阳不足等均可导致脾胃功能失常而发生泄泻。

该患者所患之病乃中医学泄泻之"久泻"，患者腹泻15年余，久病多虚，病程缠绵，正气亏损。慢性泄泻纯虚纯实者少，虚实夹杂者多，脾虚、肾阳虚、寒湿盛是本病的主要病理特点。"正气存内，邪不可干"，机体正气亏损，更容易受寒湿之邪侵袭。因病伤脾，脾胃运化失司，遇冷则动辄腹胀、泄泻。该病病机关键为脾肾阳虚，阳虚生内寒，导致泄泻。肾阳虚衰，脾土不得命门之火温煦，脾阳不振，运化乏力。脾肾阳虚，阴寒不得温化，故腹部隐痛，大肠失固。《景岳全书·泄泻》云："泄泻之本，无不由于脾胃。"冯五金教授善以四神丸、理中汤加减化裁。脾虚生湿，外邪内侵，引动内湿，虚中夹实。据"寒者热之""虚者补之"，治以温肾暖脾、涩肠止泻。补骨脂温脾止泻，是壮火益土之要药；吴茱萸助阳止泻、散寒止痛，对于本病标本兼治；五倍子温而质润、酸而收涩，敛、补兼备；肉豆蔻不仅行气温中，而且涩肠止泻；"结者非温不行"，故用辛温之干姜、川椒温阳散结；党参、干姜、白术、甘草即理中丸，以人参易党参，散寒温中、健脾补气，加补益脾胃之药如山药等，健脾益气止泻；《医方集解》云"防风辛能散肝，香能舒脾，风能胜湿，为理脾引经要药"，追地风亦有"风能胜湿理脾引经"之意，方中配伍该药疗效更佳。二诊因患者仍腹痛，加乌药温肾散寒止痛。三诊患者已明显好转，加鹿角霜，虽鹿角霜补益之功较鹿角胶稍有逊色，然无滋腻碍胃之嫌，还可奏收敛之功。

参考文献

[1] 富颖超，张慧萍，郑娟霞.冯五金教授治疗功能性腹泻经验[J].山西中医学院学报，2016，17（2）：47-48.

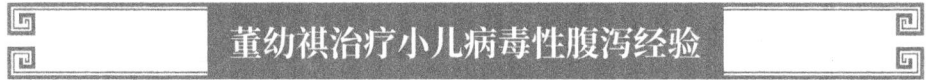

董幼祺治疗小儿病毒性腹泻经验

【名医简介】 董幼祺，浙江宁波人，主任中医师，享受国务院特殊津贴专家。董氏儿科第六代传人，董廷瑶教授之孙。现任浙江中医药大学附属医院、宁波市中医院副院长、党委委员、儿科主任，全国老中医药专家学术经验继承工作指导老师，浙江省名老中医传承工作室建设项目专家，浙江省名中医，宁波市名中医，浙江省中医研究院研究员，宁波市中医儿科重点学科带头人，浙江省及宁波市非物质文化遗产传统医药项目代表性传承人。从事中医儿科医疗、教学、科研工作40载，诊疗90多万人次，临床上以"推理论病、推理论治"作为指导思想，并运用董氏儿科的独特经验治疗各种常见病和疑难杂症。

【学术思想】本病发病初期以湿热困脾为主，此类泄泻刚开始多湿热互夹，困阻脾胃，下迫肠道，所以症状可见泻下稀水、次数频多、酸臭异常、小溲短少、发热或无热、舌红苔黄或腻。治疗当以清热利湿为主，用葛根芩连汤合四苓散加藿香、扁豆衣、车前子等，若能及时施治效果良好。中期以湿热滞留、阴津已伤为主，此类泄泻持续3~4天，泻下稀水，略有酸臭味，舌红苔黄或少苔稍干，小溲短少，身微热或不热。

【诊断思路】小儿病毒性腹泻俗称秋季腹泻，属感染性腹泻范畴，是儿科中的常见多发病。在我国秋季腹泻发病高峰中80%为病毒感染所致，而其中的40%~60%为轮状病毒。此病多因夏秋或秋冬季节感受暑湿之邪，困阻脾胃，运化失司而致；由于该病有起病急、腹泻多的特点，若治不及时或治不对症，常可致水液耗损严重而产生阴液亏损的情况。临床上董老师根据病毒性腹泻的发病机制，将该病分为初、中、后三期。

【治疗方法】本病属于邪热逗留、阴津初伤，治当苦以清肠、酸甘以化阴，方用自拟升清运脾汤加减，可用黄连、金银花、荷叶、生甘草、炒石榴皮、扁豆衣、山药等。后期以伤阴或阴阳两伤为主，此类泻下多持续4~5天，由于泻次频多日久，水液耗损较多，导致阴津亏损严重。临证可见泻下如水、臭味不扬、哭目无泪、小溲短少、舌红无苔而干、唇红喜饮，治当酸甘化阴、健脾生津，以生脉散为主：太子参、五味子、乌梅、木瓜、炒石榴皮、山药、白扁豆、荷叶、生甘草等。

【治疗绝技】董教授认为在病毒性腹泻的治疗上，当以中西二法并用为疗效更佳。西医输液可迅速补充体内丢失的水分，防止电解质紊乱，故纠正脱水效果较好，但止泻效果不佳；中医纠正脱水效果较慢，但止泻较好，脾胃功能整体恢复较快，故两者联合治疗病毒性腹泻起到了优势互补的作用，使疾病早趋康复。

【验案赏析1】患儿，男，5个月，2013年10月19日初诊。患儿先天不足，形体瘦弱，泄利已近半个月，腹泻每日20~30次，量多呈水样便，自2013年10月10日起发热，逐渐增高至39℃以上。住院后热未退，泄利亦多，症见形神萎羸、睡时露睛、舌红唇朱、涕泪较少、口渴引饮、小溲短少。轮状病毒抗原检测呈阳性。西医诊断：小儿病毒性腹泻。中医诊断：泄泻；中医辨证属阴液大耗，元气亦怠。病情严重，急宜救阴扶元。处方：太子参10g，鲜石斛10g，天花粉10g，白扁豆10g，乌梅6g，荷叶10g，生甘草3g，生地黄12g，陈粳米（包）10g，皮尾参（另炖）5g，2剂。

二诊：体温37.7℃，前进救阴扶元之剂，热势下降，形色较和，哭时见泪，小溲尚长，便泄稀薄，舌红润，唇色朱，睡仍露睛，病情稍得转机，仍未脱险，再以救阴扶元。处方：天花粉10 g，生扁豆10 g，乌梅6 g，荷叶10 g，太子参10 g，陈粳米（包煎）10 g，鲜石斛10 g，生谷芽10 g，炒谷芽10 g，益元散（包煎）10 g，皮尾参（另炖）5 g，3剂。

三诊：热度退净，泄泻亦瘥，小溲通长，舌质红润。病情已得转机，但面白无华，形瘦，睡时露睛，体质太薄，亟须调养。处方：皮尾参（另炖）5 g，炒白术10 g，白扁豆10 g，姜炭3 g，陈粳米（包）10 g，炙甘草3 g，天花粉10 g，乌梅6 g，生谷芽10 g，炒谷芽10 g，荷叶10 g，3剂。药后利和，形神转振，续进调扶脾胃之剂而痊愈。

【按语1】该患儿来诊时住某院已10天，西医诊断为小儿病毒性腹泻。患儿先天不足，体质素虚，加之久泻耗液，热盛烁津，是其元阴消竭，因而出现一系列神萎露睛、舌红口渴、涕泪较少、小溲短少等危候。当务之急应速以扶元生津固本。方中皮尾参扶助元气，太子参、鲜石斛、生地黄、乌梅、陈粳米、天花粉、生甘草、荷叶、白扁豆等酸甘化阴、生津和胃、滋水退热。2剂以后，病情初得转机，续进原意增损，终于获救。

【验案赏析2】患儿，女，13个月，2013年11月12日初诊。发热3天，腹泻每日15~20次，量多呈水样便，无呕吐，神疲嗜睡，经用西医输液，症状未见好转。会诊时见腹满、溲少、舌红苔薄腻、啼哭泪少、汗出不多、病情已重，轮状病毒抗原检测呈阳性。西医诊断：小儿病毒性腹泻。中医诊断：泄泻；中医辨证属热盛积滞。先拟升清解热。处方：葛根5 g，黄芩5 g，炒金银花5 g，枳壳5 g，黄连1.2 g，乌梅5 g，扁豆衣6 g，山药10 g，天花粉10 g，荷叶10 g。服2剂。

二诊：热势仍高，便利次多，但腹部已软，舌苔转薄净，故改以酸甘化阴、扶正止泻。处方生晒参（另煎频饮）3 g，乌梅6 g，黄连1.2 g，生甘草3 g，北沙参10 g，天花粉10 g，扁豆衣6 g，白芍10 g，山药10 g，荷叶10 g，炒石榴皮5 g，2剂。微汗热退，便次减至日3次，粪便转厚，溲通，舌红苔薄，但泪仍不多，脉极软，乃以原法增损而愈。

【按语2】此例热盛而暴注下迫，初诊时已有伤阴现象，但仍以热盛积滞为先，故用葛根芩连汤加炒金银花以清热，合乌梅、扁豆衣、山药、天花粉以养阴和脾，荷叶升清，枳壳消滞。二诊时舌苔转净，腹部见软，但热高泪少、便利次多，是积虽去，而阴液大耗，故去葛根、黄芩，加生晒参、北沙参等大剂益气生津，白芍、炒石榴皮助乌梅酸以敛阴。此症属协热下利，易于耗正伤阴，如能采取中西医结合补液扶正，更可提高疗效。

参考文献

[1] 董继业，郑含笑，董幼祺.董幼祺教授治疗小儿病毒性腹泻医案2则[J].中华中医药杂志，2015，30（4）：1105-1106.

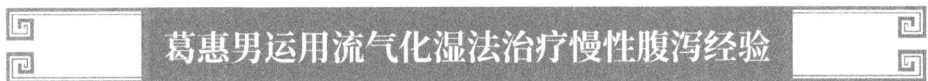

葛惠男运用流气化湿法治疗慢性腹泻经验

【名医简介】葛惠男，教授，江苏省名中医，博士研究生导师，师承吴门医派名中医黄一峰先生，从事消化系统疾病临床研究近40年。葛师临证中治疗慢性腹泻，尤其是其缠绵难愈者，疗效显著。

【学术思想】慢性腹泻是指病程较长（3个月以上），迁延难愈或反复发作的一类泄泻。《景岳全书·泄泻》云："饮食不节，起居不时，以致脾胃受伤，则水反为湿，谷反为滞。"故本病多因饮食不节，情志失调，而致脾虚湿滞，肝木乘土，日久则肠胃间气血失和，寒温失调，阴阳失衡，久病入络，乃成痼疾，久泻脾必虚，脾虚湿自生。葛师认为本病病机关键在脾虚与湿盛。脾胃虚弱，升降失司，无以运化水谷，日久则水湿停聚，湿浊不得宣化，以致清阳下陷，则生飧泄。此类泄泻常见于现代医学的肠易激综合征、慢性结肠炎、溃疡性结肠炎、克罗恩病等。

【诊断思路】现代医学认为本病的发生多与环境改变、胃肠动力异常、内脏高敏性、精神心理因素、肠道菌群紊乱等因素相关，随着社会的发展，工作生活节奏的加快，生活水平提高而导致的饮食结构的变化，本病的发病率也越来越高，中医中药以其不良反应小，结合敷贴埋线等特色疗法，收效显著，在本病的治疗上具有独特的优势。

【治疗方法】

（1）先消后补，以通为治。葛师认为本病治法应为先消后补、以通为治，现代人嗜欲喜怒，吃喝无度，"以酒为浆，以妄为常"。生猛海鲜、乳酪奶油、热带水果、琳琅满目的自助餐等肥甘厚腻之品，常被此类患者误以为是高营养物质，须大量摄入以补虚，江南苏州一带尤为喜嗜甜食，殊不知此举更增脾胃痰湿。故葛师临床运用流气化湿之法调气机升降，重视分清化浊，疏运肠胃，使脾胃为气化升降枢纽之职得复，升其不足，降其有余，使水精四布，则湿浊自化，正合"腑病以通为补，与守中，必致壅逆"之旨。吴门医派叶天士在《临证指南医案》湿门一案中指出："当先以芳香通神，淡渗宣窍，俾秽湿浊之气由此可以分消。"葛师继承吴门黄一峰老中医的脏腑升降出入理论，尤其是黄老强调的"一切生老病死都有赖于气机的转化正常与否"，以流气化湿立法，创制苏附畅气汤及疏风化滞方，正如王孟英所言："人身气贵流行，百病皆由怒滞……设知此义，则平易之药，清淡之方，每可以愈重证。"葛师指出本病虽以脾虚为本，但临证中久泻多寒热夹杂、虚实兼见，甚至久病入络，故初期绝不可贸然用滋补之品，必得先疏运温通中土，分解消散湿浊，久病入络者兼用活血化瘀通络之法，待腑气开阖有度，腹胀腹痛症状减轻，再行培补中土之法，标本兼治之方，后以参苓白术散、香砂六君丸等丸药徐徐图之以筑根基。

（2）苏附畅气汤。针对本病治疗初期，症见大便夹有黏腻之物，秽臭且难以冲净，每食酸甜生冷油腻之品则发作或加剧，纳谷不香，饱食后每每昏昏欲睡，神倦乏力，舌淡白或腻，舌根部尤为厚腻或夹有芒刺，脉象濡软等，葛师认为此乃脾胃伏湿、清阳不升，治宜透解湿邪、醒脾畅中，自拟苏附畅气汤。处方：广藿香$10\sim15\,g$，佩兰$10\sim15\,g$，苏梗$10\sim15\,g$，制香附$10\,g$，炒薏苡仁$20\sim30\,g$，川厚朴$6\sim10\,g$，姜半夏$10\,g$，陈皮$3\sim6\,g$，茯苓$15\sim20\,g$，炙鸡内金$10\,g$，麸炒枳实（或枳壳）$10\,g$。化裁加减：痞满、身重苔厚腻者，取平胃散之义，加苍术$10\,g$燥湿运脾；大便秽臭不可闻、黏滞难解者加用黄连$6\,g$清肠化滞；腹胀甚者，加大腹皮$10\,g$，葛师临证最为推崇大腹皮，以其能速达中下焦膜原，行气消胀；腹痛剧烈者，加金铃子散（川楝子$10\,g$，延胡索$20\,g$），失笑散（生蒲黄、五灵脂各$10\,g$），炒白芍$10\,g$，徐长卿$20\,g$活血止痛；食欲下降、饮食不化者，加炒麦芽、炒谷芽各$15\,g$，焦山楂$10\,g$，焦六曲$12\,g$消食化积；久泻肠道脂膜受损者，加乌梅$10\,g$，石榴皮$15\,g$，诃子$10\,g$涩肠止泻；神疲气短乏力者，去枳实，加生黄芪$15\,g$，太子参$10\,g$补气健脾；畏寒肢冷者，去枳实，加肉豆蔻、制附片各$6\,g$，补骨脂$10\,g$，干姜$3\,g$温中散寒。

（3）疏风化滞方。若症见腹胀而痛（食后明显，多伴胃脘痞闷，多见于左侧腹部），腹痛即泻，泻后痛减，肠鸣矢气，稍有情志刺激、精神紧张则发作或加剧，多见齿痕舌，舌苔薄白或腻，脉弦缓，葛师认为此多属脾虚肝旺，土虚木贼，肝木横逆脾土，诚如吴昆《医方考》所说："痛责之脾，泄责之肝，肝责之实，脾责之虚，脾虚肝实，故令痛泻。"治宜疏风健脾，和胃化滞。葛师宗痛泻要方之义，改陈皮为升麻，疏风升阳，自拟疏风化滞方。本方旨在健脾泄肝，平调寒热，疏通气血，临床应用每获佳效，方以痛泻要方为基础加减。处方：升麻、防风炭、炒白扁豆、煨木香、槟榔各10 g，炒白芍、茯苓各20 g，麸炒白术15 g，黄连3 g，炒薏苡仁、败酱草各30 g，炙甘草6 g，乳香3 g。肝阳不升，郁而化火，故臣以黄连3 g以清肝经余火；"调气则后重自除，行血则便脓自愈"，故佐以木香、槟榔以调气行血；乳香香辛走散，有散血排脓、通气化滞之专功，亦为佐使。化裁加减：痞满、身重苔厚腻者，去白术，改加苍术10 g燥湿运脾；口臭苔黄，大便臭如败卵，黏滞难解者加用败酱草、白头翁各10 g清肠化滞；腹胀甚者，加大腹皮、川厚朴各10 g行气消胀；腹痛剧烈者，加延胡索、徐长卿各20 g活血行气止痛；纳呆不思饮食者，加炒麦芽、炒谷芽各15 g，焦山楂10 g，焦六曲12 g消食化积；久泻肠道脂膜受损者，加乌梅、诃子各10 g，石榴皮15 g涩肠止泻；神疲气短乏力者，去黄连，加生黄芪15 g，太子参10 g补气健脾；畏寒肢冷者，去黄连，加肉豆蔻、制附片各6 g，补骨脂10 g，干姜3 g温中散寒止泻。

【治疗绝技】 葛师临证尤为注重舌苔脉象，脉象记录规范而翔实，尤其善于从六部脉中详细揣摩总结病因病机，不拘泥于一处，也不放过每一个有独处藏奸可能的细节，随证加减治之，故能效如桴鼓。

【验案赏析1】 田某，女，29岁，2018年2月2日初诊。主诉：腹泻反复发作半年余。患者半年前因食用小龙虾后出现腹痛腹泻，便下脓血，有里急后重感，当时急诊诊断为急性肠炎，经治疗后好转（具体用药不详），然腹泻反复发作，常随饮食辛辣刺激、生冷油腻等诱因加重。3天前患者吃自助餐后又发腹泻，大便溏薄夹有较多白色黏液，4~5次/天，便前腹中拘急，便后肛门有坠胀感，小便短少。食欲不振，食后腹胀明显，前额汗出，头颈以下不易汗出，无口干口苦，无发热恶寒，无恶心呕吐，无胸闷心慌，夜寐尚可。舌淡红，舌根苔白厚腻兼有芒刺；脉数，两寸弱，两关濡，两尺偏沉；左脉寸部弱，关上濡数，沉取偏细；右脉寸部虚，关濡数，沉取偏弱。自服蒙脱石散后无明显好转。辅助检查：肠镜示溃疡性结肠炎（2017年12月）。中医诊断：泄泻。治法：透解湿邪，醒脾畅中。方予苏附畅气汤化裁。处方：广藿香、佩兰、制香附、川厚朴、防风炭、煨木香、大腹皮各10 g，苏梗、麸炒枳实各6g，炒薏苡仁、败酱草各30g，茯苓15g，黄连3g，炮姜炭6g。7剂，水煎服，日1剂，早晚温服。医嘱：忌食生冷辛辣油腻食物。

2018年2月9日二诊：大便仍溏，黏液减少，3~4次/天，便后坠胀感消失，腹胀减轻，舌淡红，苔薄白腻，舌根部芒刺减少，脉濡。上方去败酱草、麸炒枳实、川厚朴，继服7剂。

2018年2月17日三诊：服药后大便稍成形，每日1~2次，但2天前痛经，得温则减，大便溏薄又作，日行3~4次，自述每痛经时腹泻加重，腿酸，神疲乏力，嗜睡，食欲较前恢复，舌淡红，苔薄白而腻，脉紧。二诊方去苏梗、黄连，加太子参、山茱萸各10g，麸炒白术15g，升麻、小茴香各6g，继服7剂。

2018年2月25日四诊：患者大便成细条状，日行1~2次，余症皆好转。舌质淡，舌苔薄白微腻，脉稍软。嘱患者继服参苓白术丸巩固疗效，并严格忌口。

2018年3月26日五诊：患者大便已成形，日行1次，诸症皆痊愈。为进一步调理身体，前来转方。仍嘱参苓白术丸续服调养。另嘱清淡饮食，少进甜腻奶油之品、海鲜、反季节蔬菜水果等。

【按语1】 患者为青年女性，每因饮食不节即诱发腹泻，缠绵难愈，湿邪久伏，日久湿浊不得宣化，以致清浊不分。舌淡红，舌根苔白厚腻兼有芒刺；脉数，两寸弱，两关濡，两尺偏沉；左脉寸部弱，关上濡数，沉取偏细；右脉寸部虚，关濡数，沉取偏弱。综合舌苔脉象，濡为湿邪久伏之象，前额汗出，头颈以下不易汗出，说明湿邪夹浊，郁遏三焦，上逼津液从额头上泻出。综上，葛师辨为伏湿蕴脾证，治宜透解湿邪、醒脾畅中，故选用苏附畅气汤化裁。患者大便黏液较多，因白花败酱草花开时有豆瓣酱腐败之味，汁液黏滑类痰，取类比象，葛师临证每用白花败酱草消瘀排浊，二诊大便黏液减少，故去败酱草。三诊患者见痛经及经行泄泻，缘由湿性趋下，脾虚湿浊易阻滞经带，舌根部苔白腻亦是佐证，女子以肝为先天，肝主筋，藏血之脏，血不足则不耐劳作，两腿易酸，运化不健，清阳不升，故每于饱食后嗜睡，于此调理之法，宜补中寓疏，俾补而不滞，疏而不伤正，须待患者胃纳恢复，脾运得健，兼以培补肝肾、调经带。

【验案赏析2】 严某，男，68岁，退休工人，2017年6月7日初诊。主诉：腹痛腹泻反复发作3年余。3年前患者因与邻里争执大怒之后腹痛腹泻反复发作，多由生气恼怒等诱发或加重。平素大便不成形。2017年5月查结肠镜未见明显异常。1周前因与邻居吵架又发左侧少腹隐痛，痛则欲便，便后痛减，大便稀溏，日行3~4次，小便色黄，纳呆，头痛，口干口苦，无胃痛胃胀，无心慌心悸，无恶心呕吐，夜寐差，凌晨易醒，醒后难以入眠；舌淡白，苔薄白，边见齿痕。脉弦，两寸浮，两关弦，两尺偏弱；左脉寸部浮，关部弦偏数，沉取不及；右脉寸部微浮，关部弦细，沉取偏弱。中医诊断：慢性泄泻。西医诊断：肠易激综合征。治法：疏风健脾，和胃化滞，自拟疏风化滞方加减。处方：升麻、防风炭、炒白扁豆、煨木香、川楝子、合欢皮各10 g，炒白芍、茯苓各20 g，麸炒白术15 g，炒薏苡仁30 g，黄连3 g，炙甘草6 g。7剂，水煎服，日1剂。医嘱：畅情志。

2017年6月14日二诊：腹痛明显减轻，大便细软，次数减少，日行2~3次，口干苦减轻，胃纳恢复，双尺脉沉按无力，睡眠较前改善，自述房事不举，冀求改善，上方去黄连、川楝子、合欢皮，加仙灵脾、补骨脂、菟丝子、山萸肉各10 g，继服7剂。

2017年6月22日三诊：患者大便成形，1次/日，房事尚未见明显改善，继服上方7剂巩固疗效。半年后随访，泄泻腹痛未再作。

【按语2】患者为老年男性，腹痛泄泻，泻后痛减，每每生气恼怒时加重，舌淡白，苔薄白，边见齿痕；脉弦，两寸浮，两关弦，两尺偏弱；左脉寸部浮，关部弦大，沉取不及；右脉寸部微浮，关部弦细，沉取偏弱。综合舌苔脉象，葛师辨为脾虚肝旺证。患者年过半百，阴气自半，肝失所养，肝火偏胜，肝木旺则中凌脾土，脾者土也，为万物之母，母体病生，化滞郁结，故症见腹痛里急、大便溏泄；土虚则健运失司，气分为之撑胀，湿浊易于停积，故见头痛，患者左关部脉弦而大，与右关部脉弦而细，亦即左关脉大于右关脉，从脉象依据上亦可佐证肝旺与脾虚的病机，方选疏风化滞方化裁。肝气横逆日久，气郁化火，加用川楝子收敛肝火、合欢皮解肝经郁结且有安神之功，胃不和则卧不安，治疗本症的同时安神助眠。二诊着眼于调和肝脾，兼以培补肝脾肾三经，补中寓疏。"肾者，胃之关也"，患者久病及肾，年过半百，阴气自半，肾为作强之官，藏精之所，肾气不足，精髓空虚，又兼肝脏的疏泄失职，因此阳事不振。先天者肝肾也，后天者脾胃也，先后天不充，缺乏生化之资，故当宗内经"形不足者温之以气，精不足者补之以味"，先后天同调。故治以泻木崇土，参以培补肝肾，标本两顾，方有裨益。三诊继前以补肾固本，以收全功。

参考文献

[1] 邹卓琳,葛惠男,周家程.葛惠男教授运用流气化湿法治疗慢性腹泻经验[J].陕西中医,2019,40(3):381-383.

黄贵华治疗腹泻型肠易激综合征临证经验

【名医简介】黄贵华,北京中医药大学教授。

【学术思想】黄贵华教授认为腹泻型肠易激综合征作为脾胃病科常见病、多发病,其病因病机复杂多变,其病势缠绵难愈。黄贵华教授认为腹泻型肠易激综合征发病是由于多种病因病机导致脏腑气血阴阳失衡,脾胃升降功能失调,损伤脾阳,日久损伤肾阳。黄贵华教授根据自身多年临证所见,根据患者的临床特点,认为腹泻型肠易激综合征的病因可概括为虚实两端,虚包括脾虚、肾虚,实包括寒湿、湿热蕴结。黄贵华教授认为临床上单纯虚证或实证并不多见,多以虚实夹杂证出现,总体表现为本虚标实,以脾肾阳虚为本,寒湿、湿热蕴结为标。治疗上应先驱寒湿、清湿热,继而补脾益肾,从脾肾论治,以固其本。

【诊断思路】

(1)西医诊断标准:关于腹泻型肠易激综合征的诊断可参考由中华中医药学会脾胃病分会制定的2017年版《肠易激综合征中医诊疗共识意见》,其标准如下。根据罗马Ⅳ标准诊断,最近3个月内至少1天/周的复发性腹痛,且至少符合以下2个标准:①与排便相关;②伴有排便频率的改变;③伴有粪便性状改变。大便性状需符合Bristol粪便性状分类量表中腹泻型肠易激综合征的标准:多于1/4的排便为Bristo 16型或7型(水样便或稀烂便)。

(2)中医证候诊断标准:参考《肠易激综合征中医诊疗共识意见》肝郁脾虚证、脾虚湿盛证、脾肾阳虚证、脾胃湿热证、寒热错杂证,诊断标准参考《中医诊断学》符合主症1项或者次症2项即可。①脾虚肝郁型主症:a.腹痛即泻,泻后痛减;b.急躁易怒。次症:a.两胁胀满;b.纳呆;c.身倦乏力。舌脉:a.舌淡胖,也可有齿痕,苔白腻;b.脉弦细。②脾肾阳虚型主症:a.腹痛即泻，多晨起作；b.腹部冷痛，得温痛减。次症：a.腰膝酸软；b.不思饮食；c.形寒肢冷。舌脉：a.舌淡胖，苔白滑；b.脉沉细。③脾虚湿热型主症：a.腹中隐痛；b.泻下急迫或不爽；c.大便臭秽。次症：a.脘闷不舒；b.口干不饮，或口苦、口臭；c.肛门灼热。舌脉：a.舌红，苔黄腻；b.脉濡数或滑数。④脾虚湿盛型主症：a.大便溏泄；b.腹痛隐隐。次症：a.劳累或受凉后发作或加重；b.神疲倦怠；c.纳呆。舌脉：a.舌淡，边可有齿痕，苔白腻；b.脉虚弱。⑤寒热错杂型主症：a.大便时溏时泻；b.便前腹痛，得便减轻；c.腹胀或肠鸣。次症：a.口苦或口臭；b.畏寒，受凉则发。舌脉：a.舌质淡，苔薄黄；b.脉弦细或滑。

（3）病例纳入标准、排除标准。病例纳入标准：①符合腹泻型肠易激综合征中医证候诊断标准和西医诊断标准；②病例信息齐全可靠，包括基本信息、主诉、完整的现病史、治法方药及用药剂量等；③依从性良好，按疗程服用中药。病例排除标准：具备下列情况之一者予以排除。①拒绝接受病例采集的患者病例；②有肠癌、溃疡性结肠炎等严重并发症者；③不符合纳入标准的病例；④病案及处方用药用量信息等资料模糊不全者。

（4）临床反馈疗效评价标准。消除或缓解症状，改善生活质量，恢复社会功能。

【治疗方法】黄贵华教授治疗腹泻型肠易激综合征的特点。

（1）祛寒湿热之邪。广西地处岭南，气候多湿，故感受六淫之邪是腹泻型肠易激综合征的一大病因，主要以湿邪为主，又因病因和体质因素的不同常常夹杂寒、热、暑等病邪。黄贵华教授常言，对于兼夹有风寒外邪者，首当宣发太阳、引邪外出，治疗时常加解表药。湿盛患者，黄贵华教授常言，祛湿方法有三：风吹、太阳晒、挖沟排水，即运用化湿药、风类药，犹如大风将地上之积水吹干；使用利水渗湿药，犹如铁锹挖沟排水；使用桂、附等性温药物，犹如太阳暴晒。诸药灵活运用，寒湿、湿热之邪可去。但黄贵华教授认为湿热内蕴的患者使用姜、桂等性温之药恐有助热之弊，此时治疗需选用芳香清轻之药，此类药物轻扬开泄，可巧祛湿邪。

（2）健脾温肾以固其本。随着当代社会的高速发展，人们的生活节奏日益增快，工作、生活等各方面的压力也随之而来，精神上的压力更加明显，现代社会越来越多的年轻人情绪紧张，抑郁焦虑，情志不遂，忧思伤脾，肝脾不和而发病，情志因素导致本病的发病率也逐渐增高。《医宗金鉴》有言："东方之木，无虚不可补，补肾即所以补肝"，即乙癸同源、肝肾同治。素体先天不足，脾胃虚弱，或饮食不节，饥饱无常，饮食无度，损伤脾胃，或久病肾气不足，肾阳亏虚，釜底无薪，脾胃腐熟与运化功能不能正常运行，而导致本病的发生。故治疗本病的关键在于健脾温肾，脾肾同治以固其本。

（3）炭药治泄。炭药止血的作用早有论述，但黄贵华教授认为，在治疗腹泻型肠易激综合征过程中，炭药运用得当，每显奇效。炭药性涩，有收涩之效。炭类中药的使用最早可见于《五十二病方》和《内经》，其中记载了"燔发"，即血余炭。汉代《金匮要略》中也有乱发烧炭的记载和王不留行、桑根白皮烧炭存性的阐述，如《金匮要略·疮痈肠痈浸淫病脉证并治第十八》第6条记载"病金疮，王不留行散主之。王不留行散方：王不留行十分（八月八日采）、蒴藋细叶十分（七月七日采）、桑东南根白皮十分（三月三日采）、甘草十八分、川椒三分（除目及闭口，去汗）、黄芩二分、干姜二分、厚朴二分、芍药二分。上九味，桑根皮以上三味烧灰存性，勿令灰过，各别杵筛，合治之为散，服方寸匕。小疮即粉之，大疮但服之，产后亦可服。如风寒，桑东根勿取之。前三味皆阴干百日。"在临床中，泻下不止，脾胃虚寒，黄贵华教授常用红参10g，瓦片烧热炭化为末，米汤送服，立能止泻，盖炭化红参能收涩止泻也。又泄泻日久，脾肾之火不足，釜底无薪，又有湿热滞肠，则用四逆理中之辈加大黄炭15g，效果亦佳。中药炒炭后，根据现代活性炭理论，具有一定的吸附作用，止泻作用增强。地榆、乌梅、荆芥炒炭后清利肠道湿热的同时增强涩肠止泻。"炒炭存性"，即药物炒炭后只能部分炭化，未炭化部分仍保存药物的固有性能，增强止泻作用。红参炭具有补气、温阳、止泻作用，用于气虚下利不止者。姜炭具有收敛止血、温脾散寒作用，用于脾胃虚寒型下利。大黄炭具有通下及收涩作用，用于有里急后重、大便黏腻不爽、便后不尽感者。蒲黄炭具有祛瘀止血作用，腹泻型肠易激综合征迁延难愈，久利多瘀，用于血行瘀滞、血不归经者。

（4）注重病后食疗调养。黄贵华教授常言：腹泻型肠易激综合征实证少，虚证多，病程长，易反复，故本病"三分靠治，七分靠养"。药物治疗不可或缺，但更重要的是需要患者配合饮食调养，方能巩固疗效，事半功倍。黄贵华教授还整理了一系列食疗方：①炒米，慢性腹泻患者，可嘱患者在煮药的同时加入一把炒黄的米煎煮，使得药味更厚，固护脾胃效果更佳。②人参10g，茯神15g，三七10g，三药加适量的水，睡前蒸服。人参大补元气，茯神宁心安神、利水，三七补血补气、活血化瘀。三药合用，可综合调养体质，提高身体自身维护和自愈能力。日常要对患者进行健康宣教，嘱其避风寒，起居有常，饮食有节，适当运动，三餐不宜过饱过饥，饮食结构要合理，调畅情志，顺应自然。

【验案赏析】 蒋某，女，49岁，2018年9月3日初诊。主诉：反复大便溏烂10余年，加重1年。现病史：自述10余年前无明显诱因下出现反复大便溏烂，日行1~2次，夹有不消化食物，偶有黏液，腹泻时伴腹痛，便后痛减。曾于我院住院治疗，自述行胃肠镜检查，均未见明显异常（具体不详）。其间症状反复发作。1年前上症加重，患者诉出现明显消瘦，体重下降约10 kg，大便溏烂，日行1~2次，夹有不消化食物，偶有黏液，腹泻时伴腹痛，便后痛减，时感乏力，口干口苦，纳寐尚可，小便正常，舌质淡红，舌苔薄白，脉沉细。既往史：宫外孕。过敏史：否认。中医诊断：泄泻病——脾肾阳虚证；西医诊断：腹泻型肠易激综合征。中药治以温肾健脾、助阳止泻为法，方以四神丸合附子理中丸加减。处方：白附片60 g（先煎2小时），生姜60 g，白术15 g，鹿角霜30 g，炙甘草15 g，补骨脂15 g，砂仁30 g，白豆蔻15 g，3剂。日1剂，水煎，饭前温服。

2018年10月24日二诊：患者诉服用3剂药后腹泻好转，大便已成形，因工作繁忙未继续就诊。3天前上症再次发作，大便稀溏，日行2~3次，未夹有不消化食物，无黏液脓血，乏力，时有口干，无口苦，纳寐可，小便调，舌质淡红有齿痕，苔薄白，脉细弦。处方：党参15 g，茯苓15 g，白术15 g，白豆蔻15 g，砂仁15 g，吴茱萸3 g，焦神曲15 g，炙甘草10 g。7剂，日1剂，水煎饭前温服。

2018年10月31日三诊：患者诉腹泻明显好转，大便成形，日行1次，偶有口干，无腹胀腹痛，纳寐可，小便调，舌淡，苔薄白，脉沉细。处方：守一诊方，白附片减至30 g，生姜减至10 g。7剂，日1剂，水煎饭前温服。

2018年11月14日四诊：患者诉大便已成形，日行1次，偶有口干，余无不适，纳寐可，小便调，舌淡，苔薄白，脉沉细。守上方，白附片减至15 g，生姜10 g改为炮姜15 g。7剂，日1剂，水煎饭前温服。

【按语】 黄贵华教授认为，久泻多偏于虚证，多责于脾肾阳虚，故予四逆法合四神丸加减。方中附子用至60 g，取其急救肾阳之效；生姜用至60 g，辛散温通以除中焦之虚寒；白术化土中之湿，且可和中益气；鹿角霜具收敛之效，且有补肾助阳之功；"脾欲缓，急食甘以缓之"，甘以补脾，能缓之也，故以炙甘草建中；补骨脂辛燥，助白附片补肾以行水；砂仁走中焦，理脾胃，纳五脏之气归肾；白豆蔻燥湿行气。诸药合用，脾肾双补，收效良好，

3剂泄泻可除。二诊患者腹泻再发，黄贵华教授思其泄泻日久，脾胃气虚，故予四君法开中焦，振奋脾胃之阳气，加吴茱萸温胃散寒、温中下气。7剂之后大便成形，症状明显好转，阳气渐增，故守首诊方，白附片减半，生姜减至10 g，以防温阳太过，继续巩固脾肾之阳。四诊患者无不适，疗效显著，阳气已复，故白附片继续减半，改生姜10 g为炮姜15 g，炮姜守而不走，直达入肾，继服7剂，以取收功之效。嘱患者可停药，继续观察。

参考文献

[1] 覃雁. 黄贵华教授治疗腹泻型肠易激综合征的临证经验及用药规律研究[D]. 南宁：广西中医药大学，2021.

黄雅慧应用参苓白术散治疗慢性功能性腹泻临床经验

【名医简介】黄雅慧主任医师是陕西省名中医，主持及参与省市级科研课题12项，发表学术论文60余篇。擅长中西医结合治疗消化系统常见病、多发病及疑难病，并能熟练应用消化内镜诊治消化道疾病，从医30余年，学验俱丰，尤以擅长治疗脾胃病及其兼症。

【学术思想】黄教授博览古今中医书籍，结合临床治疗经验，认为当今之人，由于不良的生活习惯，长期过食肥甘厚腻，辛辣刺激，煎炒炙煿，尤其夏日嗜食酒与各种饮料、烧烤，缺乏锻炼，饮食过于精细，以及工作、社会压力引起的情绪不畅，易致脾胃虚弱。腹泻的病位在大肠，病因则以人体自身的脾胃虚弱为本，兼有肝郁、湿盛、湿热为标。黄教授将功能性腹泻分为脾虚湿盛型、脾虚湿热型、脾肾阳虚型、肝郁脾虚型。参苓白术散出自《太平惠民和剂局方》，曰："脾胃虚弱，饮食不进，多困少力，中满痞噎……呕吐泄泻及伤寒咳噫。"方中人参大补元气、益气健脾为君药；茯苓、白术、山药助君健脾益气；莲子肉、白扁豆补脾止泻；薏苡仁渗湿止泻；砂仁、陈皮醒脾和胃，行气化滞，且补气而不壅；桔梗宣肺利气，以通调水道利湿。全方无一消导药，而重在益气健脾，是以补为消，脾胃一强，饮食自然正常。本方是在四君子汤的基础上加山药、扁豆、莲子肉、薏苡仁、砂仁、陈皮、桔梗而成。黄教授选方参苓白术散，于原方去大枣，易人参为党参，具体组成及剂量调整为：党参15 g，茯苓30 g，炒白术15 g，白扁豆15 g，甘草6 g，山药20 g，砂仁6 g，炒薏苡仁30 g，桔梗10 g。以参苓白术散为基础方，根据患者临床症状、体征辨证论治。

【诊断思路】功能性腹泻属于中医学"久泻"范畴，也被称为"泄泻""下利""肠风"等，黄教授认为其发病主要受到自身脾虚因素影响，脾虚失运，水谷不化，使内生浑浊；反谷为滞，反水为湿，进而形成腹泻，患者主要临床表现为排便次数增多。功能性腹泻诊断标准为至少75%的排便为不伴腹痛的松软（糊状）或水样便，诊断前症状出现至少6个月，近3个月症状符合以上标准。功能性腹泻的发病率呈逐年递增的趋势，其发病率占所有腹泻总数的59%。西医临床多以胃肠解痉药、止泻药、抗生素等治疗，虽然即时效果明显，但容易反复。且有研究表明，长期应用抗生素及止泻剂易破坏肠道微生态环境，导致菌群失调和功能异常。

【治疗方法】

（1）脾虚湿盛型：黄教授认为此型多见于体形偏胖之人，可遍及各个年龄层的人群。《素问·六元正纪大论》云："湿盛则濡泄。"《素问·至真要大论》云："诸湿肿满，皆属于脾。"患者脾虚日久，受纳运化失常，水液运化失常，故湿邪内生，下注大肠，肠道传化失司，故见排便次数增多，质稀。临床症见大便次数增多，质稀，平素乏困不适，自觉身体沉重，口淡不渴，舌淡胖，苔白或腻，脉缓而弱。治法：益气健脾，渗湿止泻。选方以参苓白术散加减为主。处方：党参15 g，茯苓30 g，炒白术15 g，白扁豆10 g，甘草6 g，山药20 g，砂仁6 g，炒薏苡仁30 g。若平素明显乏困不适，党参易为黄芪20 g以加强益气健脾；若兼有面色苍白、经量少，因气血不足经色淡者，加当归15 g，熟地黄15 g，黄精10 g以益阴养血。

（2）脾虚湿热型：黄教授认为当今之人，饮食精细加之夏日过于贪饮寒凉、吃烧烤，饮食不规律而致脾胃虚弱，脾虚运化失常，湿邪内生，日久化热，湿热内蕴，肠道传化失司。临床症见大便次数增多，质黏，伴排便黏腻不畅，口黏，或头重如裹，纳差，舌淡，苔黄腻，脉濡。治法：理气健脾，清热祛湿。选方以参苓白术散合三仁汤加减为主。处方：党参15 g，茯苓20 g，炒白术15 g，白扁豆10 g，甘草6 g，生薏苡仁30 g，苦杏仁10 g，豆蔻10 g，厚朴10 g，车前草15 g，淡竹叶15 g，木香6 g，秦皮10 g。伴口干者，易党参为太子参以补气兼顾清热；湿热偏重者易车前草为滑石15 g以加强清热祛湿；口黏甚者加佩兰15 g以化湿和中。

（3）肝郁脾虚型：《临证指南医案》载："恼郁动肝致病，久则延及脾胃中伤。"黄教授认为此型患者多平素情志不畅，或心理承受能力较弱，抑或喜忧思，日久致肝气郁滞，肝郁犯脾，或忧思伤脾，脾虚木壅。临床症见大便次数增多，便质稀溏，伴便前腹痛，便后痛减，或两胁下窜痛，或心烦易怒，舌淡，苔白或腻，脉弦细。治法：理气健脾，疏肝解郁。选方以参苓白术散合痛泻要方加减。处方：党参15 g，茯苓30 g，炒白术15 g，白扁豆10 g，甘草6 g，砂仁6 g，炒薏苡仁30 g，陈皮12 g，防风10 g。口干、口苦，情绪不畅甚者，加柴胡15 g，黄芩10 g，白芍15 g以疏肝柔肝；伴脐周疼痛不适者，加小茴香10 g以温中止痛；两胁下窜痛甚者，加川楝子10 g，郁金10 g以行气止痛。

（4）脾肾阳虚型：黄教授认为此型患者多见于年老体虚或素体脾肾阳虚者，久病者"五脏之伤，穷必及肾"，脾阳不振，脾病及肾，命门火衰，肾阳虚不能助脾胃运化水湿，腐熟水谷，则清浊不分，水入肠间而成腹泻。另外，"肾为胃关"，若肾阳虚衰，开固失职，亦可使水津下注而为泄泻。临床症见大便次数增多，糊状甚至稀水样便，腹中冷痛，口淡不渴，五更泄泻，久泻，或受凉即泄，面白，畏寒肢冷，或腰膝冷痛，小便清长，舌淡胖或边有齿痕，苔白滑，脉沉迟弱。治法：健脾益肾，温阳止泻。方以参苓白术散合四神丸加减为主。处方：党参15 g，茯苓30 g，炒白术15 g，甘草6 g，砂仁6 g，炒薏苡仁30 g，补骨脂10 g，吴茱萸3 g，五味子10 g，肉豆蔻10 g。稀水样便甚者，加芡实30 g，山药30 g加强补脾止泻；久泻不止、面白甚者，加诃子10 g，当归15 g，炒白芍15 g以涩肠止泻，养血和营。

【治疗绝技】应用参苓白术散治疗慢性功能性腹泻。

【验案赏析】黄某，男，48岁，2017年5月25日初诊。患者以"间断大便不成形3年余"为主诉。患者3年前因饮食不慎出现大便不成形，2～4次/日，色黄，无黏液及脓血，未予以特殊治疗。现症见大便2～4次/日，不成形，色黄，无黏液脓血，每于进食生冷后加重，腹胀，伴便前腹痛，便后痛减，呃逆，纳食一般，小便调，夜休可，舌淡胖，苔白，脉弦细。中医辨证为泄泻之肝郁脾虚型。方选参苓白术散合痛泻要方加减。处方：党参15 g，茯苓30 g，炒白术15 g，白扁豆10 g，麸炒山药20 g，甘草6 g，砂仁

6 g，陈皮 12 g，防风 10 g，桔梗 10 g，干姜 8 g，连翘 15 g，大腹皮 15 g，紫苏子 15 g。水煎 400 mL，分早晚温服，日 1 剂。

服药 7 剂后，患者排便次数较前减少，便前腹痛明显缓解，诉晨起大便 2～3 次/日，量少，质稀，夹不消化食物，上方减紫苏子、大腹皮，加五味子 15 g，肉豆蔻 10 g，煅牡蛎 20 g。继服 7 剂后症状明显好转。此后随证调方数次，大便 1 次/日，便前腹痛基本消失，大便成形。

【按语】黄教授基于大量的临床经验，博览古书，认为慢性功能性腹泻属于祖国医学之"泄泻""下利"，结合当今之人不良的生活方式（工作压力大、频繁熬夜、嗜食肥甘厚味及辛辣、烧烤）均可损伤脾胃，致脾胃虚弱，湿邪内生；加之废气排放，全球气候变暖，《灵枢·刺节真邪》载："与天地相应，与四时相副，人参天地""湿气通于脾"，外湿与内湿合而为病。故慢性功能性腹泻者多本虚标实，以脾虚为本，以湿热、肝郁为标，久病伤阳致脾肾阳虚。临床上黄教授方选参苓白术散为基础方，合痛泻要方、三仁汤、四神丸为主，随证加减，取得良好的临床疗效。另外，从保持长远的疗效来说，应指导患者形成良好的生活习惯。例如，饮食清淡忌辛辣刺激及肥甘厚味，按时进餐，勿过饥过饱；生冷及寒凉的水果宜少食，不宜空腹食用；保持心情愉悦，及时减压避免情绪紧张，对于久泻者应予以心理疏导帮助其建立疾病痊愈的信心。这些有效的调摄方法，往往使得治疗事半功倍，取得满意的疗效。

参考文献

[1] 许荣荣，何敏敏，黄雅慧. 黄雅慧教授应用参苓白术散治疗慢性功能性腹泻的临床经验 [J]. 内蒙古中医药，2017，36（19）：44-45.

李佃贵从"浊毒"论治腹泻型肠易激综合征经验

【名医简介】李佃贵教授系河北医科大学教授，博士研究生导师，河北省首届十二大名中医。从事脾胃病专业 30 余年，博采众长，学验俱丰，对脾胃病颇有研究，尤其是对脾胃病中的疑难杂症有其独到的见解和治疗经验，并首次提出"浊毒学说"，创立化浊解毒法，临床疗效显著。

【学术思想】

（1）浊毒述要。浊者，不清也。早在《内经》中记载"浊阴""浊气"，"浊"既指饮食消化的浓浊部分，又指排出的污浊之物。汉代张仲景《金匮要略》认为浊与湿同，为邪气，即浊与湿有相似之处，可以阻滞经络气血，是害清之邪气。"毒"最早指毒草，广义的毒即"物之能害人者皆谓之毒"。《金匮要略心典》中指出"毒，邪气蕴结不解之谓"，狭义的毒是指这种源于外界或体内，由于脏腑功能和气血运行失常，使体内的生理或病理产物不能及时排出，蕴积体内过多而产生，并对机体有不利影响的因素。浊、毒性质虽不同，但两者关系紧密，常胶结致病，且毒之形成与浊有密切关系，故浊毒并称，既是致病因素，也是疾病发生、发展、转归的病机。

（2）腹泻型肠易激综合征病因病机。根据其临床表现，腹泻型肠易激综合征属于中医学腹痛、郁证、泄泻等范畴，目前多分为肝郁气滞证、肝气乘脾证、脾胃虚弱证、寒热夹杂证及大肠燥热证5个证型。李教授总结多年的临床实践经验，提出从"浊毒"论治腹泻型肠易激综合征，认为本病病因有四点：①情志失调，肝失条达，肝气郁滞，横逆犯脾，脾胃运化失司，湿浊内生，导致湿浊内蕴，阻碍气机，气郁日久化热、化毒，浊毒互结于肠道，阻碍肠道气机而致。《医方考》云："泻责之脾，痛责之肝，肝责之实，脾责之虚，脾虚肝实，故令痛泻。"②先天禀赋不足，《景岳全书》早就记载"泄泻之本，无不由脾胃。"脾虚则水湿不运，脾胃升降功能失调，大肠传导功能失常，顽痰宿湿阻滞肠间，水湿内蕴化为浊，郁久化热，浊热入血为毒，浊毒阻于肠腑而致。③饮食不节，《素问·太阴阳明论》记载："食饮不节，起居不时者，阴受之……阴受之则入五脏……入五脏则䐜满闭塞，下为飧泄。"饮食不节，损伤脾胃，脾不升清，胃不降浊，肠腑不能分清泌浊，水湿内蕴，阻滞肠间，酿生浊毒。④感受外邪，《素问·生气通天论》曰："因于露风，乃生寒热。是以春伤于风，邪气留连，乃为洞泄。"外邪入侵，客于肠道，酝为浊毒，引发疾病。浊毒内郁，传化失司是本病之关键。本病病位在肠，与肝、脾密切相关，治疗当以化浊解毒法为主。

【诊断思路】 肠易激综合征是一种胃肠功能紊乱性疾病，目前发病机制尚不明确，临床主要表现为腹痛、腹胀、腹泻、排便习惯改变（如腹泻、便秘）及大便性状异常（黏液便、便秘、硬便），持续存在或间歇发作，但无器质性疾病（如形态学、生化代谢指标等异常）的证据。伴随社会竞争的日趋激烈、人们生活节奏的不断加快、饮食结构的改变等，本病发病率正在持续上升，欧美等发达国家可达15%～20%，亚洲国家发病率为5%～10%。肠易激综合征病程较长，症状易反复发作，给人们正常的工作、学习和生活带来很大影响，并占用了大量的医疗资源，因此本病受到国内外学者的广泛重视。

【治疗方法】腹泻型肠易激综合征临床可见肠胀气、腹部不适、腹痛、腹泻、腹胀、黏液便及排便不尽感等症，李教授临床将其辨证分为四型，化浊解毒法贯穿治疗全过程，具体分型辨治方法如下。①肝气乘脾，气郁脾虚，浊毒内蕴。主要症状为恼怒或精神紧张后腹痛即泻，泻后痛缓，易情志不畅，腹胀，肠鸣矢气，大便带黏液，纳呆，脉弦滑或弦细。本型多由肝气横逆犯脾，浊毒郁于肠道所致，治宜疏肝理气健脾，化浊解毒祛郁。《景岳全书》曰："故治此者，当补脾之虚而顺肝之气，此固大法也。"药用白芍、防风、陈皮、柴胡、木香、枳壳、香附、香橼、佛手、焦槟榔疏肝理气解郁，白术、茯苓、山药健脾和胃，白头翁、黄柏、半枝莲清热燥湿解毒。②脾胃虚弱，气虚湿阻，浊毒内蕴。主要症状为大便时溏时泻，夹有黏液，常餐后即泻，食后腹胀，乏力，易疲乏，纳差，舌质淡，舌体胖有齿痕，苔白或白腻，脉弦细滑。本型多由浊毒内蕴、阻滞中焦、损伤脾胃而成。治宜化浊解毒，健脾益气。药用陈皮、木香、扁豆、厚朴、薏苡仁、佩兰、苍术、藿香、砂仁、车前子、泽泻理气渗湿化浊，以党参、炒白术、茯苓、白芍、山药健脾益气，以升麻、柴胡、葛根升阳止泻。③浊毒内蕴，瘀血阻络，瘀浊毒邪互结。主要症状为腹内包块，疼痛明显，痛处不移，腹泻，舌质紫暗或有瘀点、瘀斑，苔黄，脉弦细或弦滑。本型多由浊毒下注肠间、灼伤血脉、瘀浊毒邪互结而成。治宜化浊解毒，活血化瘀。药用蒲公英、黄连、黄芩、虎杖、大血藤、白豆蔻、薏苡仁化浊解毒，延胡索、川芎、当归、红花、三七粉、赤芍、牛膝、白芍等活血化瘀通络。④浊毒内蕴，阴虚津伤，虚热浊邪互结。主要症状为腹部隐痛，腹泻便秘交作，肛门下坠，便下黏冻或夹泡沫，排出不爽，伴盗汗，五心烦热，头晕眼花，舌红苔少或花剥，脉弦细或弦滑。此为虚实夹杂之证，由浊毒内蕴日久，耗伤津液所致。治宜滋阴清热，化浊解毒。此时以阴伤为主，浊毒较轻，以乌梅、菟丝子、山茱萸、麦门冬、五味子、石斛、女贞子等滋阴清热，以黄芩、黄连、黄柏、白豆蔻、砂仁化浊解毒，以槟榔、陈皮、厚朴、枳实理气通便。

【治疗绝技】从浊毒论治腹泻型肠易激综合征。

【验案赏析】张某,男,27 岁,2009 年 9 月 10 日初诊。主因间断性腹痛、腹泻 7 个月就诊。患者现腹痛、腹泻,日行 3~4 次,质稀,情绪不畅时加重,时脐下胀满,纳差,寐安,小便调,舌红,苔薄黄腻,脉弦细。西医诊断:肠易激综合征(腹泻型)。中医诊断:腹痛(浊毒内蕴,肝气乘脾)。治法:化浊解毒,调和肝脾。处方:白芍 15 g,大腹皮 15 g,白术 9 g,白芷 12 g,黄连 15 g,黄芩 12 g,香附 15 g,佛手 15 g,陈皮 9 g,苍术 12 g,白头翁 15 g,砂仁 15 g,白豆蔻 15 g,枳实 15 g,白扁豆 15 g,葛根 15 g,柴胡 15 g。日 1 剂,水煎取汁 150 mL,分早、晚 2 次温服,服 7 剂。

2009 年 9 月 18 日二诊:腹痛,脐下胀满减轻,大便次数减少,每日 2~3 次,大便质稀,纳差,寐安,小便调,舌红,苔薄黄腻,脉弦细。上方加黄柏、炒莱菔子各 15 g,日 1 剂,继服 1 周。

2009 年 9 月 26 日三诊:患者腹痛、脐下胀满基本消失,纳可,大便质可,每日 1~2 次,舌红,苔黄,脉弦细。上方去黄柏、黄连、黄芩,加茯苓、薏苡仁各 15 g,日 1 剂,继服 1 周。以本方为主,随证加减,并嘱患者畅情志、调饮食,连续调治 4 个月,诸症基本消失,未见复发,嘱患者平素宜少食生冷油腻。

【按语】腹泻型肠易激综合征是一种全球性疾病,是典型的心身疾病。腹泻型肠易激综合征的病因和发病机制至今尚未完全明确,其发病涉及多方面因素,包括精神、遗传、感染、饮食、药物、个人体质等,然而近年来精神因素被认为是非常重要的发病因素,抑郁、焦虑、忧虑等负面情绪刺激而生神郁,神郁则身病,故此属"因郁致病"。李教授根据腹泻型肠易激综合征患者体质之差别、感邪之轻重差异、症状之复杂多样、证型之错综复杂,提出从"浊毒"论治腹泻型肠易激综合征,也特别注重对患者心理、精神因素的调节。李教授运用浊毒解毒大法辅以疏肝理气、活血化瘀等法以达祛除浊毒、畅达气血之功,以健脾和胃、滋阴清热等法以达扶正之效,消除患者病痛,使患者达到神形和谐、天人合一、畅达和美的境界,为患者造福,这充分体现了李教授灵活的辨证思路和创新的学术思想。

参考文献

[1] 王辉,吕金仓,何华,等.李佃贵教授从浊毒论治腹泻型肠易激综合征经验[J].河北中医,2014,36(3):329-331.

林寿宁从湿论治腹泻型肠易激综合征经验

【**名医简介**】林寿宁，主任医师，教授，硕士研究生导师，广西名中医，全国名老中医。

【**学术思想**】腹泻型肠易激综合征属中医学"泄泻"和"腹痛"范畴。泄泻最早记载于《内经》，指出风、寒、湿、热均可引起泄泻。《素问·太阴阳明论》言："食饮不节，起居不时者，阴受之……阴受之则入五脏……下为飧泄。"《素问·举痛论》云："怒则气逆，甚则呕血及飧泄。"由此可见，饮食不洁、起居无常和情志不遂均易导致泄泻。另外，泄泻、腹痛也可由长期体质虚弱或先天禀赋不足引起。林教授认为其病因虽然包含外邪侵袭，但主要还是不良生活习惯所致，如饮食、睡眠不规律、长时间情志不畅等，导致脾运失健，或肝郁气滞，横克脾土，或肾阳虚，火不温土，小肠分清泌浊功能下降，水反为湿，谷反为滞，湿浊停聚肠腑，导致泄泻、腹痛的发生。虽病因众多，但其基本病机为"湿浊内停，肠道传导失司。"

【**诊断思路**】肠易激综合征为一种功能性肠病，常以伴随排便习惯改变和反复发作的腹痛为临床表现。排便习惯异常往往可见便秘、腹泻，或便秘和腹泻交替，可能伴有腹胀等症状，而临床常规检查检测不到相关器质性病变来解释这些症状。国内研究显示，我国以腹泻型肠易激综合征患者最为多见。目前，腹泻型肠易激综合征的病因还不明确，为多种原因作用的结果。林教授长期从事临床消化系统疾病诊疗，对治疗腹泻型肠易激综合征从理论到临床积累了丰富的经验，每多灼见而应手取效。

【**治疗方法**】

（1）湿郁肠腑证。此证所言之湿即为寒湿，患者常表现为腹痛、腹胀或腹部不适，大便溏烂，脘闷纳少，舌质淡红或偏暗，苔白厚或白腻，脉弦滑。林教授以行气解郁、化湿健脾为治法，自拟肠病方治疗。药物组成：苍术，制半夏，薏苡仁，陈皮，鸡内金，地榆，槐花。方中使用苍术、制半夏、薏苡仁健脾除湿共为君药；陈皮理气燥湿、鸡内金消食健胃，二者助脾胃化湿共为臣药；地榆、槐花凉血养阴，以防燥湿太过为佐药。诸药合用，共奏理气健脾、燥湿养阴之功效。林教授常以此方为基础加减，善用白术益气健脾，茯苓利水渗湿，木香、砂仁行气化湿，炒麦芽增强消食健胃之功，或姜厚朴温中理气燥湿，延胡索行气止痛，甘草益气和中、调和诸药等。林教授特别强调此方中地榆应炒炭用，再加姜炭，可增强其温中止泻之效。林教授认为湿郁肠腑证是腹泻型肠易激综合征最为常见的证型，大部分患者都可按此证进行辨治。即使是久病正虚，只要以湿滞为主，证为实者，治疗也应先祛邪，畅通肠腑，勿轻易使用收敛药物，以防"关门留寇"之弊。

（2）寒热错杂证。此证为寒热湿错杂致病，常表现为便前腹痛，大便时溏时泻，腹胀或肠鸣，便后痛减，口苦或口臭，畏寒，受凉则发，舌质淡，苔薄黄，脉弦细或弦滑。治以化湿健脾、清热利湿，林教授自拟肠病方合葛根芩连汤为基础方加减。以肠病方加入清热生津止泻之葛根，清热燥湿之黄芩、黄连为基础，再根据患者病情运用白术、茯苓、木香、砂仁、炒麦芽、厚朴、甘草等药灵活加减，湿热偏盛者还可配伍蒲公英清热利湿、马齿苋凉血止泻等。

（3）脾胃虚弱证。脾主运化，胃主受纳，脾胃虚弱，则水谷精微运化失常，水反成湿，谷反成滞，湿滞内停，清浊不分，遂发为泄泻。常表现为大便时溏时泻，饮食稍微不注意，就出现大便次数增多，完谷不化，纳少腹胀，肢倦乏力，舌质淡有齿印，苔白，脉缓无力。治以健脾益胃、渗湿止泻，林教授常以参苓白术散加减治疗。方中党参补脾肺之气，白术既补气健脾，又燥湿止泻，茯苓利水渗湿，此三药为君；山药善补气养阴，兼收涩之效，莲子既补脾胃，又涩肠止泻，薏苡仁健脾利湿，炒白扁豆补脾化湿止泻，共助君药健脾益气、止泻；佐以砂仁化湿行气、温中开胃，桔梗提升肺气，使补而不滞，又载诸药上行，以达培土生金之效；甘草为使，既益气和中，又调和诸药。全方补虚中兼渗利涩敛，共奏健脾益胃、渗湿止泻之功。

（4）脾肾阳虚证。脾阳与肾之真阳密切关联，命门之火能上助脾胃，腐熟水谷，帮助肠胃的消化吸收。若肾阳虚衰，命火不足，便不能温煦脾土，脾胃运化失常，则易致水湿内生，趋于肠道，引发泄泻，正如张景岳所言"肾为胃之关……即令人洞泄不止也。"从临床特点看，此证多见于年老体弱者，或大病之后。常在黎明之前出现腹脐疼痛，肠鸣而泻，泻后则安，多伴有腰膝冷痛，形寒肢冷，舌质淡胖苔白，脉沉细。林教授治以温肾暖脾、化湿止泻，常以四神丸加减。方中补骨脂善补命门之火为君；肉豆蔻暖脾涩肠为臣，与补骨脂相配，则温肾暖脾、固涩止泻相得益彰；吴茱萸助阳止泻，五味子酸敛固涩，二者共为佐药；大枣补中益气，生姜温胃散寒共为使药。林教授常在四神丸的基础上，伍以苍术燥湿健脾，并运用茯苓、泽泻等利水渗湿之品，使温化之寒湿得以从小便排出体外；兼气虚者，可予黄芪、党参、白术等益气健脾；兼气滞者，用木香、砂仁行气化湿；兼食滞者，常以神曲、鸡内金消食和胃等。林教授还特别强调肉豆蔻必须去油，否则虽有补肾之功，却无止泻之力，相反还会因为其本身的油质影响使大便稀烂。而吴茱萸属于大辛大热之品，久用有伤津之虞，故使用时应注意中病即止。

【治疗绝技】林教授认为腹泻型肠易激综合征由外邪侵袭、饮食不洁、起居无常、情志不遂和素体虚弱等病因引发脏腑功能受损，导致湿浊内停、肠道传导失司而发病，病位在肠，与肝、脾（胃）、肾密切相关，其主要病理因素为湿。林教授根据湿邪之寒热偏性及患者症状的不同，将腹泻型肠易激综合征分为湿郁肠腑、寒热错杂、脾胃虚弱及脾肾阳虚4种证型进行辨治，以"辨病与辨证相结合"为原则，理湿为大法，调畅中焦气机贯穿始终，综合考量患者用药的适应证和禁忌证，在药物的种类及用量上灵活加减以治之。并且十分重视症状缓解后的调护，指导患者调理饮食及调畅情志，常嘱忌食咸菜、腌肉、生冷难消化的食物，以期症状不复发或延长复发时间。

【验案赏析】患者，女，54岁，2020年10月14日于广西某医院初诊。主诉：大便次数增多2年。患者自述2年前因进食寒凉后出现大便次数增多，每日2~5次，便质稀烂，不成形，常伴腹胀、左侧腹部隐痛，经多方求治，症状虽偶有缓解，但停药后易反复发作、缠绵难愈。现症见大便每日2~5次，便质稀烂，伴腹胀、左侧腹部隐痛，泻后痛减，矢气多，无黏液脓血便，无里急后重感，纳食不香，寐欠佳，舌质淡红，苔白腻，脉弦。西医诊断为腹泻型肠易激综合征；中医诊断为泄泻，证属湿郁肠腑型，以行气解郁、化湿健脾为治法，方用肠病方加减。处方：麸炒白术10g，地榆炭15g，醋延胡索10g，姜炭3g，佛手7g，麦芽20g，炒鸡内金15g，茯苓15g，木香7g，砂仁10g，姜半夏10g，陈皮5g，甘草3g。免煎剂7剂，每日1剂，水冲服。

2020年10月20日二诊：诉药后大便有所改善，每日2~3次，较前稍成形，腹胀、腹痛减轻，矢气减少，食欲稍有改善，寐仍欠佳，舌淡红，苔白厚，脉弦。予上方去木香、姜炭，地榆炭改为20g，加合欢皮15g。10剂，每日1剂，水冲服。

2020年11月1日三诊：诉大便日行1~2次，已成形，腹胀明显减轻，腹痛消失，纳食增加，睡眠改善，舌淡红，苔白，脉弦，病情基本缓解，改以调理脾胃为主，于上方基础上去姜半夏、合欢皮、醋延胡索等，加麸炒苍术 10 g，猪苓 10 g，焦六神曲 15 g，木香 7 g。7 剂，每日 1 剂，水冲服。药后症状基本消失，随访半年，病情未见复发。

【按语】本例患者因饮食不慎致脾运失健、湿浊内停、肠道传导失司而发为腹痛、泄泻。舌质淡红，苔白腻，脉弦，证属湿郁肠腑型，以行气解郁、化湿健脾为治法，拟肠病方加减。方中白术、姜半夏健脾除湿，陈皮理气燥湿，炒鸡内金、麦芽消食健胃，地榆炭凉血养阴，木香、砂仁行气化湿，佛手理气燥湿，茯苓利水渗湿，延胡索行气止痛，姜炭增强其温中止泻之效，甘草益气和中、调和诸药。服上药后，大便稍成形，次数有所减少，腹胀、腹痛减轻，矢气减少，寐仍欠佳，舌淡红，苔白厚，脉弦，考虑患者气机较前畅通，但湿滞仍重，故二诊守上方去木香、姜炭，加大地榆炭用量，以防燥湿太过伤阴，另加用合欢皮解郁安神。三诊时患者诸症减轻，纳寐改善，舌淡红，苔白，脉弦，病情已明显缓解，故加强调理脾胃以固其本，遂于二诊基础上去姜半夏、合欢皮、醋延胡索等，加麸炒苍术燥湿健脾、木香行气健脾、焦六神曲消食和胃、猪苓利水渗湿。

参考文献

[1] 何玉蓉，朱永苹，萧慧莹，等.林寿宁教授从湿论治腹泻型肠易激综合征经验[J].广西中医药大学学报，2022，25（3）：28-30.

刘万里治疗慢性腹泻经验

【名医简介】刘万里教授师从首届全国名中医单兆伟教授，系"孟河医派"继承人，现为南京中医药大学教授，博士研究生导师，国家中医重点专科治未病中心、江苏省中医临床重点专科脾胃病科学科带头人。刘教授从事临床、科研及教学工作 20 余载，在诊治消化系统疾病方面积累了丰富的临床经验。

【学术思想】刘教授慢性腹泻的病位在肠腑，与肝、肺、脾、胃、肾脏腑的生理病理关系密切，总以脾虚湿盛、肠道传导功能失司为主要病机，可为肝气疏泄失职、肺气宣肃失司、胃气降浊失力或肾阳温煦失责所致，亦能因病情迁延日久而由实转虚，或虚实兼杂。

【诊断思路】腹泻是指排便次数增多（＞3次/天），或粪便量增加（＞200 g/d），或粪质稀薄（含水量＞85%），常表现为排便急迫感、肛门不适、失禁等症状的一种消化系统疾病，腹泻持续超过4周或反复发作则为慢性腹泻。现代医学认为，慢性腹泻多系胃肠道功能紊乱所致，亦可因感染、溃疡、肿瘤及炎症而发病，多见于慢性肠炎、胃肠功能紊乱、腹泻型肠易激综合征、炎症性肠病、肠结核及肠道恶性肿瘤等肠道疾病。西医治疗慢性腹泻主要使用抗生素控制感染、运用止泻药物对症治疗，以及纠正水、电解质紊乱和酸碱平衡失调等，短期内可以取得较好效果，但存在影响胃肠道生理功能的治疗局限。中医认识慢性腹泻较早，治疗该病颇具特色，虽无"慢性腹泻"病名，但根据临床症状多将其归于"泄泻"范畴。

【治疗方法】

（1）从脾胃论治，升清降浊，祛湿止泻。脾胃五行属土，位居中焦，主司后天纳谷运化，转输水谷精微而内养五脏六腑，外养四肢百骸。《临证指南医案·脾胃》云："脾宜升则健，胃宜降则和。"脾为阴土，喜燥而恶湿，脾气主升，有运化及枢转全身水液，将胃腑、肠腑所纳水谷精微向上输布的职责；胃为阳土，喜湿而恶燥，胃气主降，有向下传导消化食物，维持胃腑、肠腑气血通畅的生理功能。刘教授认为中焦虚弱、水湿泛肠是慢性腹泻发病之根本，诚如《医宗必读》所云："脾土强者，自能胜湿，无湿则不泄……若土虚不能制湿，则风寒与热皆得干之而为病。"外湿内侵，易损伤脾阳，困遏中土而致湿邪内生，或素体脾胃虚弱，脾气无力运化水液而内生水湿。湿为有形、重滞、弥漫之阴邪，性善流窜，可弥漫全身，阻碍肠腑气机通降，肠道传导功能失司，则表现便质稀如水样、腹痛肠鸣、脘腹闷胀、纳呆、食欲不振等寒湿困脾或脾气亏虚证候；若湿邪壅滞肠道，郁而化热，则可表现泻下不爽、气味臭秽、肛门灼热、口渴烦热等肠道湿热证候。脾胃燥湿相济，升降相因，脾气升清失序则胃气难以降浊，可进一步影响肠腑通滞。若素体胃虚纳呆，腐熟无力，食滞胃肠，则可表现泻下臭如败卵、完谷不化、嗳腐吞酸等症状。刘教授从脾胃论治慢性腹泻，以健脾和胃、益气升阳治本，以祛湿止泻、通腑肃肠治标，以香砂六君子汤为主方随证加减，旨在恢复脾胃升清降浊之生理功能。香砂六君子汤出自《古今名医方论》，由人参、白术、茯苓、半夏、陈皮、木香、砂仁、甘草八味药组成，有益气补脾、化湿和中的功用。方中人参为补脾之要药，长于生元气、益脾气；白术、茯苓擅于健脾，能运脾和中、渗湿利水；半夏辛开散结，能降逆化消痰；陈皮、木香辛行温通，能理气化滞；砂仁化湿行气，温中止泻；甘草调和药味。诸药合用，燥中有润，泄中寓补，升降得宜，共奏健运中焦脾胃而通利下焦肠腑的效力。《景岳全书》云："泄泻之本，无不由于脾胃。"刘教授指出，中焦如衡非平不安，遣药以平和为贵。泄泻可因外感寒湿邪气而诱发，或因脾胃虚弱化热、夹滞则迁延难愈，故临证治疗应灵活化裁香砂六君子汤而用。外感寒湿者，可加藿香、苍术、白芷解表散寒，化湿醒脾；胃肠湿热者，可加葛根、黄芩、黄连清热燥湿，分利止泻；食滞胃肠者，可加山楂、神曲、莱菔子健胃消食，化积导滞。药理研究发现，香砂六君子汤能够促进脾虚患者及大鼠胃排空，并抑制其小肠过快蠕动，有效改善脾虚症状，可广泛应用于功能性消化不良、溃疡性结肠炎、肠易激综合征等胃肠道疾病的治疗。

（2）从肝肺论治，调气和血，通腑止泻。肝为"将军之官"，五行属木，喜条达而恶抑郁，肝气有升动发散之性，位居中焦主司畅达全身脏腑气血运行，维持津液布散；肺为"相傅之官"，五行属金，覆盖于五脏六腑之上而为"水之上源"，肺气宣发与肃降协调，以通调水道、输布津液为责。肝脏与肺脏之间存在着"肝左升，肺右降"的气机升降，足厥阴肝经与手太阴肺经首尾相接的经络气血流注，以及金克木或木侮金的五行生克乘侮的关系。《灵枢·本输》云："肺合大肠，大肠者，传道之府。"肺与大肠互为表里，有"提壶揭盖"之权，且肝为脾之所不胜，故肝肺气机升降协调、经络气血流畅、五行制化平衡与肠腑的生理功能关系密切。《医方考·泄泻门》曰："肝责之实，脾责之虚，脾虚肝实，故令痛泻。"《医经精义·卷上》曰："大肠之所以能传导者，以其为肺之腑。肺气下达，故能传导。"若七情内伤，肝气失于疏泄，木郁横土，则脾虚生湿聚痰，疏于升清，胃浊冗降于肠，痰浊泛蕴肠腑可致传导失司，可表现泄泻伴肠鸣、腹痛、两胁胀闷、食欲不振、神疲乏力等肝气乘脾证候。若外感风、寒、湿邪气犯肺，肺气失于宣肃，气机枢转不利，肠腑难以通降痰浊流注，则可见腹胀肠鸣、痛泻势急难止。刘教授从肝肺论治慢性腹泻，以柔肝补脾、宣肺通腑为治则，临证遣用痛泻要方合参苓白术散为主方，随证化裁药味，旨在恢复脏腑气血和调，肠腑通气导滞。痛泻要方为朱丹溪所创调和肝脾之代表方，由白芍、白术、陈皮、防风四味药组成，有补脾柔肝、祛湿止泻的功用。方中白芍敛阴柔肝，白术燥湿健脾，陈皮理气和中，防风祛风胜湿。四味合用，有抑木扶土、祛湿通腑之效。参苓白术散始载自《太平惠民和剂局方》，由人参、白术、茯苓、甘草、桔梗、莲子、白扁豆、砂仁、山药、薏苡仁组成，有补脾益肺、升清止泻的功用。方中人参、山药补益肺脾气阴；白术、茯苓、薏苡仁健脾燥湿，利水渗湿；砂仁、白扁豆化湿和中，行气止泻；莲子甘涩止泻，补脾益肾；桔梗宣开肺气而通利肠腑；甘草调和药味。诸药合用，调气和血，燥润相宜，补泻兼施。痛泻要方合参苓白术散，柔肝补脾而祛湿，宣肺通肠而止泻，畅达木郁，宣泄金郁，通调胃肠而无伤正之弊。忧思愤懑者，可加合欢皮、远志、郁金、玫瑰花、酸枣仁等解郁清心、养血安神之品；咳喘痰鸣者，可加紫苏子、紫菀、款冬花、枇杷叶等润肺化痰、止咳平喘之品。现代研究发现，情志因素和社会环境可影响神经-内分泌网络系统而致胃肠动力失调。刘教授治疗慢性腹泻常嘱患者抒情解郁，缓解不良情绪，以配合药物治疗。

（3）从脾肾论治，益气温阳，固涩止泻。《素问·六节藏象论》云："肾者主蛰……通于冬气。"肾为封藏之本，主蛰藏元精，纳气固摄，与脾运化精微共同滋养全身形体之阴阳，对维持五脏六腑的生理功能有着重要的作用。《景岳全书·泄泻》曰："肾为胃关，开窍于二阴，所以二便之开闭，皆肾脏之所主。今肾中阳气不足，则命门火衰而阴寒独盛，故于子丑五更之后，当则阳气未复，阴气盛极之时，则令人洞泄不已。"先天禀赋不足者，年老体弱者，平素嗜食寒凉之品而脾肾衰疲者，或久病未愈，脾虚损及肾阳者，可因命门火衰，脾失温煦，寒凝阻滞肠腑气机，清浊不分，水湿混杂下注肠腑而发为泄泻，表现为黎明前腹部作痛、肠鸣即泻、泻后痛减、大便清稀、完谷不化、形寒肢冷、腰膝酸软等脾肾阳虚证候。《医宗必读》言："久泻常属下元无火，治当温补脾肾、补火生土。"刘教授指出，治慢性腹泻必求于本，本于阴阳。部分腹泻患者病程迁延，证候多端，病机复杂多变，此多系久病伤正损及脾肾，耗伤阳气所致，故治疗应从脾肾立法，补益脾肾阳气固涩止泻，温化寒凝以调畅腑气，化湿利水而祛邪通肠，临证可运用四神丸合附子理中汤加减治疗。四神丸首载于《证治准绳》，由补骨脂、肉豆蔻、吴茱萸、五味子、生姜、大枣组成，有温肾暖脾、涩肠止泻的功用。方中补骨脂温燥，善壮肾火，暖水脏，温脾止泻；肉豆蔻辛温收涩，温补中土，且能固大肠而止泻下；五味子味酸敛阴，甘温润燥，能收涩止泻，益气生津；吴茱萸、生姜散寒温胃，助阳止泻；大枣补脾益气，和中养胃。诸药合用，补肾养脾，调胃通肠，燥润相济而无伤止之虞。附子理中汤出自《三因极一·病证方论》，由附子、人参、白术、干姜、甘草五味组成，有温脾扶阳、散寒止痛的功用。方中附子、干姜辛热，有补火助阳、散寒运脾之力；人参、白术燥润相伍，益气健脾以除湿利水；甘草调和药味。诸药合用，共奏健脾气、温肾阳、祛水湿之效。四神丸合附子理中汤，温阳而寒湿得化，固涩则久泻可止，临床收效颇佳。久泻阴伤者，可适当配伍麦冬、天冬、石斛、黄精等滋阴益气，敛津养阴；泻下难止者，可配伍五味子、乌梅、赤石脂等增强固涩收敛、涩肠止泻之力；脘腹刺痛者，可配伍延胡索、乳香、没药、五灵脂等活血行气，祛瘀止痛；腰膝酸痛甚者，可配伍牛膝、桑寄生等补益肝肾、强筋健骨。

【治疗绝技】慢性腹泻为临床较为常见的疾病，可见于慢性肠炎、胃肠功能紊乱、腹泻型肠易激综合征、炎症性肠病、肠结核及肠道恶性肿瘤等多种肠道疾病。慢性腹泻属于中医"泄泻"的范畴，中医药内治该病颇具特色，亦有通过针灸、敷贴、灌肠、穴位注射、推拿、拔罐、足疗等方法的外治临床报道。刘教授诊疗该病基于肠腑的生理特性，从脾胃、肝肺、脾肾论治，以升清降浊、调气和血、益气温阳，有祛湿止泻、通腑止泻及固涩止泻等诸法，临床治疗效果明显，值得进一步研究及推广应用。

【验案赏析】陈某，男，28岁，2018年7月13日初诊。主诉：便溏反复发作2年余。病史：患者近2年来便溏反复发作，日解1~2次，呈糊状，肉眼未见黏液脓血。平素工作压力较大，时感胸痞满闷，头发油腻易脱，面部见多处痤疮。患者2017年10月20日于外院就诊，查结肠镜示慢性结肠炎。口服西药治疗（具体不详），仍有便溏反复发作。刻下：便溏，日解1~2次，呈糊状，无黏液脓血，腹痛隐隐，情绪波动时加重，汗多，运动后明显，溺短色黄，纳食欠佳，夜寐尚可，舌质红，苔黄腻，脉弦滑。西医诊断：慢性腹泻。中医诊断：泄泻（肝郁脾虚湿热证）。治以疏肝健脾，燥湿清热。处方：炒苍术10 g，川朴6 g，茯苓15 g，生薏苡仁30 g，法半夏10 g，陈皮5 g，黄芩10 g，仙鹤草15 g，百合20 g，佛手10 g，炒山药30 g，焦山楂12 g，六神曲12 g，煨木香6 g，黄连3 g，煨葛根10 g，藿香15 g，佩兰15 g，石菖蒲15 g，凤尾草30 g，杏仁10 g。7剂，每日1剂，早晚饭后分服。

2018年7月20日二诊：患者溏泄时作，日行1~2次，汗出较前减轻，颜面部无新发痤疮，头发仍油腻易脱，夜寐安，纳食可，舌红，苔黄，脉弦滑。上方加泽泻20 g。14剂，每日1剂，早晚饭后分服。

2018年8月10日三诊：患者大便基本成形，日行1~2次，头发油腻易脱明显好转，夜寐安，纳食可。前方续服21剂，用法同前。后期随访患者大便基本正常，未诉明显不适。

【按语】本案患者经辅助检查诊断为慢性结肠炎，刘教授根据患者便溏反复发作、时感胸痞满闷、头发油腻易脱、面部痤疮、易汗出、溺短色黄、舌质红、苔黄腻、脉弦滑等症状，四诊合参，辨为泄泻病肝郁脾虚、湿热留恋证候。肝为脾之所不胜，肝失疏泄，木郁横伐脾土，脾虚生湿聚痰，痰浊泛蕴肠腑则致传导失司，若湿邪壅滞肠道，久郁而化热，亦可表现湿热内蕴证候。刘教授治以疏肝健脾、燥湿清热、通腑降浊，方中炒山药益气健脾，炒苍术、陈皮苦温燥湿，配伍黄芩、黄连、凤尾草苦寒清热，茯苓、生薏苡仁甘淡利湿，石菖蒲分清泄浊，煨木香实肠止泻，煨葛根升阳止泻，焦山楂、六神曲助脾运化，藿香、佩兰为芳香之品、祛暑化湿，杏仁宣发肺气，川朴温脾胃中焦、通壅消胀，佛手疏肝理气，百合养阴安神。二诊时患者觉头发油腻，加泽泻以除湿除脂。

参考文献

[1] 朱湘茜，刘万里，苏坤涵，等. 刘万里教授治疗慢性腹泻经验撷要[J]. 亚太传统医药，2020，16（2）：103-105.

叶松从肝脾论治腹泻型肠易激综合征经验

【名医简介】叶松，主任医师，博士研究生导师，湖北省中医药学会脾胃病专业委员会主任委员，湖北省中医药学会青年分会副主任委员。

【学术思想】从肝脾论治腹泻型肠易激综合征的病因病机。

（1）从肝脾论治腹泻型肠易激综合征的病因。腹泻型肠易激综合征属中医学"泄泻"范畴，肝脾不调致肠道功能失司，发为本病，叶教授认为其常见病因有禀赋不足、饮食不节、外感六淫、情志失调等。先天不足或年老体虚，素体脾虚，纳运乏力，水湿不化，清浊不分，泄泻乃作；饮食不节，脾气壅滞，水谷内停或湿热内生，"湿盛则濡泄"；六淫侵袭，如湿邪易困脾，寒热之邪可从表入里，影响脾胃升降运化，肠道失司，引发泄泻；情志失调，木郁不达，克脾土则引起肝脾失调。

（2）从肝脾论治腹泻型肠易激综合征的病机。泄泻的发生与肝脾密切相关，肝脾不调主要表现在以下几个方面：①木不疏土。正如张锡纯《医学衷中参西录》云："人多谓肝木过盛可以克伤脾土……不知肝木过弱不能疏通脾土。"肝气郁结日久，或肝失濡养均可致肝疏泄不及，木不疏土，脾土失运，升清不利，水谷不化，而见纳呆便溏。②木旺乘土。《素问·玉机真脏论》云："五脏受气于其所生，传之于其所胜……肝受气于心，传之于脾。"故当郁怒伤肝，肝气太旺，气机乘犯脾土，致肝强而脾弱，气机升降不利，水液代谢失常，水谷混杂糟粕而下。叶天士谓之"肝病必犯土，是侮其所胜也"。③土虚木乘。《素问·气交变大论》云："岁土不及，风乃大行，化气不令，草木茂荣，飘扬而甚……民病飧泄霍乱。"肝气本不亢盛，但由于脾胃不足，脾亦可受肝气乘犯，故使虚者更虚，则见"土虚木乘"。

【诊断思路】腹泻型肠易激综合征是一种以腹泻为表现的功能性肠病，腹痛反复发作，与排便相关。其病理机制多被认为与胃肠动力异常、内脏感觉异常、内脏炎症及免疫机制、脑-肠轴功能紊乱、肠道菌群改变及心理因素有关。西医治疗尚缺乏一个有效而标准的治疗方案，疗效欠佳，严重时会影响患者心理健康，降低生活质量。有荟萃分析显示，从肝脾辨治腹泻型肠易激综合征疗效可靠，安全性高，并能降低复发率。

【治疗方法】从肝脾论治腹泻型肠易激综合征的证治方药。"木不疏土""木旺乘土""土虚木乘"的共同病机为肝脾不调，叶教授临床总以调和肝脾为法，根据病证要点，方以痛泻要方加味。方中白术为"补气健脾第一要药"，炒用可增燥湿止泻之功；白芍味酸善收敛，柔肝止痛，两药合用，可于土中泻木，根据痛泻要方有效成分研究，临床多选用生白芍；陈皮理气疏壅，可增健脾燥湿之效；"风药胜湿"，防风味辛香，善升浮阳气，可升提下陷之清气，清气升浊气自降，合白术以鼓舞脾之清阳。四药相合，配伍精妙，以调和肝脾，调畅气机。结合现代研究，痛泻要方具有缓解大鼠内脏高敏的机制，可有效缓解患者的紧张及焦虑情绪。

木不疏土症见大便溏，胸胁脘腹胀满疼痛，伴见肠鸣，纳差，心情抑郁，月经不调，舌淡红，苔白，脉弦。治法：疏肝健脾。方药：痛泻要方合逍遥散加减。常用方药：痛泻要方四味加柴胡、当归、茯苓、薄荷等。

木旺乘土症见大便稀溏，或先干后稀，伴腹部及两胁胀痛，泻后减轻，痛泻与情志有关，胸闷喜叹息，不欲饮食，身倦乏力，反酸嗳气，舌淡苔白或白腻，脉弦细。治法：抑肝健脾。方药：痛泻要方合柴胡疏肝散加减。常用方药：痛泻要方四味加柴胡、枳壳、蒲公英、茯苓、半夏、竹茹、山栀等。

土虚木乘症见大便溏泄，伴胸胁脘腹隐痛绵绵，腹胀纳差，反酸嗳气，肠鸣，面色萎黄，短气懒言，舌质淡红，苔白，脉细弦。治法：柔肝健脾。方药：痛泻要方合参苓白术散加减。常用方药：痛泻要方四味加党参、茯苓、山药、薏苡仁、桔梗、砂仁、佛手、乌梅等。随证加减：湿邪内阻者加用木香、黄连行气燥湿，藿香、佩兰芳香化湿；肝郁日久化热者加用茵陈蒿、黄芩、蒲公英、栀子、川楝子清热泄肝；反酸嗳气者予黄连、吴茱萸疏肝和胃；久泻虚者加肉豆蔻、诃子之类涩肠止泻；情绪欠佳及夜寐不安者加用玫瑰花、合欢花、酸枣仁、煅龙牡养心解郁安神。

【治疗绝技】叶松教授从肝脾论治腹泻型肠易激综合征，根据"木不疏土""木旺乘土""土虚木乘"的病机偏重分别予以疏肝、抑肝、柔肝结合健脾之治。《素问·脏气法时论》云："肝欲散，急食辛以散之，用辛补之。"临床上常用的疏肝中药包括柴胡、木香、佛手、薄荷等。肝气横恣者，抑肝不宜伐肝，柔肝之法正合肝体阴用阳之性，常用药物有白芍、当归、生地、首乌等。张景岳云："清气在下，则生飧泄，浊气在上，则生䐜胀。"健脾切勿乱投滋补，恐中焦壅塞。临证谨守辨证论治原则，方见疗效。

【验案赏析1】方某，女，48岁。2018年11月18日就诊。主诉：大便不成形7个月，加重1个月。现病史：患者7个月前因家庭变故心情抑郁，始见大便不成形，每日1~2次，伴胸闷，常叹息，未特殊处理。1个月前症状加重，大便溏，日行3~4次，稍进油腻食物即泄泻，腹胀肠鸣，无腹痛发热，纳差，面色萎黄，神疲乏力，情绪焦虑，寐欠佳，舌淡红，苔白，脉弦。诊断：泄泻病（木不疏土）；治法：疏肝健脾、涩肠止泻。处方：炒白术10 g，陈皮10 g，赤芍15 g，白芍15 g，防风10 g，茯苓15 g，藿香10 g，党参15 g，薏苡仁30 g，柴胡10 g，佛手10 g，砂仁10 g，香橼皮10 g，补骨脂10 g，肉豆蔻10 g，五味子10 g，夏枯草15 g。患者服药1周后大便成形，每日1~2次，神疲乏力及纳食好转，然前日喝冷饮后即刻泄泻，大便不成形，嘱患者清淡饮食，前方加当归15 g，继服1周后大便已成形，日1~2次，诸症好转。前法巩固2周后病愈。

【按语1】患者系中年女性，素体脾虚，因心情抑郁诱发泄泻，病程较长，肝气郁结日久，木不疏土，脾土失运，故归于前述"木不疏土"型。升清不利，水谷不化，而见纳呆便溏；化源乏力，气血不足，失于荣养则见面色萎黄、神疲乏力之症。方中柴胡、佛手、香橼皮疏肝解郁；四君子汤去甘草合薏苡仁健脾祛湿；白芍养血柔肝；赤芍活血止痛兼于土中泻木；陈皮理气健脾疏壅；防风辛香舒脾，升清止泻；藿香、砂仁化湿醒脾，温脾开胃以止泻；补骨脂、肉豆蔻、五味子温肾健脾，固肠止泻；夏枯草消肿散结。全方以疏肝健脾为主，木气疏泄正常则土运有权。

【验案赏析2】 蔡某，女，22岁。2018年7月5日就诊。主诉：大便次数增多2日。现病史：患者诉2日前开始大便次数增多，日3~4次，大便呈黄色稀糊状，伴腹痛，饮食后明显，恶心，伴轻度呃逆、烧心，无反酸及口干、口苦等不适，情绪焦虑，夜寐欠佳，舌红，苔薄黄，脉弦细。中医诊断：泄泻病（木旺乘土）。治法：抑肝健脾，制酸止泻。处方：炒白术10g，陈皮10g，赤芍15g，白芍15g，防风10g，木香10g，黄连6g，藿香10g，佩兰10g，柴胡10g，枳壳10g，法半夏10g，竹茹10g，珍珠母30g，乌贼骨30g，延胡索20g，川楝子10g，玫瑰花10g，合欢花10g。患者服药3日后大便规律，偶腹胀，无其他不适，服药1周后诸症皆愈。

【按语2】 患者系青年女性，平素情绪焦虑，肝气郁结化热，乘犯脾土，致肝强而脾弱，故归于前述"木旺乘土"型。气机升降不利，水液代谢失常，水谷混杂糟粕而下则腹泻；气机郁滞而腹痛；肝气犯胃，胃气上逆则见呃逆、恶心之症；肝胃郁热则见烧心。方中柴胡、枳壳、延胡索、川楝子疏肝解郁，理气止痛；法半夏、竹茹清热和胃，除烦止呕；珍珠母、乌贼骨制酸止痛；炒白术健脾补虚；陈皮理气健脾；白芍养血柔肝；赤芍清热活血止痛兼能于土中泻木；防风升清止泻；藿香、佩兰芳香化湿；木香、黄连清热化湿，行气止痛；玫瑰花、合欢花解郁安神。全方以抑肝扶脾为主，木气条达则无以乘土。

【验案赏析3】 贺某，女，68岁。2018年12月14日就诊。主诉：大便不成形半年。现病史：患者半年前受凉后出现大便不成形，呈黄色稀糊状，每日一行，伴腹部恶寒，呃逆，常叹息，时有胃脘部疼痛，口干口苦，伴肠鸣，无腹胀、反酸烧心等不适，舌红，苔黄，脉细微弦。辅助检查：2018年5月于武汉某医院行肠镜检查未见异常。中医诊断：泄泻（土虚木乘）。治法：柔肝健脾，祛湿止泻。处方：炒白术10g，陈皮10g，赤芍15g，白芍15g，防风10g，木香10g，黄连6g，马齿苋10g，芡实10g，藿香10g，佩兰 10 g，薏苡仁 30 g，茯苓 15 g，石榴皮 10 g，五倍子 10 g，乌药 10 g，乌梅 10 g。患者服药 1 周后复诊诉大便成形，诸症皆愈。

【按语3】本例老年女性患者脾胃虚弱，加之寒邪损伤，脾弱失运并受肝气乘犯，故归于前述"土虚木乘"型。肝失疏泄，脾运失职，肠道功能失司，水湿泛滥混合而下；中焦气机不利见呃逆、肠鸣之症；肝郁不畅则叹息；湿为阴邪，损伤中阳则见腹冷。方中炒白术、薏苡仁、茯苓健脾补虚，渗湿止泻；白芍养血柔肝；陈皮理气健脾；赤芍活血止痛兼能于土中泻木；防风升清止泻；木香、黄连、藿香、佩兰清热化湿，行气止痛；石榴皮、乌梅、五味子、芡实补脾涩肠止泻；乌药温肾散寒，行气止痛。全方以柔肝健脾为主，土健运则木无以乘之。

参考文献

[1] 刘静，叶松，胡运莲，等.叶松教授从肝脾论治腹泻型肠易激综合征经验[J].亚太传统医药，2020，16（6）：112-114.

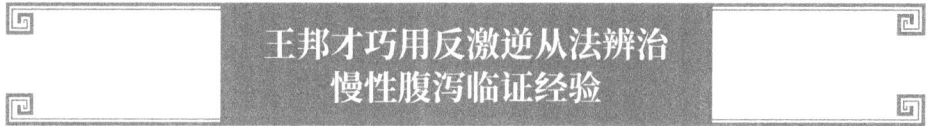

王邦才巧用反激逆从法辨治慢性腹泻临证经验

【名医简介】王邦才，教授，浙江省名中医，中华中医药学会脾胃病分会常务委员。王教授行医 30 余载，临床经验丰富，尤其在消化系统疾病的治疗上常收佳效，在治疗慢性顽固性腹泻疾病时，巧用反激逆从法，常能出奇制胜。

【诊断思路】泄泻是以排便次数增多，粪质稀溏或完谷不化，甚至泻出如水样为主症的病证。古代称之为"溏泄""飨泄""注下"等。古有将大便溏薄而势缓者称为泄，大便清稀如水而势急者称为泻，现临床一般统称为泄泻。泄泻分为暴泻和久泻，一般而言，急性者易治，慢性者难疗。慢性久泻，多见于西医的慢性结肠炎、溃疡性结肠炎、肠结核、肠易激综合征、克罗恩病等。古人很早就对泄泻的病因病机有了详细的阐述，如《素问·举痛论》曰:"寒气客于小肠,小肠不得成聚,故后泄腹痛矣。"《素问·阴阳应象大论》曰:"湿盛则濡泄。""春伤于风,夏生飧泄。"《素问·至真要大论》曰:"暴注下迫,皆属于热。"由此可知,风、寒、湿、热均可导致泄泻。《景岳全书·泄泻》曰:"凡遇怒气便作泄泻者,必先以怒时夹食,致伤脾胃",《三因极一病证方论·泄泻叙论》曰"喜则散,怒则激……以致溏泄",故情志因素也是导致泄泻的原因之一。王教授认为,泄泻初起的基本病机为脾虚湿盛,"湿"邪最易犯脾土,直接损伤脾胃,导致运化失常,清浊不分,而致泄泻。而久泻的患者,其病机多复杂,或素体虚弱,饮食不节,劳倦内伤,以致脾胃虚弱,又多夹食、夹湿、夹痰;或情志不遂,精神怫郁,以致肝失条达,横逆犯脾,脾运不健,清浊不分;或因脾虚及肾,肾阳虚衰,命门之火不足,不能助脾胃腐熟水谷,水谷不化,又有湿热留滞;更有气病入络,毒损肠络,瘀热互结,不一而足。是以久泻患者往往寒热错杂,虚实互见,脏腑同病,病机较为复杂,病位在肠,涉及肝、脾,病久则累及心肾。

【治疗方法】

(1)反激逆从法治疗久泻。反激逆从法是国医大师裘沛然治疗疑难病八法之一,针对某些复杂病证,在用一般寒、热、补、泻无效的情况下,通过采用相反、相逆药性相配伍,可达到相激相成的治疗目的,对某些病证,运用得当可出奇制胜。王教授借用其制方之理,将其运用于治疗慢性久泻。王教授认为慢性腹泻患者病程迁延日久,病机复杂,往往清之乏效,温之不应,健脾无功,补肾鲜验,故治疗当以复方图治,反激逆从,双向调节,或温清并用,或补泻兼施,或气血同调,并适当配伍风药,是为治疗慢性腹泻的基本原则。

(2)温清并用法。温,即用性温之品以温中散寒;清,即以寒性之药清热解毒以消除滞留肠道的湿热毒邪。泄泻久久不愈,常表现为寒热错杂之象,临床上常温热药与寒凉药并施,以平调阴阳,勿使太过与不及。病轻者常在辨证方中加入黄连、干姜二味;重者则以乌梅丸化裁,常取本方四味药,即黄连、黄柏、干姜、附子。黄连、黄柏苦寒坚肠,清化肠道湿热;干姜、附子温中散寒,振奋脾肾阳气,故能使寒热无过,阴阳平衡。

(3)补泻兼施法。慢性泄泻患者病延日久,脾胃虚弱,正气耗损,但湿热之邪留恋不清;或因疾病久治不愈而情绪欠畅,肝气郁滞,肝木横逆犯土而加重病情。临床上发现,部分长期腹泻患者常伴有焦虑或抑郁情绪。因此，对于该类患者，应补泻兼施，补益脾胃，扶助正气，化湿清热，以洁肠道；或抑木扶土，健脾疏肝。王教授健脾益气常用炒扁豆、生黄芪、党参、山药、炒白术；清湿热用黄连、秦皮、马齿苋；抑木常用酸味收之，乌梅、炒白芍酸以敛肝。

（4）气血同调法。王教授认为慢性腹泻的证候病机演化常遵循"初病在气，久病入血"的发展规律，如溃疡性结肠炎、克罗恩病、肠结核等。因此，在诊治疾病中善用气血辨证，并辨证与辨病相结合。老师常宗仲景之意，用薏苡附子败酱散加减治疗溃疡性结肠炎，效果明显。对于出血性肠炎，曾用生黄芪、制大黄、生地榆、槐花等获效。

（5）酌情配伍风药。温清并用、补泻兼施、气血同调是王教授治疗慢性腹泻的主要方法，在此基础上，王教授常常适当配伍风药，认为风药治疗该病具有独特的优势，临床上也证明了其确切的治疗效果，因此，王教授一直特别重视风药的应用。风药是指一类气味辛薄，药性升浮，具有发散上升作用的药物。风药能使邪气向外趋表，舒畅一身气机，鼓舞人体气化，临床应用甚广，如柴胡、升麻、防风、葛根、羌活、白芷等。风药之名首见于张元素《医学启源》，而风药治病理论却始于李东垣，其《脾胃论·脾胃胜衰论》曰："泻阴火以诸风药，升发阳气以滋肝胆之用，是令阳气生，上出于阴分，末用辛甘温药接其升药，使火发散于阳分，而令走九窍也。"李东垣是"补土派"的代表医家，善用风药调理脾胃是其一大特色，如补中益气汤、升阳散火汤、火郁汤、补脾胃泻阴火升阳汤等，皆以风药为必用，如防风、羌活、独活等。王教授遵东垣之意，结合风药的性味特点，概括了风药治疗泄泻的基本原理，即风药胜湿止泻、风药升清止泻、风药调气止泻。①风药胜湿止泻，"风能胜湿"理论源自《素问》，湿邪最易侵犯脾土，困厄脾阳，而生泄泻，亦即《素问·阴阳应象大论》中的"湿盛则濡泄"。李东垣认为："用淡渗之剂以除之，病虽即已，是降之又降，是复益其阴而重竭其阳。""必用升阳风药即瘥。"因风药大多味辛性燥且有通达之力，故常用于湿邪所致的疾病，临床上王教授喜用苍术、防风、藿香、佩兰等轻宣之药以祛湿止泻。②风药升清止泻，风药辛温，其性升浮，其气四达，能助升提下陷之中气，使清气得升，浊阴得降。因此，王教授善借风药辛散上升的特性以升阳止泻，临床最喜用葛根，配黄芪、升麻、炒扁豆、防风益气升清止泻。③风药调气止泻，肝属木，其性条达而主疏泄，人身气血全赖肝气疏泄，方能和调舒畅。当肝气横逆犯脾而致泄泻时，可用风药以疏肝理气，最经典的当属痛泻要方，方中加入一味防风，含有深刻妙义。《医方集解》云："防风辛能散肝，香能舒脾，风能胜湿，为理脾引经要药。"王教授在治疗慢性腹泻伴有情绪不畅者时常使用该方加减，气滞较重者加用木香、槟榔、炒扁豆、石榴皮（木香四味汤），常二方合用，抑肝扶脾，使脾胃功能得以恢复，泄泻得愈。

【治疗绝技】慢性腹泻为常见疾病，一般而言，急起者易治，慢性久延者难疗。王教授认为，对于长期腹泻的患者，病机常寒热互见、虚实夹杂，如若拘泥于固有的辨证思路，往往不能达到理想的疗效，而用反激逆从法配合风药来治疗该病，疗效颇佳。此外，对于慢性腹泻患者，规律的生活习惯、舒畅的心情及清淡的饮食对于疾病的恢复也是至关重要的，在治疗的同时，做到"慎起居，节饮食，畅情志"，方能获得满意的疗效。

【验案赏析1】孙某，男，52岁，2014年10月22日初诊。主诉反复腹泻20余年。患者20余年前无明显诱因出现腹泻，无腹痛，大便3～4次/天，偶有水样泻，并伴有胃脘作胀、嗳气、肛门时有灼热感，每次发作自行口服止泻药后可缓解，但症状仍反复不愈，遇冷或饮食不慎时发作，曾肠镜检查未见明显异常，舌质红苔黄，脉细数。辨证属脾虚湿阻、寒热错杂所致泄泻，治以健脾化湿、平调寒热。处方：黄连6g，黄柏10g，干姜6g，制附子10g（先煎），木香10g，炒扁豆20g，茯苓15g，乌梅10g。7剂，水煎服。

2014年10月29日二诊：药后症状缓解，大便好转，已成形，每日1～2次，时有口干，舌淡红苔薄黄，脉细数。服药效显，予上方减去茯苓，加防风10g，7剂，继服。

2014年11月5日三诊：大便正常，每日1次，无腹痛，胃脘稍胀，舌红苔薄，脉细数。继续予上方加葛根20g，7剂。三诊后大便已调。如法调理2个月后诸症消失。

【按语1】患者年逾半百，形体消瘦，先天禀赋不足，又因平素饮食不节，常嗜食肥甘，导致湿热内生，脾胃功能受损，运化失司而致泄泻。疾病迁延日久，易致脾肾阳气损伤，无以温运，而内生湿热之邪滞留肠道，故往往见寒热错杂之象。对于此类患者，王教授常取仲景乌梅丸组方之意，方中干姜、制附子以温振脾肾之阳；黄连、黄柏苦寒燥湿止泻，此则遵从反激逆从法的原则，温清并用。此外，乌梅酸以收敛，并能制姜、附之温燥；炒扁豆、木香、茯苓祛湿健脾以善其后，故脾运得健，寒热互调而泄泻止。后期加入风药之防风、葛根，胜湿止泻、升阳健脾，最终使慢性泄泻痊愈而未复发。

【验案赏析2】 唐某，女，46岁，2015年1月12日初诊。主诉反复腹泻4年。患者4年前因工作压力较大故而出现腹泻，每日3~4次，色黄，量少，偶有水样泻，泻时伴有脐周疼痛，泻后痛减，无黏液脓血便，每遇情绪紧张时症状加重，肠镜检查未见明显异常，曾服用西药治疗无缓解。纳谷尚可，夜寐多梦，舌质淡红苔薄白，脉细。辨证属肝脾不调，气滞湿阻。治以调和肝脾，行气化湿。处方：炒白术15g，炒白芍20g，防风10g，陈皮10g，木香10g，炒扁豆20g，石榴皮20g，黄连6g，干姜6g。7剂，水煎服。

2015年1月19日二诊：药后腹泻缓解，大便成形，无明显腹痛，每日1~2次，情绪好转，夜寐尚安，舌质淡红苔薄白，脉细。予上方加葛根20g，7剂。

2015年1月26日三诊：药后大便正常，每日1次，无腹痛，纳谷尚可，舌淡红苔薄，脉细。遵上方继服7剂，调理近2个月后腹泻未再复发。

【按语2】 该患者因长期工作压力过大导致情绪紧张，肝气久郁不舒，横逆犯脾而致腹泻。因此，王教授用痛泻要方合木香四味汤加减治疗。方中炒白术苦甘温以补脾燥湿；炒白芍柔肝缓急止痛；陈皮理气燥湿醒脾；防风具有升散之性，不仅能疏肝，且能祛湿止泻，配以木香、炒扁豆加强理气燥湿之力；石榴皮性酸涩温，归大肠经，为涩肠止泻之常用药。泄泻日久，多见寒热夹杂，因此遵以反激逆从法的原则，加入黄连、干姜以平调寒热，7剂药后症状即见明显缓解，此后加入葛根升发清阳，鼓舞脾胃清阳之气上升以使腹泻止。

参考文献

[1] 向丽慧，王邦才. 王邦才教授巧用反激逆从法辨治慢性腹泻临证经验[J]. 浙江中医药大学学报，2016，40（2）：125-127.

季远辨证治疗小儿秋季腹泻经验

【名医简介】季远,山东省知名专家,主任医师,山东中医药大学教授,硕士研究生导师,师从全国名老中医王国才、张素芳、毕永生、孙承南等,从事临床推拿、教学、科研等工作30余年,具有丰富的临床经验,擅长运用推拿治疗颈肩腰腿痛、失眠、中风、肥胖、小儿肌性斜颈、发热、咳嗽、反复呼吸道感染、秋季腹泻等疾病。

【学术思想】

(1) 审视机制、了解疾病。小儿秋季腹泻又称秋季泻、湿热泻,是婴幼儿生长发育过程中最常发生的疾病之一。流行病学显示男童发病多于女童,且本病具有很强的传染性,主要发于2岁以下的婴幼儿,一年四季均可发病,秋冬二季最易发病,尤以10至12月发病易发生危症。重症患儿短时间内可产生脱水、酸中毒等一系列严重症状,严重者可危及患儿生命,故诊治时必须十分注意。本病最典型的临床表现是腹泻,同时伴有高热、呕吐。季教授认为该病病位在脾胃和大肠,小儿脏腑娇嫩,藩篱不密,卫外不固,极易为外邪所袭,湿热毒邪从口鼻侵入体内,脾喜燥而恶湿,湿热毒邪,蕴结脾胃,困阻中焦,运化失常;秋季冷热交替,气温变化大,小儿更易感受外邪,外热毒邪与胃肠湿热相结合,使水反为湿,谷反为滞,精华之气不能正常输布,下注大肠,传化失司,合污而下,发为腹泻。热毒伤人较速,易耗气伤津,热迫大肠,骤成暴泻。精微物质与糟粕升降失调是本病发病的主要机制。

(2) 结合临床、辨证分型。小儿秋季腹泻在发病初期多伴有高热,腹泻次数多,来势迅猛,质稀色黄,伴有泡沫;中期体温略高或正常,但腹泻症状没有得到改善;发病后期脾虚症状明显,或者腹泻症状反复发作,大便呈水样,完谷不化,甚至出现水、电解质紊乱的危症,故季教授将小儿秋季腹泻从临床症状上辨证分为热毒型、气阴两虚型、脾虚型。①热毒型。大便质稀色黄,可夹有泡沫,10余次/天,略带臭味,发热,体温一般38 ℃以上,身热汗出,口渴,尿少色黄,伴有呕吐,呕吐物多为不消化的食物残渣,舌苔黄腻,脉滑数,指纹色紫,肛门发红。大便常规检查多有脂肪球。治以清热解毒、健脾止泻。②气阴两虚型。大便质稀,色白不臭,10余次/天,高热已退，面色淡白，气虚无力，食欲不振，手足心热，舌苔腻，脉濡，指纹色红，肛门不红。大便常规检查有脂肪球。治以健脾化湿、益气止泻。③脾虚型。泄泻日久，大便质稀，可成水样，甚至完谷不化，面色苍白，食欲不振，四肢厥冷，舌淡、苔白，脉软弱无力，严重者短时间内可出现脱水、酸中毒等水、电解质平衡紊乱的危症。大便常规检查见大量脂肪球和少许白细胞。治以健脾益气、升阳止泻。

【诊断思路】小儿腹泻病是一组由多病原、多因素引起的以大便次数增多和大便性状改变为特点的消化道综合征，是我国婴幼儿最常见的疾病之一。腹泻病根据病程分为急性腹泻病（≤2周）、迁延性腹泻病（2周~2个月）和慢性腹泻病（>2个月）。儿童迁延性腹泻病因多样，发病机制复杂，易引起脱水和酸碱平衡紊乱等多种并发症。西医治疗该病时应及早确定病因，通过针对病因治疗、预防和治疗脱水、营养支持治疗、微生态治疗等疗法，可取得较好疗效，但少数患儿疗效却不尽人意。儿童迁延性腹泻属于中医的"泄泻"范畴，古代中医学家对其病因病机进行了全面系统论述，并提出了完备的治则方药，尤以李中梓《医宗必读·泄泻》论述最为精妙。

【治疗方法】选穴精炼、主次兼顾。①热毒型处方：清补脾土200~300次，清大肠200~300次，清天河水200~300次，退六腑100余次，揉脐（泻法）50余次，推下七节骨100余次。②气阴两虚型处方：清补脾土200~300次，补大肠200~300次，揉板门100余次，揉脐（补法）50余次，揉龟尾50余次。③脾虚泻处方：补脾土200~300次，补大肠200~300次，推三关100~200次，揉外劳宫100余次，揉脐（补法）50余次，推上七节骨100余次，揉龟尾50余次。

【治疗绝技】李教授认为本病发病年龄小、发病时间短、辨证属热毒型或者气阴两虚型、大便常规检查为脂肪球的患儿治疗效果最好，反之疗效较差。对已出现脱水及水、电解质紊乱的患儿，则不能贻误病情，需及时补液及西医急救。除此之外，存在呼吸道感染的患儿最先出现的是呼吸道症状，如咳嗽、鼻塞、流涕等，医师在临证时需要从整体上把握疾病的本质，以免误诊失治。

【验案赏析】杨某，男，8个月，2017年10月6日初诊。患儿腹泻、发热2天，呕吐3次。因家长调护不当，患儿2天前出现腹泻，当日腹泻10余次，来势较急，大便质稀、色黄，夹有泡沫，气味臭，呕吐物见清淡灰白色液体，口服十六角蒙脱石无效。查体：体温38.9℃，尿少色黄，肛周鲜红，大便有黏液。现症见身热汗出，口渴，精神不振，纳差，舌红、苔黄腻，脉滑数，指纹色紫。大便常规示脂肪球（+++），红细胞（−），细菌培养（−），轮状病毒抗原检测（+）。血常规示白细胞计数 $8×10^9$ 个/L，淋巴细胞升高。西医诊断：小儿秋季腹泻。中医诊断：小儿泄泻，证属热毒型，治以清热利湿、健脾止泻。处方：清补脾土 200 次，清大肠 200 次，清天河水 200 次，退六腑 100 次，揉脐（泻法）50 次，推下七节骨 100 次。

2017 年 10 月 7 日二诊：大便 3 次，质稍稠，泡沫减少，呕吐未发作，体温 38.1 ℃，肛周鲜红减退。效不更方。患儿家长于当日晚上回复，患儿体温降至 37.0 ℃，无腹泻、呕吐，大便 1 次，质软色黄，精神转好，食欲可。

2017 年 10 月 8 日三诊：大便常规（−），体温 36.9 ℃，患儿无不适症状，精神状态良好，未做处理，嘱患儿清淡饮食，家长学习小儿调护知识。随访 1 周，患儿症状未出现反复，病愈。

【按语】 季教授创造性地提出分三型辨证治疗小儿秋季腹泻，旨在最短时间内认清疾病发展的阶段，采取正规准确的治疗方法以控制疾病的进展，解除患儿的痛苦。临床治疗上，季教授主要采用孙重三流派的小儿推拿操作手法。热毒型患儿虽然腹泻次数多，来势较急，但仍以清补脾土和清大肠的穴位为主穴，病证和治疗看似矛盾，但导致腹泻的根源是湿和热，手法以清、泻为主，正是治病求本的体现，故采取清补脾土和清大肠以清利湿热，清天河水清热而不伤阴分，退六腑以清热凉血解毒，揉脐用泻法以清热利湿止泻，推下七节骨为泻法，对患儿高热有一定的作用。总的治疗过程中补泻兼顾，清热而不伤阴，止泻又不留邪。气阴两虚型、脾虚型的主要以健脾止泻、固肠止脱为治疗原则，故均选用补脾土、补大肠为治疗主穴。气阴两虚型的在主穴基础上加揉板门以健脾和胃、运达上下之气，揉龟尾调理大肠，配合补法的揉脐加强止泻效果。脾虚型的多以补法调理脾胃，改善腹泻症状，推三关性温，既能补益气血，又能温补下元，改善因腹泻导致的食欲不振、四肢厥冷；外劳宫性温，揉之可升阳举陷，温阳散寒；推上七节骨配合揉脐、揉龟尾以温阳止泻。小儿"脏腑柔弱、易虚易实、易寒易热"，病情变化快，医师在诊治过程中要辨证准确，把握主要矛盾和次要矛盾，根据病情适时做出调整。总之，季教授在临床取穴上不追求穴位的数量，更注重的是穴位的配伍、治疗手法及穴位的刺激量。另外临床多配合其他措施辅助治疗，如要提倡家长母乳喂养患儿，不让患儿吃生冷寒凉、不易消化的食物，避免其摄入高蛋白、高脂肪、高糖类的食物,治疗期间暂停给患儿补钙,以免影响治疗效果;在患儿患病期间不带其去公共场所,避免交叉感染;患儿的餐具等生活物品要定期消毒;喂食前要做好双手及乳头的清洁等卫生工作;增强患儿的体质,避免感冒,定期接种疫苗。医师在治疗时采用的推拿介质要做到单人单用,避免交叉感染。

参考文献

[1] 窦源俊,曹利超,季远.季远教授辨证治疗小儿秋季腹泻经验[J].中医儿科杂志,2018,14(5):26-28.

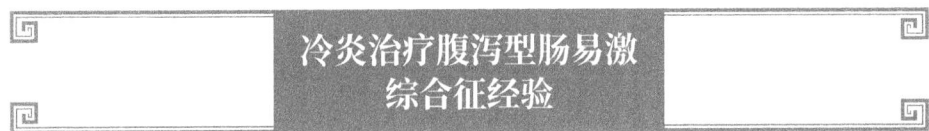

冷炎治疗腹泻型肠易激综合征经验

【名医简介】 冷炎,教授,医学博士,硕士研究生导师,第五批全国老中医药专家学术经验继承工作继承人,第四批全国中医临床优秀人才。其治疗腹泻型肠易激综合征临床善用抑肝扶脾等法,提倡运用经典方剂,具有独到经验。

【诊断思路】 肠易激综合征是一组持续或间歇发作,以腹痛、腹胀、排便习惯改变和大便形态异常为临床表现的综合征,临床上以腹泻型肠易激综合征较为常见,属于中医学"泄泻"的范畴。

【治疗方法】 逍遥散治疗腹泻型肠易激综合征。

【治疗绝技】 了解患者的想法,从而据此向患者提供个性化的与疾病过程和自我管理方面相关的科学指导,以及提供跨学科的科学护理,从而提高患者的生活质量。

【验案赏析1】 于某,女,30岁,2018年6月6日初诊。主诉:间断性便溏2年,加重伴腹痛3天。现症:大便日2~3次,不成形,便黏不畅,便前腹痛,便后痛减,每因情志不畅加重,易怒,小便黄,口干,纳可,喜热食,眠可,月经时间正常,经量多,有血块,痛经(+),手脚凉,舌体胖大，舌苔白腻，脉弦。西医诊断：腹泻型肠易激综合征。中医诊断：泄泻；肝郁脾虚证。治以疏肝健脾，燥湿止泻。方予逍遥散合痛泻要方加减。处方：当归15g，柴胡15g，薄荷6g，茯苓15g，炒白术20g，白芍15g，陈皮10g，防风15g，苍术10g，黄芪40g，党参40g，黄连15g，黄芩10g，泽泻20g，车前子15g（包煎），诃子15g，肉豆蔻10g，五倍子15g，炙甘草6g，生姜10g。上方5剂，水煎服，1剂分3服，早饭前、晚饭后各1次。

二诊：服药后患者症状明显好转，服2剂后患者大便日2次，成形，便前未觉腹痛，吃辛辣刺激食物后，大便稀薄，小便颜色正常，口干缓解，手心汗出，手脚凉，原方加桂枝10g，诃子增加到20g，继服5剂，嘱患者清淡饮食，阳光下出汗运动。

三诊：大便正常，日1次，成形，手脚凉消失，舌红，苔白，脉弦。予逍遥散，继服5剂后停药，随访半年未复发。

【按语1】 本案患者泄泻反复不愈，每因情志因素诱发或加重，腹痛肠鸣即泻，泻后痛减，多属在肝，患者素体脾胃虚弱，运化功能障碍，导致小肠不能分清泌浊，大肠传导亢进，水湿下趋而成泄泻。潘光强等认为该病主要病机为肝脾不调，故治疗从肝脾立论，以调肝健脾为要。冷师认为，患者情志不畅，肝郁气滞，肝木盛而克脾土，加之患者素体脾胃虚弱，故发为泄泻。治疗上，应抑肝扶脾，当予逍遥散合痛泻要方，冷师治疗泄泻喜用风药，也善用风药，风药能升清阳，调动体内气机，使精气归于常道。用防风其实就是考虑到肠道蠕动过快，如风似动，祛其风，散肝郁，升脾气，脾气升则泻止。患者肝郁日久化生湿热，故见口干、小便黄、便黏不畅，佐以黄芩、黄连以清热，加泽泻、车前子以化湿利小便；加黄芪、党参、苍术以健脾气，推动脾胃运化；肉豆蔻、五倍子、诃子温补下焦以起到涩肠止泻之功。二诊时，诸证好转，大便日2次，成形，便前未觉腹痛，手脚凉未减轻，其他症状稍好转，后因患者食辛辣刺激的食物，导致泄泻再次加重，故加大原方诃子的用量，患者手脚凉，故加桂枝以温通助阳，使阳气能够通达四末。三诊时，患者所有症状均消失，故予逍遥散，续服5剂，调畅患者情志。随访半年未再复发。

【验案赏析2】 李某，男，34岁，2018年4月27日初诊。主诉：大便不成形1年，加重伴腹痛2天。现症：大便日3~4次，不成形，便黏不畅，便后肛门有灼热、坠胀感，口干、口苦，偶反酸、烧心，纳可，眠可，乏力，腹痛，怕冷，小便黄，舌体胖大，舌质隐青，苔白，脉沉弦。西医诊断：腹泻型肠易激综合征。中医诊断：泄泻；寒热错杂证。治以温清并用，健脾燥湿。方予乌梅丸加减。处方：乌梅30 g，黄柏10 g，黄连15 g，花椒10 g，党参15 g，当归10 g，黑附片5 g，干姜10 g，肉桂10 g，细辛3 g，黄芪40 g，升麻10 g，诃子15 g，肉豆蔻10 g，五倍子15 g，红花5 g，海螵蛸30 g，良姜20 g。上方5剂，水煎服，1剂分3服，早饭前晚饭后各1次。

二诊：服药后患者症状较前好转，大便日2~3次，偶尔成形，其他症状也均有所好转，加五味子15 g，继服10剂，嘱患者养成良好的饮食、排便习惯，适当进行体育锻炼。

三诊：大便基本正常，日1~2次，成形，肛门灼热、坠胀感消失，其他不适症状也均已消失。继服5剂后停药，随访半年未复发。

【按语2】本案患者为寒热错杂之泄泻，邪入厥阴。厥阴属肝，为风木之脏，肝藏血而主疏泄，内寄相火有调畅气机而参与脾胃运化的功能。若邪入厥阴，一方面木郁化火犯胃而为热象；另一方面肝气横逆伐脾，致土虚失运而为寒象，形成寒热错杂之证。冷师认为，厥阴病为六经传变之末，故患者绝大多数都是寒热错杂、虚实夹杂的临床表现，治疗上应温清并用，当予乌梅丸加减。陈雨等认为："乌梅丸一方，载于《伤寒论》厥阴病篇，主治蛔厥，多获殊效，而为后世奉为治蛔之祖方。然此方又主久利，故亦有柯韵伯《伤寒来苏集》发张仲景之精微，谓其方融酸敛、苦寒、辛温、补气、养血于一体，寒温并投、补泻兼施，实非为蛔厥之独设。"久泻之后必伤正气，故患者出现便后肛门有坠胀感、乏力等，加黄芪、升麻、红花以补气活血，升阳举陷；诃子、肉豆蔻、五倍子以温下涩肠止泻；良姜以散寒止痛；海螵蛸以制酸敛疮。二诊时，患者症状较前好转，大便日2~3次，偶尔成形，其他症状也均有所好转，加五味子涩肠止泻，减少患者排便次数。三诊时，大便基本正常，日1~2次，成形。

参考文献

[1] 李斌，陈昊，冷炎.冷炎教授治疗腹泻型肠易激综合征验案举隅[J].中西医结合心血管病电子杂志，2019，7（25）：167，173.

田耀洲从内风论治腹泻型肠易激综合征经验

【名医简介】田耀洲，南京中医药大学教授，主任医师，全国中医临床优秀人才，江苏省中医药领军人才，师从孟河医派名医单兆伟，临床应用熄风化湿汤加减治疗腹泻型肠易激综合征有丰富的经验。

【学术思想】腹泻型肠易激综合征临床表现有腹痛或腹部不适、腹泻等，中医学无此病名，可归属于"腹痛""泄泻""飧泄""鹜溏""注下"等范畴。《素问·气交变大论》说："岁土太过，雨湿流行，肾水受邪，民病腹痛。"《素问·举痛论》："怒则气逆，甚则呕血及飧泄。"《难经·五十七难》谓："泄凡有五，其名不同。有胃泄，有脾泄，有大肠泄，有小肠泄，有大瘕泄。"这里的描述与腹泻型肠易激综合征表现颇为相似。《素问·举痛论》曰："寒气客于小肠，小肠不得成聚，故后泄腹痛矣。"《素问·至真要大论》曰："暴注下迫，皆属于热。"《素问·阴阳应象大论》有"湿盛则濡泄""春伤于风，夏生飧泄"，指出风、寒、湿、热皆可致泻，并有长夏多发的特点。《庄子·至乐》云："万物皆出于机，皆入于机。"何梦瑶在《医碥·杂症》中提出"内风即气也"，气的走窜就是风。《素问·风论》指出"风者善行而数变"，可见风病的特点："变"即其证候表现变化多端；"动"即其证候表现异常动态，且可发生于内外任何部位。这就说明"肝风内动"的证候表现除"掉眩"和"强直"以外，还具有变和动的特点。《内经》曰："诸风掉眩，皆属于肝。"厥阴属风木而合于肝，张锡驹说："厥阴之为病者，厥阴气之为病也。"叶天士在《临证指南医案》中说："胃为阳土，肝属阴木，腑宜通，肝宜柔宜凉，治胃必佐泄肝，制其胜也。""阳明胃土已虚，厥阴肝风振动内起，久病而为飧泄，用甘以理胃，酸以制肝。"《医宗必读》曰："又如地上沼泽，风之即干。"又因风气通肝，肝主内风，肠鸣腹痛，痛鸣即泄，肝木太过，疏土无方，柔肝息风，以助脾土。成都医家郭子光更是应用平肝息风法治愈肠蠕动异常亢进并下血等诸多病证。杜雨茂认为风为百病之长，其性善变，五行属木，内应肝脏，肝多夹风干扰中土，形成泄泻。同时久患泄泻，正气不足，又常易招受风邪。此证常见腹痛即泄，或完谷不化，或因情志变化而加重，或经治不愈，脉见弦，舌淡苔薄白等。治疗之时，当祛风邪，柔肝体，调畅气机，肝和体柔，不犯中土，泄泻自除。可见风湿之邪是导致泄泻的重要因素，风淫湿盛，肠腑传化失调，为泄泻之主要发病机制。

【治疗方法】《普济本事方》言："飧泄者，食谷不化，盖春木旺时，肝生风邪，淫于脾经。"田师认为，风虽有内外之别，但此为内风致泻，同时此乃木郁生风，而非肝阳化风、阴虚风动。由于外湿伤脾，或脾失健运而水湿内生，下注肠道可为泄泻，同时湿性重浊黏滞，湿邪久蕴肠腑，每易郁而化热。故风、湿乃本病之关键所在。木郁生风，乘侮脾土，其治在柔肝息风；湿邪久蕴，郁而化热，其治在清热化湿，方选熄风化湿汤。药用木香、黄连、干姜、黄芩、陈皮、防风、白术、白芍、钩藤、白蒺藜、败酱草、石榴皮、生甘草。方以白蒺藜、白芍、钩藤柔肝息风为君药，止内风之源。陈皮、防风疏肝散脾为臣药，祛风邪有路；黄芩、黄连、败酱草苦寒，清热燥湿，厚肠胃而止泻痢，亦为臣药。白术甘淡，健脾渗湿；木香、干姜辛温，辛可散风，温可祛湿，同时亦振奋阳气，防苦寒伤阳，行郁滞之气，上三味均为佐药。石榴皮酸涩，酸入肝为引经之品，亦可涩肠止痢；甘草调和诸药，二者为使药。本方组方严谨，诸药相合共奏柔肝息风、清热化湿之效。

【验案赏析】患者，女，56岁，2012年8月8日初诊。患者1年来每日解3～4次大便，不成形，无黏液脓血，伴腹痛，嗳气，胸胁胀闷，头痛，纳差，夜寐差，每因恼怒后加重。舌淡红，苔薄黄，脉弦。否认其他特殊病史。查电子肠镜、血尿便常规、肝肾功能、电解质未见明显异常。西医诊断：肠易激综合征。中医诊断：泄泻；证属肝风内动，湿热内蕴。治宜柔肝息风，清热化湿。处方：木香10 g，黄连6 g，干姜6 g，黄芩10 g，陈皮10 g，防风10 g，白术10 g，白芍10 g，钩藤15 g，白蒺藜15 g，败酱草15 g，石榴皮15 g，生甘草6 g。7剂，水煎服，每日1剂。服药后症状明显好转，大便次数减少、质成形，腹痛消失，纳食、睡眠均可。继续调理1个月巩固疗效。3个月后随访未复发。

【按语】此类病患治疗取效，重在临床加减：胸胁脘腹胀满疼痛、嗳气者可加柴胡、木香、郁金、香附疏肝理气止痛；兼神疲乏力、纳呆、脾虚甚者加党参、茯苓、扁豆、鸡内金等益气健脾开胃；久泻反复发作可加乌梅、焦山楂、甘草酸甘敛肝，收涩止泻。

参考文献

[1] 陈璇，田耀洲.田耀洲教授从内风论治腹泻型肠易激综合征经验[J].长春中医药大学学报，2013，29（3）：430-431.

李朝敏基于"阳化气，阴成形"论治腹泻型肠易激综合征经验

【名医简介】李朝敏，成都中医药大学附属医院内分泌科主任医师，硕士研究生导师，四川省中医药管理局学术带头人后备人选，从医30载，师从四川省名老中医张发荣教授，深得其传，擅用岐黄之术。

【学术思想】阴阳学说是中医学特有的思维方法，《素问·阴阳应象大论》言："阴阳者，天地之道也，万物之纲纪，变化之父母，生杀之本始，神明之府也。治病必求于本。故积阳为天，积阴为地。阴静阳躁。阳生阴长，阳杀阴藏。阳化气，阴成形。"宇宙中一切事物的发生、发展变化，都是阴阳二气相互作用的结果。气的运动是物质和功能之间的纽带，气化后成"有形"，气散后成"无形"，在气的运动之下，"有形"与"无形"相互转化。"阳化气"和"阴成形"是"阴阳气化规律"的两个基本过程。张介宾注："阳动而散，故化气。阴静而凝，故成形"，指出阳气主升、主动，具有弥散、温煦、推动的化气功能；阴气主降、主静，具有凝聚、凉润、宁静的形成质体的功能。"阳化气"是有形阴精在阳气鼓动下弥散为气，以维持人体脏腑经络形体官窍的生理功能；"阴成形"则是指无形之气或细小精微在阴气凝聚作用下化为有形阴精。凝聚与弥散是气的两种运动状态。"有形"与"无形"在气的运动中相互转化，是客观存在的规律。"阳化气"的过程是"由阴化阳"，以有形弥散成无形；"阴成形"的过程是"由阳化阴"，以无形凝聚成有形。人体正常的生命活动是保持阴阳协调平衡。无阴则阳无以生，无阳则阴无以化，在阳气的温煦作用下，阴精能够源源不断地转化为阳气，进一步促进其气化功能，以维持良性循环。《素问·阴阳应象大论》曰："积阳为天。"《类经图翼》言："天之大宝，只此一丸红日；人之大宝，只此一息真阳。"因此，在

阴阳协调平衡的关系中，阳气占主导地位；在气化过程中，"阳化气"起主导作用。"阳化气"与"阴成形"是维持机体生命活动的关键，张志聪注曰："天主生物，地主成物，故阳化万物之气，而吾人之气由阳化之；阴成万物之形，而吾人之形由阴成之。""阳化气"与"阴成形"常表现为升降出入运动，升降出入不止则生命不息。《素问·六微旨大论》言："出入废则神机化灭，升降息则气立孤危。故非出入，则无以生长壮老已；非升降，则无以生长化收藏。"人体正常生命活动依靠"阳化气"推动，在其推动作用下，有形阴精化为气，维持脏腑官窍的生理功能，人体之精、血、津液亦转化为气。有形之体的维持依靠"阴成形"凝聚，无形精微物质在阳气作用下凝聚成为有形之阴精，使机体得以维持和生长；人体之气可转化为精血津液，亦离不开阴的成形作用。"阳化气"强调脏腑官窍活动的过程，"阴成形"强调有形之物及其发展变化，二者平衡，则表现为健康状态。若"阳化气"太过或不及，均可导致"阴胜则阳病，阳胜则阴病，阳胜则热，阴胜则寒"的病理状态，从而产生气化病。"阳化气"太过，则弥散气化功能亢进，"壮火食气"，气有余便是火，火热消灼形体，可见形体消瘦。"阳化气"不及，则脏腑官窍功能不足，温煦推动无力，导致"阴成形"太过，使有形之物形成太过而见病理产物形成，可见痰浊、虚寒、水肿等临床表现。

临床多见从"阳化气"论治腹泻型肠易激综合征，而忽视"阴成形"，体现在具体治疗上是处方多从脾肾阳虚论治，而忽视阴精的调护。腹泻型肠易激综合征病程一般较长，部分患者病程甚至达数十年，患病时间越久，"阳化气"与"阴成形"越失衡，久病阴损及阳，阳损及阴，则更应重视阴精的调护，即无形之阳可以速复，有形之阴难以骤生。"阳化气""阴成形"平衡时，在"阳化气"的推动下，有形之阴精弥散化气，维持大肠传导变化和小肠受盛化物功能的正常运作；"阴成形"的凝聚作用为大小肠的正常生理功能提供物质基础，食糜才能分化为精微和糟粕，精微化而上升，由脾气转输，内养五脏六腑，外养四肢百骸，糟粕化而下降，由魄门而出，才能保证二便的正常。"阳化气""阴成形"失衡时，阴精生成不足，气化乏源，小肠失养，受盛失常可见腹胀腹痛，化物失常可致消化吸收障碍，出现腹泻便溏甚至完谷不化；大肠失养，传导变化失常，津液糟粕俱下，可见泄泻；排便周期延长、肠道失润、推动不足可见便秘。脏腑官窍功能不足，则温煦推动无力，导致"阴成形"太过，形成水湿、湿热、痰瘀、食积等病理产物，阻滞气机，致肠道功能紊乱，可见腹胀腹痛或腹泻便秘。临床治疗腹泻型肠易激综合征时，许多医家仅重视腹泻、腹痛等症状，待其好转后即止，而忽视其预后，李师认为，治疗腹泻型肠易激综合征时，虽然其症状好转，但因病久阴阳失衡，机体难以自我调节，会出现一些仿佛与其"无关"的病证，如失眠，殊不知其与腹泻型肠易激综合征密切相关。所以在治疗的时候，仍需注意阴阳的调和，在病久腹泻已止时，往往阳亢于上，阴亏于下，阴阳不相交，故可滋阴潜阳、交通心肾，由此可阴阳相交、水火相济。

【诊断思路】肠易激综合征是消化道最常见的功能性疾病之一，是一组持续或间歇发作，以腹痛、腹胀、排便习惯和（或）大便性状改变为临床表现，而缺乏胃肠道结构和生化异常的肠道功能紊乱性疾病，诊断前症状出现至少6个月，且近3个月持续存在。本病人群患病率较高，并且病情迁延难愈，症状长期存在，严重影响患者生活质量。目前肠易激综合征发病机制尚未完全明确，可能与神经、精神因素、肠道动力学改变、内脏高敏感性及肠道菌群失调有关，尚无特效药物治疗。

【治疗方法】腹泻型肠易激综合征属于中医学"泄泻""腹痛"等范畴，中医药治疗本病在改善症状、缩短病程、临床治愈乃至减少复发等方面具有一定优势。

【治疗绝技】基于"阳化气，阴成形"论治腹泻型肠易激综合征经验。

【验案赏析】陈某，51岁，2019年2月初诊。主诉：反复腹泻腹痛6年余。患者每日大便稀溏，色绿，夹食物残渣，饮食稍有不慎或遇冷则水样泻，日2~3次，腹痛数日一行，为隐痛，畏寒，手足冰凉，纳佳，起夜2次，眠欠佳，舌淡苔白，中有裂纹，脉沉迟。辨证：脾胃虚寒证；治法：温中健脾。方药：附子理中汤。处方：黑附片10 g（先煎），党参20 g，白术（炒）15 g，干姜10 g，炙甘草10 g。5剂，水煎服，每日1剂，分2次温服。嘱患者清淡饮食。

二诊：1周后患者复诊，自述服药后腹泻腹痛症状较前缓解，嘱续服1周以巩固疗效。患者反复腹泻腹痛6年余，大便稀溏，完谷不化，饮食稍有不慎或遇冷则水样泻，腹痛数日一行，为隐痛，畏寒，手足冰凉，舌淡苔白，中有裂纹，脉沉迟，责之脾胃虚寒。《伤寒论》曰："自利不渴者，属太阴，以其脏有寒故也。当温之，宜四逆辈。"故先以附子理中汤温中散寒。

三诊：患者诉大便成形质软，色黄，腹痛数日一行，为隐痛，易怒急躁，手足已温，眠欠佳，难以入睡，睡眠3小时左右，舌红苔薄白，中有裂纹，脉沉有力。辨证：阳不入阴证；治则：滋阴敛阳。方药：芍药甘草汤加味。处方：白芍 15 g，生甘草 15 g，合欢花 10 g，干姜 10 g，黄连 2 g，肉桂 1 g。5 剂，水煎服，每日 1 剂，分 2 次温服。

四诊：1 周后患者复诊，诉腹痛基本缓解，睡眠较前改善，外阴偶有湿痒，舌红苔薄黄根微腻，中有裂纹，脉沉有力。辨证：阳不入阴证。治法：滋阴敛阳泄浊。方药：芍药甘草汤加味。处方：白芍 15 g，甘草 15 g，合欢花 10 g，夜交藤 10 g，干姜 10 g，柴胡 10 g，茯苓 10 g，地肤子 5 g，黄连 5 g，肉桂 5 g。7 剂，水煎服，每日 1 剂，分 2 次温服。

五诊：2 周后患者诉停药后睡眠 5 小时左右，外阴湿痒基本缓解，面色微黄晦暗，诉年前体检时胆红素微高，舌红苔薄黄根腻，中有裂纹，脉沉有力。辨证：阳不入阴证；治法：滋阴敛阳泄浊。方药：芍药甘草汤加味。处方：白芍 15 g，炙甘草 15 g，干姜 5 g，柴胡 10 g，茯苓 10 g，黄连 6 g，肉桂 5 g，夜交藤 10 g，郁金 10 g，熟地 5 g，白术 10 g。12 剂，水煎服，每日 1 剂，分 2 次温服。嘱忌食辛辣、煎炸、刺激性食物及生冷寒凉之物，忌吸烟饮酒。患者睡眠良好，面色红黄隐隐，舌中裂纹已消。每个月随访 1 次。追访半年未复发。

【按语】《伤寒论》谓："若厥愈足温者，更作芍药甘草汤与之……"患者阳回厥愈，足已温；阳复阴短，阴虚阳乘，故见阳不入阴，难以入睡，且患者仍有腹痛，故以芍药甘草益其阴血，辅以柔肝。原方中为炙甘草，本方改用生甘草是取其补中寓泄之功，补中而降逆。合欢花以解郁安神，和络止痛。稍佐干姜微温。黄连苦寒，善于清心热、泻心火；肉桂温热，长于和心血、补命火。二药合用，寒热并用，相辅相成，有泻南补北、交通心肾之妙。患者睡眠较前改善，外阴偶有湿痒，舌红苔薄黄根微腻，故加夜交藤以养心安神；柴胡以疏肝平气；茯苓淡渗利湿；稍佐地肤子以利湿止痒，微动肾阳以泄浊；增加黄连、肉桂剂量以增强其交通心肾之功。患者面色微黄晦暗，诉年前体检时胆红素微高，故减干姜之温，加重黄连以泻三焦；加白术以健脾益气，燥湿利水；改合欢花为郁金以取其清心解郁之效，和柴胡共奏利胆退黄之效；有形之血，不能速生，少量熟地以生真阴之气，降虚火之焰。因其病久阴阳两虚，病情错综复杂，治法当循先后缓急之序，本证以阳虚为急，故以温阳为先，冀其阳生阴长，无形之阳可以速复，有形之阴难以骤生，是以附子理中汤以复其阳，待阳回厥愈足温后，予芍药甘草汤以复其阴。阳推动阴精化气，阴凝聚气化成形，阴平阳秘则肠道功能恢复正常。

参考文献

[1] 陈沛, 李朝敏. 李朝敏教授基于"阳化气, 阴成形"论治腹泻型肠易激综合征经验[J]. 四川中医, 2021, 39(1): 12-14.

李军祥辨治腹泻型肠易激综合征经验

【名医简介】李军祥, 北京中医药大学东方医院主任医师, 教授, 博士研究生导师, 中国中西医结合学会消化系统疾病专业委员会主任委员, 国家中医药领军人才——岐黄学者, 全国第二届百名杰出青年中医。李教授师承工程院院士董建华教授, 在继承董建华院士学术基础上, 注重创新, 不断学习, 兼收内化, 临床积累了丰富的脾胃病治疗经验, 患者从全国各地慕名而来。

【学术思想】脾虚肝旺为关键病机, 脾虚湿盛贯穿始终。肠易激综合征是临床上常见的功能性肠病, 表现为反复发作的腹痛, 与排便相关或伴随排便习惯改变, 同时可伴有腹胀或腹部膨胀的症状。临床可分为4个亚型: 腹泻型肠易激综合征、便秘型肠易激综合征、混合型肠易激综合征和不定型肠易激综合征, 其中以腹泻型肠易激综合征最为常见。中医学中并无腹泻型肠易激综合征的病名, 根据其疾病特点, 可归于"泄泻""腹痛"等范畴。李教授认为, 其病因主要与感受外邪、饮食所伤、情志失调及禀赋不足等有关。脾喜燥而恶湿, 且湿性黏滞, 因而易阻气机, 经云: "邪之所凑, 其气必虚。"因此感受外邪, 尤其湿邪, 易困阻脾胃; 饮食不洁或不节, 饥饱失常亦易伤脾胃; 肝主情志, 肝属木, 中焦脾胃属土, 情志失调, 急躁易怒, 造成木旺乘土, 形成肝旺脾虚之证; 抑或是患者先天禀赋不足, 脾胃虚弱, 以上所有因素均可造成脾胃虚弱, 脾胃运化失职, 清气不升, 浊阴不降, 水谷不化, 清浊不分, 混杂而下, 并入大肠而致泄泻; 脾虚肝乘, 中焦脾胃气机受阻, 不通则痛, 故见腹痛, 因而腹泻型肠易激综合征临床往往有"痛泻"之症, 腹痛即泻, 泻后痛减。正如《医方考》所记载: "泻责之脾, 痛责之肝, 肝责之实, 脾责之虚, 脾虚肝实, 故令痛泻。"且"痛泻"每因情绪变化或饮食不节而诱发，反复发作。疾病日久，造成脾阳亏虚，损及肾阳，命门火衰，水谷不化，疾病迁延不愈，则成虚实、寒热错杂之态。因此李教授认为腹泻型肠易激综合征的关键病机为脾虚肝旺，脾虚湿盛贯穿始终，病位关键在脾，与肝、胃、肾密切相关。此外，李教授认为风邪存在于腹泻型肠易激综合征病程的任何阶段，《内经》云："春伤于风，夏生飧泄。""邪气留连，乃为洞泄。"风邪中伤脾胃，纳运失司，清浊下注，发为肠鸣、腹泻。风邪善行数变，风居肠腑，行无定处，故痛无定处，间歇发作。

【诊断思路】腹泻型肠易激综合征临床症状反复发作，严重影响了患者的生活质量，给患者的生活和工作带来诸多不便，西医多以对症治疗为主，但存在疗效不稳定、易复发等问题。

【治疗方法】由上可知，李教授认为腹泻型肠易激综合征在临床上往往表现出"痛泻"之症，其核心病机即为脾虚肝旺。此类患者临床亦最为常见，症见胸胁胀闷、急躁易怒、嗳气食少、腹痛即泻、泻后痛减，每因情绪变化或饮食不节而诱发，并且症状严重程度加重，舌质淡红、苔薄白，脉弦细。治疗以抑肝扶脾为法则，仿痛泻要方之义，李教授自拟痛泻安肠方治疗此证，痛泻安肠方由炒白术、炮姜、炒白芍、乌梅、陈皮、黄连、蝉衣组成。方中炒白术苦甘而温，补脾燥湿以治土虚；炮姜性温，善暖脾胃，能温中止痛止泻，与白术共为君药。炒白芍酸寒，抑肝柔肝，缓急止痛，与白术相配，于土中泻木；乌梅酸涩性平，能涩肠止泻，与白术相配以收健脾止泻之功，味酸入肝，与白芍相配则加强柔肝止痛之力，与白芍共为臣药。陈皮辛苦而温，理气止痛，除湿止泻；黄连清热燥湿，厚肠止泻；蝉衣气味甘寒，乃清虚之品，能祛风而胜湿，与黄连相配，防止湿邪化热，与陈皮共为佐药。诸药相伍，是仿痛泻要方之义，使脾健肝舒，气机调畅，痛泻自止。若气郁化火，可加牡丹皮、栀子；若腹痛严重，可加川楝子、延胡索、炒五灵脂；若情绪异常、悲伤欲哭，可加浮小麦、炙甘草和大枣等；若夜寐失眠，可加夜交藤、炒酸枣仁。随着疾病进展，临床表现也会有差异，李教授认为临证不能思维固化，要学会动态观察。在掌握核心病机的基础上，随疾病进程的变化，把握证型的偏盛变化，随证偏盛论治。如疾病初期存在脾虚湿盛的偏盛；随着疾病进展，脾虚日久，造成脾阳亏虚，损及肾阳，形成脾肾阳虚的偏盛；疾病迁延不愈，形成寒热错杂。

（1）脾虚湿盛偏盛。此类患者临床更见大便稀溏，神疲乏力，面色萎黄或白，纳呆食少，饮食油腻后泄泻加剧，舌质淡胖、苔白腻，脉象濡滑。治疗应兼以健脾益气、渗湿止泻，方可用痛泻安肠方合参苓白术散加减，常用药为炒白术、炮姜、炒白芍、乌梅、陈皮、蝉衣、党参、茯苓、白扁豆、薏苡仁、砂仁、山药、桔梗、生姜、大枣等。若肠鸣辘辘，可重用生姜；若中气不升，则加柴胡、升麻；若神疲乏力较甚，可加黄芪；若湿蕴日久化热，造成大便臭秽，可加黄芩、黄连、葛根。

（2）脾肾阳虚偏盛。此类患者临床更见腹痛即泻，多晨起时发作，腹部冷痛，得温痛减，腰膝酸软，不思饮食，形寒肢冷，舌淡胖、苔白滑，脉沉细。治疗应兼以温补脾肾，方可用痛泻安肠方、附子理中丸合四神丸加减，常用药为炒白术、炮姜、炒白芍、陈皮、蝉衣、附子、党参、干姜、炙甘草、补骨脂、肉豆蔻、吴茱萸、五味子等。若腹痛喜按、畏寒明显，加重干姜用量，加肉桂、小茴香；若久泻不愈，可加诃子、石榴皮、芡实。

（3）寒热错杂。此类患者临床更见大便时溏时泻、腹胀、渴不思饮、口苦或口臭、口腔溃疡、肢冷畏寒，舌质淡、苔薄黄，脉弦细或弦滑。治疗应兼以寒热平调，可用痛泻安肠方合乌梅丸加减，常用药为炒白术、炮姜、炒白芍、陈皮、蝉衣、乌梅、细辛、黄连、附子、当归、黄柏、桂枝、人参、川椒。若腹胀痛明显，可加木香、槟榔、枳实；若口苦口臭明显，可去附子，加肉桂、黄芩。

【治疗绝技】近年研究表明，中医药治疗腹泻型肠易激综合征有明显疗效。李军祥教授在总结其多年临床经验的基础上，归纳出脾虚肝旺为其关键病机，脾虚湿盛贯穿疾病始终，紧抓此核心病机，根据疾病进展，临床症状各异，随证偏盛论治，临床往往能收获良效。

【验案赏析】患者，女，60岁，2018年3月5日初诊。腹泻1月余，生气后则腹痛即泻，泻后腹痛缓解，腹胀，肠鸣辘辘作响，嗳气食少，大便无黏液脓血，肛门无下坠，纳眠尚可，小便频，舌质红、苔薄白腻，脉弦细。此属脾虚肝旺之泄泻，治以抑肝扶脾、祛风止泻，予痛泻安肠方加味。处方：炒白术30 g，炮姜10 g，黄连6 g，陈皮10 g，防风10 g，炒白芍30 g，乌梅10 g，蝉衣3 g，木香6 g，砂仁6 g，炒白扁豆10 g，炒麦芽15 g，炙甘草6 g。7剂，每日1剂，日2次，早晚开水冲服。

2018年3月12日复诊：腹痛腹泻明显缓解，腹胀肠鸣消失，纳食尚可，舌质淡红苔白，脉细，守上方继服14剂，诸症皆除。

【按语】脾胃为后天之本，脾胃运化功能失常，水谷不化，故见食少；水湿下注大肠则见泄泻、肠鸣辘辘；脾虚肝乘，气机不得转枢，脾气不升，胃气不降反升，滞于中焦故见嗳气；中焦气滞不通则痛，故见腹痛腹胀，且由情绪变化诱发。结合舌脉象辨为脾虚肝旺之证。治疗当以抑肝扶脾、祛风除湿止泻、行气消胀，故以痛泻安肠方加味治疗而痊愈。

参考文献

[1] 谭祥，裴文婧，谢春娥，等.李军祥教授辨治腹泻型肠易激综合征经验[J].中国中西医结合消化杂志，2019，27（10）：788-789.

第三章 便 秘

国医大师朱良春教授治疗便秘经验

【名医简介】朱良春，国医大师，教授。

【学术思想】肺与大肠相表里，肺之燥热下移大肠，则大肠传导功能失常而成便秘；肝主疏泄气机，若肝气郁滞，则气滞不行，腑气不能畅通；肾主五液而司二便，若肾阴不足则肠道失润，若肾阳不足则大肠失于温煦而传送，均可导致便秘。西医学中的功能性便秘、肠易激综合征、肠炎恢复期、直肠及肛门疾病所致之便秘、药物性便秘、内分泌及代谢性疾病所致的便秘、术后便秘，以及肌力减退所致的便秘等，均属于本病范畴。

【诊断思路】便秘是指由于大肠传导功能失常导致的以大便排出困难、排便时间或排便间隔时期延长为临床特征的一种大肠病证。便秘的病因是多方面的，其中主要的有外感寒热之邪、内伤饮食情志、病后体虚、阴阳气血不足等。本病病位在大肠，但与脾、胃、肺、肝、肾密切相关。脾虚传送无力，糟粕内停，致大肠传导功能失常而成便秘；胃与肠相连，胃热炽盛，下传大肠，燔灼津液，大肠热盛，燥屎内结，可成便秘。

【治疗方法】朱老则认为，本病病机关键主要是中气大伤，此多见于失治误治、年老体虚之人。且对顽固性便秘确属脾虚中气大伤者，皆可采用塞因塞用而以补法治之。

【治疗绝技】塞因塞用之法治疗顽固性便秘之虚秘。

【验案赏析】黄某，女，40岁。便秘8年，平素依赖西药酚酞、双醋芬汀或牛黄解毒片，或用中成药上清丸、麻仁丸等维持，若不用药，5～7日不排大便，腹部胀满，苦不欲言。因久用泻下攻伐之剂，脾胃大伤，纳食不馨，面色萎黄，神疲乏力，舌淡苔薄白，脉沉细。证属脾胃虚寒，升降失常，运传无力，又久服泻下之剂，中气大伤，肠中津液匮乏。治当温中醒脾、益胃生津，方用仲景理中丸加味改汤。处方：党参15g，生白术50g，干姜、炒枳实、葛根各10g，炙甘草6g。每日1剂，水煎服。服用5剂，胀满好转，大便3日1次，纳食增加，续服5剂，腹胀消失，大便2日1次，减白术量为30g，守方又10剂，大便每日1次，诸症全降，面转红润。嘱以香砂六君丸善后，追访2年无复发。

【按语】

温补中气塞因塞用。便秘一证，其病位在大肠，与肺脾肾三脏关系密切相关。肺主宣肃，与大肠相为表里，肺气虚则大肠津液不布；脾胃为后天之本，气血生化之源，脾气虚则运化无力，水津不布，肠道失濡；肾为胃之关，开窍于二阴而司二便，肾之精血亏损，肠道燥热，津液不足，肠道失濡而便干，或肾之阳气虚衰，温运无力，均可使糟粕涩留肠道不能及时排出体外而致便秘。今观朱老调制此案，脉证合参，当属脾胃虚寒，升降失常，大肠传导失职，病机关键是脾胃二脏。因脾为后天之本，气血生化之源，脾不足则气血乏源，阴津亏虚，中气不足。气虚则肠道传送无力，血虚则津枯大肠失于濡润，如是均可使糟粕停滞大肠而便秘。肺主气，与大肠相表里，土虚金亏，肺气肃降，津液不能下达，大肠湿润，干枯不行，便秘由是而作，则出现肠道艰涩不通，粪便难下。加之久服泻下之剂，中气大伤，肠中津液匮乏。"前车之覆，后车之鉴"，再用攻下之剂徒伤其里，故朱老以塞因塞用立法，用温中醒脾、益胃生津之法而治之。

重用白术司其运化。由于本验案是脾不得为胃行其津液，久而母病及子，致使肺津干涸，肠中燥结，故朱老用理中丸改汤以治疗。方中党参甘温入脾，补中益气，强壮脾胃为主药；干姜味辛性温入脾胃，具有温中散寒、回阳通脉、温肺化饮的作用，其性能走能守，常用于治疗中焦虚寒证，在方中温中州而扶阳气，为辅药；脾虚则生湿，故又以甘苦温之白术为佐药，燥湿以健脾，三药补、温、燥，相辅相成，配伍精当；再用炙甘草为使，补中扶正，调和诸药。诸药合用，共奏温中驱寒、补气健脾之功。那么朱老为什么在方中重用生白术50g呢？关于白术的性味功效，《本草求真》曾曰："白术缘何专补脾气？盖以脾苦湿，急食苦以燥之，脾欲缓，急食甘以缓之；白术味苦而甘，既能燥湿实脾，复能缓脾生津。且其性最温，服则能以健食消谷，为脾脏补气第一要药也。"由此可见，朱老用白术主要是因其为补脾之圣药，重用一味生白术，主要是取其补益中州、健脾运肠，脾气健既可使大肠传导有力，又可使水湿得运濡润肠道。从临床上看，此类患者大便不甚干硬，唯排便困难，虚坐努责，用一般通便药很难奏效，必须以补为通，使脾胃得健，升降复常，肠腑乃通。白术这味药物通便首见于《金匮要略》及《伤寒论》桂枝附子去桂加白术汤，原文载："若其人大便硬，小便自利者，去桂枝加白术汤主之。"俞嘉言认为白术能"滋大便之干"，汪苓友认为"白术为脾家主药……燥湿以之，滋液亦以之"，可谓一语中的，要言不烦。想必朱老对此心知肚明，故用起来得心应手，屡用屡验。

葛根枳实升降相因。从上述可以看出，本案所致便秘，不仅是由于脾胃虚寒，而且还存在另一种重要因素，升降失常，主要是肺与脾两个脏器，此外还波及大肠。因肺主治节，又主一身之气，与大肠相表里，"开天气以通地道"，肺主清肃下降，气机得畅，为其能和，肠腑得通，有利于气血交互及大肠传导糟粕功能的正常发挥。脾胃同居中焦相互络属而构成表里关系，为气机生降的枢纽。正常情况下，脾升可使肝胆之气也升，以行疏泄调达之功；胃降可使肺与大肠之气也降，以行肃降传导之用。脾胃虚弱则升清降浊功能失常，大肠传导之官失职而成便秘。因为大肠传导功能正常行使，有赖于胃的降浊和脾的升清，脾的升清也有赖于胃的降浊，二者相辅相成、和谐相处，缺一不可；且胃与小肠、大肠对饮食物的消化、吸收、排泄过程密切配合，共同完成饮食物的运化过程。当脾、胃、肠的关系不和谐时，就会出现腹胀、便秘等。正是因为如此，朱老在方中才又配用了葛根、枳实这两味药物。关于葛根，医家称此为升清阳之圣药，《本草正义》解释，葛根，气味皆薄，最能生发脾胃清阳之气。李东恒也说："干葛，其气轻浮，鼓舞胃气上行，生津液。"而枳实为宽中行气、消积除痞之上品，故《药品化义》曰："枳实专泄胃实，开导坚结，故主中脘以治血分，疗胸膈间实满，消痰癖，祛停水，逐宿食，破结胸，通便闭，非此不能也。"由此可见，朱老用此两味相伍，一升一降，使清阳得升，浊阴得降，则便秘自解。

参考文献

[1] 高尚社.国医大师朱良春教授治疗便秘验案赏析[J].中国中医药现代远程教育，2011，9（16）：4-6.

国医大师李玉奇教授治疗便秘经验

【名医简介】李玉奇，教授，国医大师。

【经典名方】小承气汤加味。

组成：大黄12g，枳实15g，厚朴12g，陈皮12g，薏苡仁30g，茵陈30g，延胡索20g，莱菔子30g，甘草6g。

【学术思想】李老认为本病的主要病因病机乃是胃津受损，脾不得为胃行其津液，久而母病及子，致使肺津干涸、肠中燥结。

【诊断思路】本病中医又称之为"脾约"证。"脾约"之名见于《伤寒论》："趺阳脉浮而涩，浮则胃气强，涩则小便数。浮涩相搏，大便则硬，其脾为约。"《素问·经脉别论》说："饮入于胃，游溢精气，上输于脾，脾气散精，上归于肺，通调水道，下输膀胱，水精四布，五行并行。"由此可知，脾主为胃行其津液，今脾弱胃强，约束津液不能四布，但输膀胱，致小便数、大便干硬，故曰"脾约"。

【治疗绝技】李老认为，治疗本病重在调理肺胃，治宜滋阴宣肺、润肠通幽。

【治疗方法】李老在临证组方用药时，常用自拟中药秘方加减，疗效显著。

【验案赏析】治一患儿便秘数年，起自服泻下药尚能解急，然而服泻药致使病情逐渐加重，10日不排便亦无所苦，只得凭借物理方法排便。其母焦急万分，遍访名医，足及各地，花钱无数，历时2年不见成效。后辗转求治于李老，李老苦心调治2个月初见效，半年方愈。该患者服大黄、麻仁丸、补气养血，甚至理中附子之剂，不见成效。李老认为此病临床铭记三禁：①大黄；②附子；③承气汤。李老谆谆教导，告诫我勿入庸医之流，误病伤人。授予秘方：桃仁15g，炒杏仁10g，枇杷叶15g，桑椹20g，阿胶15g，当归25g，荆芥15g，火麻仁15g，槐花20g，皂角仁15g。每日1剂，水煎服。

【按语】金元四大家之一的李东垣曾对便秘的病因病机曾精辟地阐述为："若饥饱失节，劳役过度，损伤胃气，及食辛热味厚之物，而助火邪，伏于血中，耗散真阴，津液亏少，故大便结燥"，由此可见，本病病位虽在大肠，但涉及脾、胃、肺三脏。由于脾与胃相表里，共居中州，脾主运化，胃主受纳；脾主升，胃主降，升者其水谷精微通过肺的宣发敷布周身，降者其水谷糟粕通过肺的肃降由大肠排出体外。现中气亏虚，胃津受损，脾不得为胃行其津液，久则母病及子，致使肺津干涸，肠中燥结，则病发此证。治宜滋阴润肺，养胃润肠。方中荆芥、炒杏仁、枇杷叶以宣降肺气，顺通肠腑；阿胶、火麻仁、皂角仁、桑椹滋养胃阴，润肠通便；桃仁、当归、槐花活中有养，清润通腑。诸药合用，共奏滋养肺胃、润肠通便之功。李老调治本验案组方用药有如下3个特点。

久病必虚以补为先。中医认为，新病多实，久病多虚。该患者病程已达3年之久，且又屡经攻伐之药耗伤中气，致使脾胃纳化失职，升降失常，脾不能为胃行其津液，大肠失濡，传导失司，则大便燥结难解。治宜以补为主，塞因塞用。故李老在方中首先选用桑椹、阿胶、当归、火麻仁等滋养阴津之品以治其本。桑椹味甘酸微寒，能滋肾水、补肝血、生津液、润心肺，可滋阴补血、清凉润肺，在方中可滋阴补液、润肠通便。《神农本草经疏》谓："桑椹，甘寒益血而除热，为凉血、补血、益阴之药……五脏皆属阴，益阴故利五脏。"阿胶味甘性平，本品气味俱阴，能养肝血、益肺阴、滋肾水，为益阴养血、润燥除热之要药。火麻仁味甘性平，归脾、胃、大肠经，体滑滋润，为养阴润肠常用之品，尤以润肠燥、通肠道、滑大肠、养阴血较为擅长，是治疗胃气强、脾阴弱而致肠胃燥热、大便秘结之上品。《药品化义》谓："麻仁味甘能润肠，体润能去燥，专利大肠气结便闭……大便闭结不通，不宜推荡，亦不容久闭，以此同紫菀、杏仁润其肺气，滋其大肠，则便自利矣。"当归苦甘质润，能化阴生血、润燥滑肠、散结通便。《本草正》曾谓："当归，其味甘而重，故专能补血，其气轻而辛，故又能行血，补中有功，行中有补，诚血中之气药，亦血中之圣药也……大约佐之以补则补，故能养营养血，补气生精，安五脏，强形体，益神志，凡有形虚损之病，无所不宜。佐之以攻则通，故能祛痛通便……唯其气辛而动，故欲其静者当避之，性滑善行，大便不固者当避之。"如此相伍，治病求本，以润寓通。

久病多瘀行血推气。中医认为久病多瘀，故李老在方中又配用了桃仁、当归、槐花以活血祛瘀、行血助气，以顺其通降。方中桃仁味苦性平，可活血凉血，因其苦能泻滞、体润滑利，故又可开结通滞、润肠通便。凡年老体衰、血虚津亏、水枯舟停而致大便干结难出，或燥结不通者，多用此以润燥通便，且常与当归、火麻仁、生地黄同用，如《沈氏尊生书》之润肠丸；亦可与杏仁、柏子仁、郁李仁同用，如《世医得效方》之五仁丸。当归气轻味浓，能走能守，入心肝能生阴化阳，养血活血；走脾经能行滞气散精微，化生补血。其在方中既可补血活血，又可润肠通便，如《景岳全书》之济川煎，取其与肉苁蓉、枳壳相伍，能补肾润肠、行气通便，可治疗肾虚气弱之便秘。槐花味苦微寒，归肝与大肠经，可降肝火、凉大肠、清泄郁热，使腑气通利。如此相伍，血行气顺，结散腑通。

肠腑不通求之于肺。中医认为，肺与大肠相表里。肺气的肃降，有助于大肠传导功能的顺利畅通。故李老在方中又配以荆芥、枇杷叶、杏仁之品肃降肺气以通肠腑。枇杷叶味苦性凉，归脾胃经，既可清肺止咳，又可和胃降逆，使肺胃之气下降而肠腑通利。杏仁味苦辛微温，归经于大肠，苦降辛润，油润滑腻，既可宣肺降浊，又可润燥滑肠。《本草求真》曰："杏仁，既有发散风寒之能，复有下气除喘之力，缘辛则散邪，苦则下气，润则通秘，温则宣滞行痰。"《本草便读》曰："凡仁皆降，故（杏仁）攻专降气，气降则痰消嗽止。能润大肠，故大肠气闭者可用之。"如此相伍，以取其甘缓滋润、通利肠腑。此即《伤寒明理论》所说："《内经》曰：脾欲缓，急食甘以缓之。麻仁、杏仁润物也。《本草》曰：润可去枯。脾胃干燥，必以甘润之物为之主。"《本草思辨录》也曰："仲景麻仁丸证，是脾受胃强之累而约而不舒。于是脾不散精于肺，肺之降令亦失，肺与脾胃俱困而便何能下。麻仁甘平滑利，柔中有刚，能入脾滋其阴津，化其燥气。"综上所述，可以看出李老辨治此证，精细入微，立法新颖，组方巧妙；治则脏腑同调，补润共进，活血兼施；用药主次分明，相辅相成，殊途同归。润降之中寓宣肺之意，活血之内奏顺通之功。诸药合用，匠心独运，机圆法活，故效如桴鼓，如此之沉疴痼疾，竟收奇功。

参考文献

[1] 高尚社.国医大师李玉奇教授治疗便秘验案赏析[J].中国中医药现代远程教育，2013，11（1）：3-5.

李乾构运用健脾润肠法治疗功能性便秘经验

【名医简介】李乾构,首都国医名师。

【学术思想】李老治疗脾胃病时,重视肝脾关系,他认为脾胃病病位虽在脾胃,但与五脏相关,尤其与肝密切相关,因此治脾不忘疏肝。人体气化的升降开合,转枢在脾,调理在肝。肝胆相对于脾胃,在正常生理情况下,肝木条达则脾土自运,可助其运化之功,反之则脾胃运化正常,则成肝之疏泄之用。因此,对于脾胃病,在健脾的基础上要勿忘疏肝气,疏肝理气可用柴胡、郁金、木香等;清泻肝火可用栀子、丹皮等;滋养肝阴则使用生地、山萸肉、白芍等;平肝潜阳常常加生龙骨、生牡蛎、代赭石等中药。此外,李老认为情志因素是引起脾胃病的重要病因,在治疗脾胃病时,一定要重视患者的心理状态,注意心理疏导,解除患者的畏病情绪,使患者树立起战胜疾病的信心,使患者从焦虑抑郁状态中解放出来,这样才能保证药物疗效,达到防止复发、巩固疗效的目的。

【验案赏析1】张某,女,25岁,2013年6月25日初诊。主诉:上腹部疼痛间断发作5余年,加重1周。现病史:患者胃脘疼痛反复发作5余年,表现为胀痛,进食后加重,未予重视,1周前上述症状加重,遂来诊。患者进食生冷后上腹痛加重,伴有恶心、呕吐,无反酸、烧心及嗳气,纳食不香,眠可,大便质干,日1次,舌淡,苔白,脉细弦。查体:巩膜未见黄染,心肺无异常,腹软,无压痛及反跳痛,肝脾未及,双下肢不肿。既往史:否认慢性病及传染病病史。胃镜诊断:慢性非萎缩性胃炎。西医诊断:慢性非萎缩性胃炎。中医诊断:胃脘痛;辨证:脾虚气滞。治法:健脾理气。处方:党参10 g,生白术15 g,茯苓15 g,炙甘草3 g,陈皮10 g,姜半夏9 g,厚朴10 g,炒莱菔子20 g,焦三仙30 g,旋覆花10 g,煅赭石10 g,白芍15 g,鸡内金10 g,延胡索15 g。7剂,水煎取300 mL,分3次温服,每日1剂。

2013年7月1日二诊:药后诸症缓解,偶有恶心,大便仍干,2~3日一行,舌红,苔薄黄,脉弦细。复诊处方:玄参30 g,生白术30 g,茯苓10 g,炙甘草3 g,陈皮10 g,姜半夏9 g,厚朴10 g,炒莱菔子30 g,鸡内金10 g,旋覆花10 g,煅赭石10 g,白芍15 g,酒大黄5 g,延胡索15 g。7剂,水煎取 300 mL，分 3 次湿服，每日 1 剂。

2013 年 7 月 8 日三诊：药后胃痛消失，仍感乏力，余无明显不适，苔白，脉弱。予香砂养胃丸巩固疗效，嘱患者饮食清淡，细嚼慢咽。忌辛辣刺激及生冷食物。

【按语1】患者病久脾虚，阳气不足，经络失煦，故胃痛、消瘦，吃冷食则加重；患者脾胃升降失常，胃气上逆，痰浊上扰故恶心、呕吐；患者脾虚不能为肠行其津液，水道干枯，故大便燥结。舌淡，脉弦细为脾虚气滞之象。本病基本病机是脾胃气滞、胃气上逆，故治以健脾理气、和胃降逆。方以六君子汤加理气降逆之厚朴、旋覆花、代赭石。但慢性胃炎大多有胃动力减弱这一特点，临证时加上健脾理气的中药促进胃动力。大便干燥时，用玄参易党参，白术则生用，量大至 30 g，加酒大黄既有活血作用以加强胃黏膜血流，又有轻微通便作用，可谓一举两得。脾胃病治疗重在健脾和胃、调理气机。脾气虚同时出现四末不温、畏寒喜暖等虚寒症状时，可在六君子汤的基础上加桂枝汤或黄芪建中汤甘温益气、缓急止痛；受凉后诱发胃痛兼表证者，里不和则卫气不和表不解，治当表里双解，在六君子汤的基础上加芥穗、柴胡等；见气虚气逆者，加旋覆代赭汤补虚降逆、升清降浊；兼气滞者加木香、槟榔理气宽中。

【验案赏析2】赵某，男，51 岁，2013 年 4 月 5 日初诊。主诉：上腹痛反复发作 6 年，加重 1 月余。现病史：患者上腹痛反复发作 6 年，每于生气后加重，表现为胀痛、口苦，1 个月前患者因情志不遂上腹痛再次加重，故来就诊，现形体消瘦，面色萎黄，近 1 个月于生气后出现胃痛，伴反酸、烧心、恶心、食欲不振，无呕吐，大便溏稀，2 次/日，舌质暗红，苔白少津，脉弦细。既往史：否认慢性病及传染病病史。胃镜提示慢性非萎缩性胃炎，幽门螺杆菌（＋）。西医诊断：慢性浅表性胃炎。中医诊断：胃痛；辨证：肝气犯胃，胃失和降。治法：疏肝理气，和胃降逆。处方：党参 10 g，茯苓 10 g，炒白术 10 g，炙甘草 3 g，柴胡 10 g，枳实 10 g，酒白芍 15 g，陈皮 10 g，法半夏 10 g，桂枝 10 g，延胡索 10 g，黄连 3 g，吴茱萸 3 g，煅瓦楞子 20 g，白及 10 g，三七粉 3 g。7 剂，水煎取 300 mL，分 3 次温服，每日 1 剂。嘱患者调理情志，改善紧张焦虑情绪，注意睡眠质量。

2013 年 4 月 13 日二诊：患者药后胃痛减轻，反酸、烧心好转，恶心消失，纳可，大便质可，日 1 次，舌淡苔白，脉弦细。复诊处方：党参 10 g，茯苓 10 g，炒白术 10 g，甘草 3 g，陈皮 10 g，半夏 10 g，柴胡 10 g，枳实 10 g，厚朴 10 g，郁金 10 g，乌贼骨 10 g，丹参 10 g。

2013年4月20日三诊：胃痛消失，未诉不适，纳可便调，舌薄白，脉弦，以健脾疏肝丸收功。

【按语2】患者生气后肝气郁结，肝气横逆犯胃，气机郁滞，故胃痛；肝胃不和则反酸、烧心；胃失和降故恶心，纳差；肝气横逆犯脾，脾土虚弱，中阳不足，故上腹部冷痛，饥饿时加重，进食后可缓解。综观舌脉证候，本病为肝胃不和、肝郁脾虚，病位在胃，与肝脾相关。木旺乘土者肝气太过，土受木克。因病起于肝，太过为实，治宜疏肝理气、和胃止痛，方中重用四逆散，以柴胡疏肝解郁，酒白芍柔肝平木，枳实行气导滞，甘草调和胃气，具有疏肝理气和胃之功；若为土虚木乘，则见倦怠乏力、舌淡脉弱等土虚为主之症，当以补脾健胃、扶土抑木为主，重用六君子汤益气补中、健脾化滞。若肝气机郁滞日久而化热，津液内伤，导致阴液亏虚，虚火炽盛。其表现为口唇干燥，大便干结，体形消瘦，皮肤爪甲干燥，舌红少苔，脉细数。当在疏肝、泻肝的基础上，宗叶天士甘凉之法，滋养胃阴，改甘温之党参为甘凉之玄参，滋阴润燥，清其浮游之火；阴虚津亏重者，加增液汤。四君子汤以玄参易党参，尤其重用生白术，富含油脂，既可助脾运化，又能润肠通便。佐以少量酒大黄，对于久病体弱患者，扶正攻邪，安全稳妥。降胃气，理中焦，重视饮食调护及生活调理。胃主和降，以降为顺。李老认为引起胃失和降的原因不外乎以下两个：一是肝气横逆犯胃。肝主疏泄，具有调节全身气机的功能。若恼怒伤肝，肝气郁结，失于疏泄，则横逆犯胃，致使胃失和降，气逆于上而出现泛酸、嗳气、反胃等症。二是脾失健运，脾胃同居中焦，互为表里关系。脾主升，胃主降，为人体气机升降之枢纽，具有运化水谷精微，受纳传导的功能。若饮食不节，损伤脾胃，脾气不升，运化无权则出现痞满、腹胀、便溏等症；胃气不降，反而上逆，则出现纳少、脘腹胀满疼痛、嘈杂、呕吐、嗳气、呃逆、反胃、反酸、烧心等症。因此可酌加旋覆花、代赭石、降香，以化浊降逆，使中焦气机自然条达。李老认为脾胃病的重要病因为饮食不节及生活无度，饮食不节。

【验案赏析3】王某，女，58岁，2014年8月6日就诊。主诉：反酸、烧心3年，加重2个月。现病史：患者近3年来反酸、烧心、反食反复发作，进食后加重，时有胸骨后疼痛不适。未予重视，2个月前进食不适后上症加重。现症：反酸烧心，上腹胀满，早饱嗳气，无恶心呕吐，纳食尚可，二便调，平时急躁易怒，舌淡红，苔薄白略腻，脉弦细。既往史：否认其他慢性病史及肝炎病史，无烟酒嗜好。实验室检查：2014年5月26日电子胃镜检查诊断示反流性食管炎。西医诊断：反流性食管炎。中医诊断：吐酸；辨证：脾虚湿阻、胃失和降。治法：健脾化痰，和胃降逆。处方：党参10 g，生白术10 g，茯苓10 g，炙甘草5 g，柴胡10 g，白芍20 g，延胡索15 g，枳壳10 g，旋覆花10 g，煅赭石10 g，黄连3 g，吴茱萸3 g，降香10 g，海螵蛸30 g，煅瓦楞子15 g。7剂，每日1剂，水煎服每次100 mL，日3次，餐后2小时服。

2014年7月14日二诊：服上方7剂后反酸、烧心、胃胀程度减轻，反食及胸骨后疼痛基本消失，苔薄白，脉细弦。上方加陈皮10 g，清半夏9 g，7剂，服法同前。嘱其少食流质食物、辛辣刺激食物及甜食，细嚼慢咽，不要过度饱食，保持心情愉快，保证睡眠质量。

2009年7月22日三诊：药后诸症消失，予复方陈香胃片继续服1个月以巩固疗效。

【按语3】患者平素易生气，肝郁气滞，肝失疏泄，横逆犯胃，所以导致胃失和降，胃气上逆，所以症见反酸、烧心、反食、上腹胀、早饱、嗳气；肝气郁结，气滞则见痛证，故见胸骨后不适。舌质淡红，苔薄白略腻，脉弦为肝郁兼有痰阻之象。故本病案以六君子汤健脾益气，化痰理气；以四逆散疏肝理气；以旋覆代赭汤化痰降逆；海螵蛸、煅瓦楞子制酸和胃止痛；黄连、吴茱萸为左金丸，清肝化热、温中降逆，并能收敛制酸。全方药物起到了健脾益气、化痰降逆、抑酸止痛和胃的作用，起到了奇效。六君子汤中的陈皮、清半夏为加大化痰理气、降逆清热之力。经治主症消失后，用有健脾疏肝、和胃制酸功效的复方陈香胃片继续服1个疗程巩固疗效，防止复发。特别是在治疗过程中老师反复强调饮食调整的重要性，使患者改掉生活中的不良饮食习惯，并注意情绪、睡眠等可以影响疾病的问题，重视生活调理，减少了复发，起到了画龙点睛的作用。

【治疗绝技】根据李老的临床经验，介绍一下常用治疗便秘的方法，特别是按主症与次症辨证论治的方法。

通腑泄热法（胃肠实热证）。主症：大便干结不通、口苦口臭。次症：腹中胀满，腹痛明显，口舌生疮，口干口渴，面红身热，小便短赤，舌红苔黄，脉象弦滑。诊断：只要符合以上主症和两项次症，即可诊断为便秘胃肠实热证。辨证：胃肠实热，阳明腑实；治法：通腑泄热，理气通便；方药：清热通便方。处方：生大黄10 g，芒硝10 g，枳实10 g；厚朴10 g；黄芩 15 g；黄连 5 g；公英 20 g；连翘 15 g。加减：急性单纯性肠梗阻，加大硝黄用量以泻腑通便（芒硝加至 20 g，生大黄 30 g 后下，服 1~2 剂）；急慢性胆囊炎加柴胡 10 g，郁金 10 g 以疏肝利胆；急性阑尾炎加牡丹皮 10 g，桃仁 10 g，冬瓜仁 30 g 以凉血清肠。

疏肝通便法（肝气郁结证）。主症：排便困难，情志不畅。次症：欲便不得，嗳气呃逆，胃脘胀满，郁闷不乐，乳房胀痛，两胁堵闷，舌苔厚腻，脉象沉弦。诊断：只要符合以上主症和两项次症，即可诊断为便秘肝气郁结证。辨证：肝气郁结，肠道阻滞；治法：疏肝解郁，通畅肠道；方药：疏肝通便方。处方：柴胡 10 g，白芍 20 g，枳实 10 g，炙甘草 5 g，郁金 10 g，香附 10 g，莱菔子 30 g，虎杖 20 g。

益气通便法（肺脾气虚证）。主症：年老体弱，排便困难。次症：大便燥结，或粪溏软，挣努难便，气短汗出，便后乏力，纳少腹胀，舌淡苔黄，脉象弦细。诊断：只要符合以上主症和两项次症，即可诊断为便秘肺脾气虚证。辨证：肺脾气虚，传导无力；治法：补气健脾，助运通腑；方药：补气通便方。处方：玄参 30 g，生白术 30 g，茯苓 10 g，炙甘草 5 g，生黄芪 30 g，全瓜蒌 20 g，紫菀 10 g，蜂蜜 30 g。

养血通便法（血虚肠燥证）。主症：久病或产后体虚，排便困难。次症：头晕眼花，心悸气短，月经失调，体乏无力，口干咽干，腰腿酸痛，舌质淡红，脉象细弱。诊断：只要符合以上主症和两项次症，即可诊断为便秘血虚肠燥证。辨证：血虚阴亏，大肠失调；治法：养血补阴，润肠通便；方药：养血通便方。处方：当归 15 g，生白芍 30 g，生地黄 30 g，玉竹 20 g，生黄芪 30 g，生首乌 20 g，草决明 20 g。

滴肠通便法（大肠燥结证）。主症：身体虚弱，大便干燥。次症：病后体虚，久坐少动，粪如羊尿，秘结难排，脘腹胀满，纳差乏力，舌淡红，苔白，脉象弦细。诊断：只要符合以上主症和两项次症，即可诊断为便秘大肠燥结证。辨证：大肠燥结，粪涩不通；治法：滋润肠道，滑下通便；方药：润肠通便方。处方：火麻仁 20 g，郁李仁 20 g，柏子仁 15 g，瓜蒌 20 g，杏仁 10 g，桃仁 10 g，炒莱菔子 30 g，玄明粉 5 g。增液通便法（通用于阴虚肠燥证）。主症：高热或病后大便燥结。次症：体乏无力，无意排便，口干舌燥，渴而不欲饮，五心烦热，形体消瘦，舌红少津，脉象细数。诊断：只要符合以上主症和两项次症，即可诊断为便秘阴虚肠燥证。辨证：热病耗阴，大便燥结；治法：增补津液，养阴通便；方药：增液通便方。处方：玄参30g，麦冬15g，生地20g，桑椹15g，肉苁蓉20g，知母10g，黄柏10g。

温阳通便法（脾肾阳虚证）。主症：排便困难，畏寒怕冷。次症：大便溏软无力，面色清白，手足欠温，腰酸腹凉，疲乏无力，舌淡苔白，脉象沉细。诊断：只要符合以上主症和两项次症，即可诊断为便秘脾肾阳虚证。辨证：脾肾阳虚，寒凝肠道；治法：温肾健脾，散寒通便；方药：温阳通便法。处方：党参10g，生白术30g，干姜10g，炙甘草10g，黑附片5g，桂枝10g，肉苁蓉30g，草决明15g。朱丹溪《局方发挥》云："脾土之阴受伤，传输之官的失职。"《金匮要略》认为，脾阴不足，不能为胃行其津液，肠道失润，即形成脾约之证，导致便秘。《脾胃论》曰："胃者卫之源，脾乃营之本。""四季脾旺不受邪。"营为阴，脾阴充足，则脾转输功能正常，精微得以化生，糟粕得以传导。长期习惯性便秘患者，尤其是老年患者，多为脾气或脾阴不足，或气阴两虚。治疗时应固护脾气、脾阴，润肠通便。健脾气者多用四君子汤，养脾阴者多用沙参麦冬汤，这才是李老治疗便秘的核心思想。

参考文献

[1] 李帷. 李乾构教授学术思想与临床经验总结及用健脾润肠法治疗功能性便秘的临床研究[D]. 北京：北京中医药大学，2015.

段富津治疗便秘经验

【名医简介】 段富津，教授，我国著名中医学专家，方剂学家，全国老中医药专家学术经验继承工作指导老师，黑龙江省名老中医。

【学术思想】 便秘一证，虽病在大肠，然与其他脏腑亦有密切关系。肺为华盖，主一身之气，与大肠相表里，肺气的宣发肃降直接关系到大肠的传导；心为五脏六腑之大主，主血脉，大肠的排泄作用依赖于心血的濡养灌溉；脾胃为气血生化之源，气机升降之枢机，为胃行其津液，胃燥则肠枯，致大便燥结；肝主疏泄，性喜条达，糟粕的正常排泄与肝胆的枢机相关；肾为先天之本，内寓元阴元阳，司二便，主五液，大肠的传导依赖于肾的开阖。便秘之治，应审证求因，辨明虚实寒热。便秘初患，多属实属热，病久则虚实兼夹。

【治疗方法】依据六腑以降为顺、以通为用之训，实秘宜祛邪通便，虚秘宜补或攻补兼施。

【诊断思路】便秘以排便困难，便质干燥坚硬，秘结不通，排便次数减少或排便间隔时间延长为主要临床表现。现代医学的习惯性便秘、肠神经官能症、各种原因引起的肠黏膜应激能力减弱而出现的便秘，或因直肠、肛门疾病及药物作用等出现的便秘，均属本病的范畴。

【治疗绝技】学术思想一：大肠者，传导之官，泻而不藏，实而不满，气行则降，津润则通，糟粕得行。若外邪入里化热，或嗜食辛辣、厚味肥甘，恣饮烈酒，过服温热之药，七情郁而化火，致火热与燥屎相结，阻塞肠道，腑气不通；或大肠积热，耗伤津液，肠道干涩，而致便秘。学术思想二：大肠主通降，以气为用。传导必须依赖通降，通降是传导的前提。肺主肃降，肝主升发，协调升降，为气机升降之通道；脾胃则为升降之枢机，且大肠"受事于脾胃"，脾气升则胃能降，胃气降则腑气通。外邪犯肺，情志不遂，思虑过度，久坐少动，清气不升，浊气不降，腑气不通，糟粕内停，而致便秘。糟粕不行，食滞肠胃，阻遏气机，而加重便秘。学术思想三："血主濡之"，脏腑、五官、九窍、四肢、百骸无一不是在血的濡养下而发挥作用的，大肠的传导之职亦离不开血液的营养灌溉，且"大便是浊道属血"（《血证论》）。禀赋不足，脾胃虚弱，思虑过度，久病不愈及各种伤血，以致血虚津少，肠腑失濡；且气血互根，血为气母，血衰则气少，推动无力，魄门难启，糟粕不行而成便秘。学术思想四：大肠以津液为体，津液充足，滋养肠道，传导糟粕，大便自行。《素问》云："平居之人，互藏之气贵乎平顺，阴阳二气贵乎不偏，然后津液流通，肠胃益润，则传送如矣。"外感热邪，思虑过度，气郁化火，脾胃虚弱，久吐久泻，劳倦太过，房事不节，年老体弱，久病不愈，均可致阴液亏虚，肠失滋养，无水行舟，而成便秘。学术思想五：大肠的传导须阳气的推动，如《石室秘录》曰："大肠得命门而传导……无不借命门之火以温养之也。"过食生冷，寒凉伤中，年老体弱，久病不愈，禀赋不足，致脾阳虚弱，肾阳不足，命门火衰，温煦无权，不能化生津液，滋润肠道，则阴寒内结，传导失利，糟粕难出，而成便秘。

【验案赏析1】韩某，男，25岁，2005年10月30日初诊。患者于1周前因感冒而出现恶寒发热、咽痛、咳嗽等症，经过静脉滴注抗生素治疗，虽热退，但7天未解大便，痛苦不堪，咽仍痛，遂来就诊。现脘腹胀满，咽痛，微咳，头痛，口渴喜冷饮，舌红苔黄，脉数。辨证为肺热下移大肠，燥热内结不行。治以泄热通便，清上泄下。方用凉膈散加减。处方：大黄15 g（后下），芒硝10 g（烊化），厚朴15 g，连翘15 g，栀子15 g，桔梗15 g，黄芩15 g，生甘草15 g，水煎服。

2005年11月3日二诊：服上方4剂，大便每日1次，时干，头不痛，咽痛明显好转，舌略红，苔薄色微黄，脉滑略数。火热之邪易伤阴液，上方加玄参20 g，以养阴润肠通便，兼清热解毒利咽，去芒硝，大黄减少5 g，以防苦寒太过伤中。服上方5剂，大便正常，其余诸症亦除，舌脉正常，临床治愈。

【按语1】本例为热秘。外邪袭肺，郁而化热，下传大肠，燥热在腑，气机不畅，壅塞不通，而致便秘。《中藏经》云："肺病久不已，则传入大肠，手阳明是其经也。寒则泄，热则结……又实热证胀满而大便不通。"燥热内结，气机不畅，腑气不通，则便秘、腹胀；火热炎上，则咽痛、微咳、头痛、口渴喜冷饮。舌红苔黄，脉数亦为燥热之象。治以凉膈散加减。方中连翘、栀子、黄芩清泄上焦郁热；桔梗利肺止咳，具启上通下之意；大黄、芒硝、厚朴通便导滞，荡热于中，使实邪由下而去；生甘草清热解毒利咽，调药和中，且缓硝、黄之峻。诸药相伍，则上窍得通，下窍自开，即"开降上焦肺气，上窍开泄，下窍自通"。

【验案赏析2】潘某，女，29岁，2002年1月3日初诊。患者半年前因琐事与家人争吵，而后出现大便3~4日一行，伴有腹胀等症，服通便药物可缓解，停药后症状如故。近2个月便秘加重，遂来就诊。现症大便1周1次，不甚干结，排便不爽，脘腹胀满，右胁痛，烦躁易怒，食少，经前乳房胀痛，月经正常，苔白略腻，脉弦。辨证为肝气郁滞，腑气不通。治以行气导滞，通便止痛。方用木香承气汤合柴胡疏肝散加减。处方：木香10 g，槟榔15 g，莱菔子15 g，陈皮15 g，厚朴15 g，川芎15 g，枳壳15 g，柴胡15 g，当归20 g。水煎服。

2002年1月8日二诊：服上方5剂，大便2日一行，排便较前明显通畅，唯右胁仍痛，苔白，脉略弦。气为血之帅，气行则血行，气滞则血行不畅，在上方中加入延胡索15g，以行气活血止痛。

2002年1月15日三诊：服上方7剂，大便每日1次，便质正常，偶有排便不爽，右胁痛明显好转，唯食欲无明显改善。上方加入炒麦芽20g，以消食和中、疏肝解郁。

2002年1月22日四诊：服上方后，诸疾皆瘳。随访3年未复发。

【按语2】本例为气秘。因情志不遂，木失条达，肝失疏泄，肝气郁滞，气机不畅，腑气不通所致。气机郁滞，腑气不通，则便秘、大便不爽；肝气郁滞，经脉不利，则脘腹胀满、右胁痛、烦躁易怒、经前乳房胀痛；肝气犯胃，胃失和降，则食少；脉弦亦为气滞之证。《证治汇补·秘结》云："气滞者疏导之。"选用木香承气汤合柴胡疏肝散加减。方中木香、槟榔、厚朴、莱菔子行气导滞，消食通便除胀满；川芎、陈皮、柴胡、枳壳疏肝解郁、行气止痛，助木香、槟榔、厚朴行气导滞；当归养血润肠，补肝体，防止辛散太过。

【验案赏析3】王某，女，31岁，2004年3月1日初诊。4年前，患者行剖宫产术产下一男婴，继而出现大便秘结，口服通便药物初期有效，后期无效，多方医治，效果不佳。现患者4~5日大便1次，便如羊屎，排出不畅，时头晕目眩，心悸，易疲劳，月经量少，腰酸，唇色淡，舌质淡，苔薄白，脉细弱。辨证为营血亏虚，肠失濡润。治宜养血益精，润肠通便。方用四物汤加减。处方：熟地黄25g，当归20g，火麻仁20g，黑芝麻20g，黄芪25g，枳壳15g，肉苁蓉30g，枸杞子20g，川芎10g。

2004年3月8日二诊：服上方7剂，大便略有缓解，便质仍干，舌质淡，苔薄白，脉细弱。养血之力不足，上方肉苁蓉再加10g，加制何首乌20g，以养血润肠通便。

2004年3月15日三诊：服上方后，大便2日1次，排便明显改善，唯时有眠差。阴血不足，心失所养，上方加炒酸枣仁20g，柏子仁20g，以养心安神、润肠通便。

2004年3月22日四诊：上方服后，大便每日1次，便质略干，睡眠正常，唯仍感疲劳，舌略淡，苔薄白，脉缓而略弱。血为气之母，血衰则气少，上方黄芪再加10g，以增益气之力。

2004年3月29日五诊：服上方后，大便正常，其余诸症亦除，舌质正常，脉缓。上方续服7剂，以善其后。2年内未复发。

【按语3】本例为因产伤血，血液亏虚，肠失濡养，而成便秘。《严氏济生方》云："更有发汗利小便，及妇人新产亡血，徒耗津液，往往皆令人秘结。"血虚津少，肠腑失濡，则4～5日大便1次，便如羊屎，排出不畅；血虚脑髓失养，则头晕目眩；血虚心失所养，则心悸；血液不足，经血乏源，则月经量少；精血同源，血亏则精衰，肾虚则腰酸；血为气之母，血衰则气少，气虚形虚，则易疲劳；舌脉亦为血虚之象。《外科发挥》云："脉涩而秘者，属血少，宜养血。"用四物汤化裁，方中以熟地黄、当归、川芎养血和血。火麻仁、黑芝麻养血润肠通便。肉苁蓉润肠通便，温补肾阳；枸杞子滋补肾阴、养血。二者合用以补肾虚。黄芪补气生血，使气旺则血生。枳壳行气宽畅，且使补而不滞。一诊效果不著，乃养血通便之力不足，故加重肉苁蓉之量及加入制何首乌以养血。

【验案赏析4】赵某，男，31岁，2004年8月2日初诊。3年前，患者因从事夜班工作，作息时间不定，而出现大便不规律。口服药物可缓解，但常反复发作。1年前，便秘症状加重，虽因此调换白班工作，并服通便药物，亦罔效。现患者4～5日大便1次，便质干结，排出困难，眠差，心烦，时心悸，舌红少苔，脉细数。辨证为阴液耗伤，肠失滋润，心失所养。治宜滋阴润肠，养阴宁心。方用天王补心丹加减。处方：生地黄25 g，玄参20 g，麦冬20 g，当归20 g，炒酸枣仁20 g，柏子仁20 g，丹参20 g，沙参15 g，知母15 g。

2004年8月9日二诊：服上方7剂，便秘症状缓解，舌略红少苔，脉细略数。效不更方，守上方继投7剂。

2004年8月17日三诊：上方服后，大便2日1次，排便明显改善，便质略干，心悸消失，眠可，唯舌尖糜烂，舌微红薄苔，脉细略数。经云："诸痛痒疮，皆属于心。"上方加疮家圣药之连翘以清心热，疗疮毒。

2004年8月26日四诊：大便每日1次，排便通畅，便质时略干，口糜消，舌不红，薄白苔，脉不细。上方去连翘，玄参减少5 g，以防寒凉太过。上方服后，诸恙皆愈。随访1年未复发。

【按语4】本例为夜不得寐，暗耗阴液，失于滋养，而成便秘。《东垣十书》曰："若饥饱失节，劳役过度……耗散真阴，津液亏少，故大便结燥。"阴液亏虚，肠失滋养，则4～5日大便1次，便质干结，排出困难；阴液亏虚，心失所养，则失眠、心悸；阴虚生内热，则心烦；舌红少苔，脉细数亦为阴虚有热之证。《景岳全书》云："治阴虚而阴结者，但壮其水，则泾渭自通。"方中生地黄、玄参、麦冬滋阴增液，润肠清热；当归补血润肠；炒酸枣仁、柏子仁养心安神，柏子仁尚能润肠；丹参清心活血安神，且使之补而不滞；沙参、知母滋阴清热除烦。

【验案赏析5】 阎某，男，65岁，2001年3月27日初诊。1年前，患者出现排便间隔时间延长，口服酚酞片，初时症状可缓解，后期罔效。现患者4~5日排便1次，便干，便下不畅，小便略多，腰膝酸软，舌淡苔白，脉沉。辨证为肾阳不足，开合失司。治以温肾益精，润肠通便。方用济川煎加减。处方：肉苁蓉50g，怀牛膝15g，泽泻15g，枳壳15g，当归20g，黑芝麻20g，火麻仁20g，炙甘草15g。水煎服。

2001年4月3日二诊：服上方7剂，便秘症状缓解，舌淡苔白，脉沉。清阳得升，则浊阴自降，上方加升麻10g，以升发清阳。

2001年4月10日三诊：上方服后，大便每日1次，但不爽，腹微胀。糟粕不行，饮食易滞，阻遏气机，上方加莱菔子15g以行气导滞，消食通便。

2001年4月17日四诊：服上方后，大便每日1次，排便明显通畅，便质时干，腰仍酸，舌略淡苔薄白，脉沉。上方加枸杞20g以滋补肾阴通便，取阴中求阳之意。上方服后，大便正常，腰不酸，余症基本消失，遂停药。随访2年未复发。

【按语5】 本例为年老体虚，肾阳不足，而致便秘。《辨证录·大便秘结门》云："倘肾中无火，则大肠何以传化水谷哉。"肾阳不足，开合失司，则大便秘结，小便多；肾虚精亏，肠失濡润，则便干；肾虚，则腰膝酸软；舌淡苔白，脉沉亦为肾虚之象。《兰室秘藏》曰："治法云：肾恶燥，急食辛以润之，结者散之。如少阴不得大便，以辛润之。"选用济川煎加减。方中肉苁蓉、怀牛膝温肾益精，暖腰膝润肠通便；当归、黑芝麻、火麻仁养血润肠通便，又助肉苁蓉以补肾虚；枳壳宽肠下气以助通便；泽泻利湿泄浊，入肾补虚，配合枳壳，使浊阴降则大便通；炙甘草调和诸药。酌加升发清阳之升麻，与枳壳相伍，一升一降，使清气升浊气降，大便自行。

参考文献

[1] 胡晓阳，李冀.段富津教授治疗便秘验案举隅[J].中医药信息，2010，27（4）：18-20.

叶柏辨证治疗慢性便秘经验

【名医简介】叶柏，江苏省中医院消化科主任医师。

【学术思想】治疗慢性便秘应根据不同人群的病理特性辨证论治。青中年多以实证为主，病久夹虚，治拟标本兼顾；老年人多以肾阴阳两虚为主，应滋阴助阳；孕产妇以气阴亏虚、津枯肠燥为主，需补血养阴以润燥通便；绝经期前后的妇人常伴有肝气郁结、气机阻滞，当疏肝解郁、行气导滞。湿热秘在目前诸多便秘共识或指南中均未有明确定义，然临床上不堪其扰者不在少数，故应予以重视，治疗此类患者宜清热燥湿，佐以开泄。兹介绍临床案例3则，冀求今后运用方药时能够举一反三，方证随出。

【验案赏析1】患者，女，71岁，2018年3月8日初诊。患者诉大便干结难解间作3年余，近3个月来患者便秘症状加重，深受其扰。患者平素服用乳果糖口服溶液或者麻仁丸后大便可，2～3日行1次，每次解大便时患者便意甚少，量少质硬，若无泻药辅助则鲜有便意，甚则4～5日不解大便，时有腹胀、腹痛。患者近3年于门诊间断就诊，未系统治疗，2017年因结直肠多发息肉行内镜下黏膜切除术，术后便秘症状稍有好转，然近3个月服用泻药后大便仍难解，纳食不香，多食则烧心、反食，夜寐难安，感腰酸肢冷，舌红苔少，脉细。辅助检查：肠镜示结直肠多发息肉内镜下治疗，慢性结肠炎；胃镜示胃底息肉，慢性胃炎伴胆汁反流。中医诊断：便秘；辨证：阴阳两虚证。治法：滋阴补阳，温肾润肠。方药：增液汤及济川煎加减。处方：玄参15g，生地黄15g，麦冬15g，白术10g，白芍15g，瓜蒌仁10g，槟榔10g，杏仁10g，桃仁10g，当归10g，肉苁蓉10g，泽泻10g，陈皮6g，法半夏6g，黄连6g，吴茱萸1g，乌贼骨30g，炒谷麦芽各15g。共14剂，早晚水煎温服。

2018年3月22日二诊：患者服药后大便通畅，2日一行，量较前增多，反食及烧心均减轻，仍失眠，于原方中加入一味女贞子滋肾养阴，继服14剂。现患者于门诊随诊巩固疗效中。

【按语1】适人年过四十而阴气自半，故认为老年人自有阴虚体质，《医学正传》中提到"肾虚则津液竭而大便燥结"，此言阐述肾阴虚致秘之机制。

阴虚日久损及肾阳，肾阳为一身阳气之根本，若肾阳不足则肠道失于温煦及推动，大肠传导失司，故而泾渭不通。老年人便秘迁延不愈当责之肾阴阳两虚，法当益其火、壮其水，则阴凝自化，泾渭自通。案例中患者大便干结，排便困难，鲜有便意，非借助泻药大便不能行，舌红苔少，均为阴虚之证；又见腰酸肢冷，此实为阴损及阳，阳气衰惫之证。患者腑气不通，则胃气不降，故患者感胃纳欠香，反食，反酸。以增液汤合济川煎加减为主，玄参启肾水滋阴润燥，生地黄甘寒凉血、养阴生津，麦冬甘缓散结、生津润肺养胃。有研究证明，增液汤能明显增进肠蠕动以增加排便量。肉苁蓉补肾助阳、暖腰润肠，肉苁蓉中含有的半乳糖是一种性能良好的水溶性膳食纤维，降低肠道内环境的pH，抑制腐败菌的生长，刺激肠黏膜，从而加快粪便的排出。当归补血通经、通便润肠，泽泻利小便泄肾浊。另有研究表明温肾润肠药物主要影响小肠含水量，降浊药物主要影响小肠推进率，合用能促排便。借鉴朱丹溪常用之"提壶揭盖法"，选用甘苦辛温之杏仁，宣肺通腑以开天气通地道，再佐瓜蒌仁及桃仁，果仁类药物富含油脂，类似于西药之润滑性泻药。选用降至高之气之槟榔润肠通便效果佳且无不良反应。方中加入黄连、吴茱萸拟左金丸之意以治反食烧心，白术以健脾行气消腹胀，白芍以缓急止痛，乌贼骨制酸止痛，炒谷麦芽消食健脾。诸药合用共奏奇功。二诊患者诸证皆有缓解，失眠仍作，此乃阴虚阳浮，阳不入阴，营卫失和，加入一味女贞子以安五脏养精神，药后患者病情日益好转，喜不自禁。

【验案赏析2】患者，女，23岁，2018年6月12日初诊。患者行剖宫产术后半年余，产后恶露淋漓而下，近2个月方净，目前正处于哺乳期，泌乳量尚可，大便干结难解日益加重，现3～4日一行，费力努挣不得出，有时需借助开塞露通便，时感倦怠乏力，夜间潮热盗汗，上腹部胀满时作，嗳气，纳呆，口干，有时烧心，面色萎黄，神情焦虑，舌红苔薄，脉细。辅助检查：肠镜示慢性结直肠炎；肝胆胰脾及双肾、输尿管B超均未见异常。中医诊断：便秘；辨证：气阴两虚证。治法：益气养阴，泻下通便。方药：四君子汤及增液汤加减。处方：太子参10g，白术10g，山药20g，陈皮6g，法半夏6g，麦冬15g，生地黄15g，乌贼骨（先煎）30g，莱菔子10g，火麻仁15g，当归10g，佛手10g，枳壳10g，桃仁10g。共14剂，早晚水煎温服。

2018年6月26日二诊：患者无烧心，胃脘部不适减轻，排便困难较前减轻，3日一行，便质干结，量少，舌红苔薄，脉细。原方加玄参15g，郁李仁20g，改火麻仁为20g。2018年7月16日电话回访：患者排便困难不显，大便日行1~2次，质软成形，纳寐可，情志畅，诸症平。

【按语2】《金匮要略》有云：妇人产后三病，痉病、郁冒、大便难。而叶师认为经过剖宫产的产妇失血量较顺产妇增多，同时由于排便增加腹压时伤口疼痛，使患者惧解大便，导致肠内容物在肠内停留时间长，使水分吸收，造成大便干结。有临床观察发现，行剖宫产术后由于抗生素等药物的不规范使用，其中有一些产妇因抗生素出现了大便干结的不良反应。案例中产妇因行剖宫产术，气血俱亏，津液耗伤，导致大肠干涩，推动无力，传导失职，大便久留肠内而艰涩难出。患者产后恶露淋漓，逾期方尽，平素排便费力，气短懒言，面色萎黄，此皆为气血两馁之兆。阴血耗伤，虚火内生，煎灼津液，是以大便干结量少，口干渴时作，夜间潮热盗汗，此皆为阴虚之症。患者腑气不通，脾气不升，无力健运水谷，因而患者纳差，腹胀。患者受便秘之苦，内心烦闷，肝气不舒，横逆犯胃，症见烧心、神情焦虑。以太子参协白术补气健脾。《本草经解》中述麦冬甘平，平能清热，甘缓散结也；生地黄为凉血之剂，入四经以清诸热，气寒益肾，味甘润脾，二者合用，系润肺益胃、养阴生津之品。四药组合，拟四君子合增液汤之意，共奏益气养阴之功。山药补气养阴，法半夏和胃降逆，乌贼骨制酸止痛，莱菔子、火麻仁润肠助便，佛手疏肝理气。因术后多留瘀，气滞血瘀亦使腑气不通，胃气上逆，故加入陈皮理气和胃，枳壳行气导滞，气行则血行，行气药促进胃肠动力，又使诸药补而不滞；而当归润肠的同时又可活血补血，桃仁通便又可活血化瘀，改善胃肠部分血液循环，二者相辅相成。哺乳期产妇便秘治疗的同时应考虑到泌乳量的多少，《景岳全书·妇人规》中提到："妇人乳汁，乃冲任气血所化"，故选方用药补气兼顾生血，使冲任旺盛，则乳汁化源充沛。二诊中患者排便费力已得到缓解，但便质仍干，加入轻苦之玄参，治腹中寒热积聚，火麻仁加量再佐一味郁李仁增强润肠通便之力。三诊患者药后诸症已却。临床研究表明，加味四物汤、加味增液汤在治疗产后便秘时使用率较高，这也侧面反映了血虚津亏、肠燥津亏等虚证为产后便秘辨证分型的主流。然产后便秘应辨虚实。张介宾言："产后气血俱去，诚多虚证，然有虚者，有不虚者，有全实者。凡此三者，但当随证随人，辨其虚实，以常法治疗，不得执有成心，概行大补，以致助邪，此辨之不可不真也。"是以强调本病当辨标本缓急，急则治标，缓则治本，新产后，应先问恶露如何，血块、疼痛未除，不可速加参术，应既不拘泥于产后大虚，过用补剂，也不可见大便秘结而妄用攻下。

【验案赏析3】 患者，男，33岁，2018年7月5日初诊。患者诉近半年排便黏滞不爽，排便时间从起始10分钟/次延长至25分钟/次，大便质黏，需数张手纸擦拭肛门，2～3日一行，肛门有坠胀感，腹部胀满，腹痛不显，胃纳尚可，口干，嗳气，夜寐尚安，舌淡苔白微黄腻，边有齿痕，脉濡细。辅助检查：肠镜示慢性直肠乙状结肠炎（轻度）。结合其舌脉，中医诊断：便秘；辨证：湿热壅滞证。治法：化湿清热，佐以开泄。方药：枳术汤及温胆汤加减。处方：白术10 g，枳壳10 g，陈皮6 g，法半夏6 g，茯苓15 g，姜竹茹10 g，杏仁10 g，当归10 g，柏子仁10 g，火麻仁15 g。共14剂，早晚水煎温服，嘱患者如厕时不阅读报刊或看手机，养成良好的排便习惯及规律的作息习惯。

2018年7月26日二诊：患者排便黏滞不爽较前好转，便后仍感肛门坠胀，排便时间10～15分钟/次，大便1～2日一行，腹胀减轻，口甜微腻，余症皆平，予原方加羌活10 g，薤白5 g，14剂继服。

【按语3】 湿热秘是因外感湿热或因喜食肥甘厚味而湿热内生，脾胃受困，津液失布，气机阻滞，而出现大便不爽、心下痞满、口干苦等症。关于湿邪致秘的记载最早可追溯至《严氏济生方》："夫五秘者，风秘、气秘、湿秘、寒秘、热秘是也。"对于湿热秘的治疗，李东垣在《脾胃论》中提出升阳除湿汤；吴鞠通选用半硫丸、宣清导浊汤；杨春波教授则用自拟清化饮合达原饮；而叶师临床喜用枳术丸及温胆汤加减为基本方，佐以开泄法，使湿热得化，秘结得下。案例中以白术甘温补脾胃之元气、除胃中之湿热，枳壳苦寒消心下之痞满、泄腹中之滞塞，二者攻补兼施，寓消于补，亦有现代研究指出，枳术丸可改善慢传输型便秘小鼠的结肠传输功能；法半夏燥湿和胃，陈皮理气行滞，加一味茯苓淡渗利湿，健脾理气和中之意得以彰显；姜竹茹、杏仁皆味微苦，配伍微辛之陈皮，当属开泄，宣通气滞，化湿泄邪。此处所言"开泄法"，原运用于治疗外感温热病，后世医家在其基础上又有发展，用于治疗内伤杂病。叶天士"杏蔻橘桔"，苦辛各二味，以其微苦微辛，较苦寒辛温之黄连、干姜更具流动气机、宣肺降胃之功，借宣畅气机而达到通降之目的。开泄法本意为辛开苦泄之变通法，其药性药味各有侧重，临床宜仔细甄别，不可孟浪乱投。辛开之意，指辛温、辛热之品以燥湿化浊，辛开理气，其适应证特点为湿邪盛而尚未化热，即舌苔满布白腻。至于苦泄，如周学海说："苦泄直降，开泄横疏，分际最宜斟酌。"苦泄法用药多偏苦寒，因势利导，达邪下行，适用于湿热痰浊内结，气机郁滞之证。综上可知运用开泄法，苦杏仁、桔梗、竹茹等均为微苦，蔻仁、橘皮、佛手等均属于辛或者微辛之品，宣通上下，清热化湿而不戕伤脾胃。辨患者舌苔应如叶天士所说"黄白相间"，概属白多黄少、泛黄水滑之候，脉象多细弦滑或濡滑。二诊患者肛门坠胀，加用一味薤白，此乃《伤寒论》中所述"泄利下重者……煮薤白三升"，以其行滞而升陷也。选用辛散升提之羌活宣通肺气以推动大肠传导，清气上升，浊气自降，有学者分析发现李东垣治疗便秘多用辛散升提之风药，如羌活、升麻等，故此处亦借鉴此法，效果颇佳。目前患者诸症日渐缓解，于门诊就诊巩固疗效。

参考文献

[1] 袁钰，叶柏. 辨证治疗慢性便秘验案三则[J]. 环球中医药，2019，12（7）：1076-1078.

曾定伦运用"塞因塞用"诊治老年习惯性便秘经验

【名医简介】 曾定伦，重庆市中医院脑病科主任中医师。

【学术思想】 曾教授认为津亏气虚、水涸舟停是老年习惯性便秘的基本病机，临证治疗以"补"法为要，气血阴阳并调，补气、补血、补液为先，以"补"代"攻"，取补药以泻药之用，取"塞因塞用、增液行舟"之意，喜用"二白"（白术、白芍），治疗的同时强调生活饮食调护的重要性。曾教授善治老年习惯性便秘，认为老年人年老体衰，中气不足，血虚津亏，气虚则肠道蠕动缓慢，传导失常，无力推动粪便排出；血虚则肠道干涸，失于濡润，通降失司，形成习惯性便秘。曾教授指出老年习惯性便秘多因阴津亏耗和气虚推动乏力所致，犹如河水行舟，水道干涸，则舟楫难行。塞因塞用系反治法之一，因塞证而用塞法。一"塞"为大便秘结不通之意，指本虚标实之满胀不通的病证；一"塞"为治法，指用补益药物来治疗闭塞不通的便秘症状。

【诊断思路】《后汉书·郭玉传》云："医之为言意也。"而《旧唐书·许胤宗传》亦载："医者意也，在人思虑。"强调行医治病，贵在思考，而传承名医思想、总结曾教授的学术思想和临证经验又何尝不是如此。曾教授严谨的治学态度、临证缜密的四诊合参及看似平凡的组方中，蕴含着对疾病纷繁复杂病机的深刻认识和精妙的诊疗用药思想，作为后辈的中医学者，更应该仔细研读，分析其实践经验，才能真正学到其精髓，对于培养中医素养、传承中医文化、提高临床疗效大有裨益。

【验案赏析】 王某，男，77岁，患习惯性便秘20年余，平素服用乳果糖口服溶液润肠通便，病情时轻时重，西医检查排除器质性便秘的可能。近2年来便秘加重，3～5日一行，大便干结如羊屎状，如厕努挣，便后气短，伴口干，夜间尤甚。多食蔬菜瓜果无效，严重时外用开塞露，用大黄泡水内服泻下通便，以得一时之快，停药后又为便秘所苦，周而复始，曾奔走于多处寻医问药均无果而终。于2019年9月30日至曾教授处就诊，症见大便干结难解，如羊粪蛋，量少，临厕奋力努挣，挣则气短，便后乏力，腹胀纳差，口干渴饮，小便尚可，舌红苔薄黄、少津，脉细数。患者为老年男性，便秘20年余，病程长；一方面，患者肝肾已亏，阴津不足，肠失濡润，传导失司，以致大便干结不行，甚至下之不通，此即吴鞠通所谓"津液不足，无水舟停"，说明本证以阴虚为主，阴液亏乏，不能上承，故见口渴，治宜滋阴增液、润燥通便；另一方面，肺与大肠相表里，肾司二便，气虚则便后见气短、乏力，加之患者多食大黄等攻下性寒的药物，更加伤阴，大肠更加干燥，大便量少，《石室秘录》云："大便秘结者，人以为大肠燥甚，谁知是肺气燥乎，肺燥则清肃之气不能下行于大肠。"所谓"肺为华盖"，主一身之气，与大肠相表里，开上窍以通下窍，治秘不忘理肺，肺气足而魄门启闭有度。如《症因脉治·大便秘结论》云："年高阴耗，血燥津竭，则大便干而秘结。"患者年高体弱，气血阴阳俱虚，津液不行，肠道蹇涩，失于传送而成便秘。治以养阴增液、行气健脾、润肠通便，气血阴阳并调，方选增液汤、黄芪汤、润肠丸三方合用加减。处方：升麻6 g，柴胡12 g，黄芪30 g，桑寄生30 g，川牛膝20 g，肉苁蓉30 g，当归6 g，桃仁12 g，枳壳12 g，枳实12 g，厚朴10 g，麦冬20 g，生地12 g，玄参20 g，火麻仁30 g，莱菔子30 g，台乌6 g，酒大黄（后下）10 g，沉香（后下）6 g，杏仁12 g。6剂，水煎服，每日1剂，饭后温服，每日3次，嘱其忌食辛辣酸冷，多食新鲜蔬果，每日定时如厕，适当运动，可每日按摩腹部，若服药后大便通畅或便次增多可减少酒大黄用量或不加酒大黄。

2019年10月14日二诊：患者述服药后便秘症状稍有缓解，仍述口干不适，舌红少津，苔少薄黄，脉弦细数。考虑阴虚热结，余邪未了，治疗原则不变，在上方基础上予加太子参、南沙参、石斛益气养阴；加银花、连翘、蒲公英清热解毒。处方：升麻6 g，柴胡12 g，黄芪30 g，桑寄生30 g，川牛膝20 g，肉苁蓉30 g，当归6 g，生地12 g，桃仁12 g，枳壳12 g，枳实12 g，厚朴10 g，火麻仁30 g，莱菔子30 g，麦冬20 g，玄参20 g，台乌6 g，酒大黄10 g，沉香6 g，杏仁12 g，太子参15 g，南沙参20 g，石斛20 g，银花15 g，连翘15 g，蒲公英30 g。7剂，煎服法及调护同前。

2019年10月28日三诊：便秘和口干明显缓解，大便每2日一行，有便意如厕难解、量少，有解不净感。"腑以通为用"，患者肠中有滞留宿便，宜开通道路、养阴通腑，方选增液汤合小承气汤加减，用大剂量白芍、白术通便。处方：生地20 g，玄参20 g，太子参15 g，南沙参20 g，麦冬20 g，大黄（后下）10 g，枳壳12 g，厚朴10 g，桃仁12 g，火麻仁12 g，杏仁12 g，白芍60 g，白术60 g，当归6 g，郁李仁30 g，莱菔子30 g，沉香（后下）6 g，太子参20 g。10剂，煎服法及调护同前。2019年12月16日患者因患咳嗽来诊，述目前大便已如常，深表感谢云云。

【按语】 便秘是由大肠传导功能失常导致的以大便排出困难，排便时间或排便间隔时间延长为临床特征的一种病证。《素问·灵兰秘典论》有云"大肠者，传导之官，变化出焉"，是为本病之成，在于大肠传导失常。刘完素云："诸涩枯涸，干劲皴揭，皆属于燥。"《景岳全书·秘结》："秘结证，凡属老人、虚人、阴脏人及产后、病后、多汗后，或小水过多，或亡血、失血、大吐、大下之后，多有病为燥结者，盖此非气血之亏，即津液之耗。凡此之类，皆须详察虚实，不可轻用芒硝、大黄、巴豆、牵牛、芫花、大戟等药，及承气、神芎等剂。虽今日暂得痛快，而重虚其虚，以致根本日竭，则明日之结必将更甚，愈无可用之药矣。"患者年老体弱，肝肾亏虚，气血阴阳均虚，又失治误治，乱投攻下之品。治疗便秘，只有明辨病位病性，才能因时、因人制宜，或攻下，或润下，或泻火，或滋阴，或温阳，或理气，或养血等以求药到功至，"夫为医者，当先洞晓病源，知其所犯，然后命药"。《兰室秘藏·大便结燥门》曰："大抵治病必究其源，不可一概用巴豆、牵牛之类下之"，须辨证论治，否则"损其津液，燥结愈甚，复下复结，极则以致引导于下而不通，遂成不救。"曾教授参透病机，把握此案便秘部位在大肠，而与肾、肺（脾）密切相关，气血阴阳并调，以"补"法为要，补气、补血、补液为先，又以"通"法收尾，其意如《谢映庐医案·便闭门》所云："治大便不通，仅用大黄、巴霜之药，奚难之有，但攻法颇多，古人有通气之法，有逐血之法，有疏风润燥之法，有流行肺气之法，气虚多汗，则有补中益气之法；阴气凝结，则有开冰解冻之法，且有导法、熨法。无往而非通也，岂仅大黄、巴霜已哉。"然治疗始末均以"养阴增液"为大法，增液汤方中重用玄参，滋阴降火、软坚润下，为君药；臣以麦冬甘寒质润、滋阴润燥，生地甘凉、滋阴清热。三味合用，重剂而投，大补阴液，润滑肠道，通利大便，且可借三药之滋润寒凉以清热，从而使诸症得解。配伍特点：滋阴增液、润肠通便，用大剂量白芍、白术，各60g，以补药之体为泻药之用，寓泻于补，以补为攻，既可祛实，又可防虚，是"塞因塞用""增水行舟"治法的代表。此外，曾教授在治病救人的同时，不忘强调饮食生活调理的重要性，服药的同时还应保持健康的生活方式，嘱患者纠正不良生活习惯，保持心情愉快，平时应多吃蔬菜水果，不吃烧烤油炸和油腻食物，忌食辛辣及热性食品和水果（如辣椒、花椒、胡椒、葱、姜、蒜、鲫鱼、鲤鱼、荔枝、桂圆、榴莲等）。

参考文献

[1]赵玉华，曾定伦.曾定伦"塞因塞用"诊治老年习惯性便秘验案一则[J].亚太传统医药，2020，16（7）：79-80.

马华运用柴胡疏肝散加减治疗便秘经验

【名医简介】马华，山西医科大学第二医院主任医师。

【学术思想】"气行则血行"，肝的疏泄能促进血液的运行，使之畅达而不瘀滞。大肠乃传导之官，其主排泄传导糟粕，与肝之疏泄相辅相成，若肝之功能失调，必影响大肠的传导功能，出现大便排泄异常的病理变化。

【诊断思路】便秘属临床常见多发病证，其可以作为一种独立疾病存在，又可为多种急慢性疾病的并发症。其涉及脏腑主要为脾胃，兼及肺、肾等。其病机主要是热结、食积、气滞、寒凝、气血亏虚等引起肠道传导失司。其治疗多以清热泻下、消食导滞、调补气血等为大法。然而当今社会尚有很多便秘须从肝论治。《读医随笔》谓："肝者，贯阴阳，统气血，居贞元之间握升降之枢也。""凡脏腑十二经之气化，皆必籍肝胆之气以鼓舞之，始能调畅而不病。"肝主疏泄，调畅全身气机，对各脏腑经络气机的升降出入运动的协调平衡起着重要的作用。

【治疗方法】便秘一证，是脏腑气机失调、肠腑失养之结果，临床确不少见于肝郁气滞或兼血瘀型。其治疗以通为大法，但不囿于泻下一法，所涉脏腑亦不拘泥于脾胃、肺、肾等。治病当求其本，通过审因辨证，调节气机升降出入，气机条达，气血调和，便秘自解。对病情反复难愈者，尤须注重从调肝论治。

【治疗绝技】柴胡疏肝散加减治疗便秘。

【验案赏析1】梅某，女，45岁，2016年1月28日初诊。便秘20余年，22岁时患结核病，服用抗结核药物导致便秘。平均5~6天大便1次，呈黑色羊粪状，便干难下，常引起肛裂而出血，自述多年以来屡次服用中药治疗，服药期间便秘改善，停药反复如前。所服中药多为益气补血、滋阴润肠通便之剂，亦服麻仁滋脾丸、香砂六君丸等多种中成药制剂。多年来痛苦不堪。刻诊：便秘如前，肛裂，心慌时作，乏力懒动，常嗳气，稍食胃部即不适，脾气暴躁，月经延期，郁郁不乐。追问得知，素来夫妻不合，分居多年。舌质淡、苔薄白，脉细而弦。予柴胡疏肝散加减。处方：醋柴胡10 g，炒枳实、牛白芍、当归、醋香附各15 g，生甘草5 g，郁金、青皮、炒桃仁、生鸡内金各10 g。7剂，每日1剂，水煎服。药后便秘改善，因将近除夕，繁忙而未继续服药。

2016年2月15日二诊：春节期间饮食不节，偶有便秘，2~3日大便1次，便时仍难出，但不甚干结。药已中病，效不更方，嘱其原方继服1个月。随访至今，排便正常，2日1次，临床治愈。心慌、乏力、嗳气等症均不明显。

【按语1】此患者因服抗结核药而致便秘，为药源性便秘，思之当为药毒伤及脾胃，致使脾气虚弱，然前医屡用补气养血等剂而不得愈，又据其素有多年情志不遂，辨为肝郁气滞兼血瘀证，治以疏肝行气、活血化瘀之法。药用柴胡疏肝散，易陈皮为青皮，增强行气疏肝消导之力；去川芎之温燥，加当归活血润肠通便兼补血；又清代名医王清任善治血瘀证，有"久病多有瘀血"之说，此论与现代医学研究表明的大肠毛细血管血流不畅导致肠蠕动功能失常甚为相合，故加郁金、炒桃仁活血化瘀，此二药还兼疏肝行气、润肠通便，有标本兼治之效；佐以生鸡内金健胃消食，近贤张锡纯多喜用生品，且谓其"能化经络之淤滞""以其能助归芍以通经"。诸药共伍，疏肝解郁，行气活血，使肝的疏泄功能恢复正常，气血条畅，多年顽固便秘得愈。

【验案赏析2】 刘某，女，44岁，2015年7月30日初诊。便秘1年多，4～5日1次，但大便不甚干结，食少，胃脘部痞满，呃逆，无压痛。患者体形壮实。曾服中药汤剂及丹栀逍遥散效果不明显。舌红、苔薄腻，脉弦滑。予柴胡疏肝散加减。处方：醋柴胡、生白芍、炒枳壳、郁金各10 g，醋香附15 g，川芎、生甘草各6 g，姜半夏9 g，炒三仙各20 g。3剂，每日1剂，水煎服。

2015年8月3日二诊：胃不难受，呃逆停止，胃部无胀满感，大便较前通畅，舌脉如前。处方：醋柴胡、炒枳壳、郁金各10 g，当归、醋香附各15 g，生白芍20 g，川芎、生甘草、炒栀子各6 g，炒三仙各20 g，6剂。胃部无不适，大便每日1次。排便正常，继予上方去炒栀子、炒三仙，加青皮10 g，3剂巩固。随访多次，大便一直正常，胃部亦无不适。

【按语2】 此患者体质壮实，因家庭不和，遂情志不舒，肝气郁结，横逆克犯脾胃而生便秘。明代医家李梴于《医学入门·脏腑》提出"肝与大肠相通"，并注有："肝病宜疏通大肠，大肠病宜平肝经为主。"正如唐容川在《医经精义·下卷》所言："大肠传导，全赖肝疏泄之力，以理论则为金木交合，以形论则为血能润肠、肠能导滞之故，所以肝病宜疏通大肠，以行其郁结也。"故予柴胡疏肝散加减治疗。首诊加姜半夏降逆而止呃逆，消痞散胃脘部胀满；加炒三仙增强消食；佐郁金疏肝行气活血化瘀。二诊脉仍弦滑，继疏肝且重用生白芍柔肝，去姜半夏加炒栀子清散肝热。全方不专着眼于便秘，不囿于增液润肠之俗套，是谓《内经》所云"治病必求于本"，通过疏肝调气，使气机通畅，大便自然得行。

参考文献

[1] 叶茂，马华. 柴胡疏肝散加减治疗便秘验案举隅 [J]. 山西中医，2017，33（3）：32.

邓正明从五脏治疗功能性便秘经验

【名医简介】 邓正明，教授，福建省名中医，享受国务院特殊津贴专家，第四、第六批全国老中医药专家学术经验继承工作指导老师。

【学术思想】 邓老认为，功能性便秘与五脏功能密切相关，魄门的启闭有赖于心神的主宰、肝气的疏泄、脾气的升提、脾胃的转输、肾的开阖，方能不失其度，魄门闭而出现大便秘结，多因五脏功能失调，因此对功能性便秘患者应详辨五脏虚实以治之，从整体上调节脏腑气血阴阳，以恢复其肠道的传输功能，而不拘泥于一方一法。

【诊断思路】 功能性便秘是临床上的常见病、多发病，主要表现为持续排便困难、排便次数减少或排便不尽等。调查研究发现，我国成人便秘患病率为 4%～10%。

【治疗方法】 对功能性便秘患者应详辨五脏虚实以治之，从整体上调节脏腑气血阴阳，以恢复其肠道的传输功能，而不拘泥于一方一法。

【治疗绝技】 辨五脏虚实以治疗功能性便秘。

【验案赏析1】 患者，男，53岁，大便秘结已有年余，3～4日一行，便时困难，需0.5小时左右，曾用酚酞、番泻叶、麻仁丸等药通便，仅能一时见效，常用手指挖出，伴有咽部干痒、口干鼻燥，秋天上述症状加重，饮食可，睡眠不佳，舌红少苔，脉细数。辨证：肺阴不足，大肠失润。治法：养阴润肺，利气通便。处方：北沙参15g，麦冬15g，熟地15g，杏仁9g，郁李仁9g，紫菀9g，茯苓15g，桔梗9g，厚朴10g，芦根20g。嘱连服7剂。

二诊：服药次日大便转软，排便顺畅，口干、咽痒等症状减轻，继按原方药再服。半个月后，患者诉每日已能正常排便1～2次，遂停服煎剂，改用空腹冲服梨膏1个月，以资巩固。

【按语1】 肺主治节，以降为顺，与大肠为表里之脏，魄门上通大肠，肺气肃降正常，大肠功能、魄门开闭正常，本案患者肺阴不足，津液不能下行以润大肠，这种由于肠燥津亏导致的便秘用通下无益。大肠主津，若服泻下之剂，津伤益甚，便结益重；燥为秋之主令，易耗肺津，故随着立秋之季到来津伤加重，口干、鼻咽干燥均为肺阴亏虚之症。方中北沙参、麦冬滋肺胃之阴，熟地滋肾阴，金水相生；佐以芦根滋阴生津，共奏养阴生津之效；郁李仁、杏仁润肠通腑；桔梗、厚朴、紫菀调肺气，以助津液输布，而起润肠之功。梨膏性寒，能润肺、生津止渴，用以巩固疗效。

【验案赏析2】 患者，女，41岁，大便干结，每2～3日一行，小便黄，伴颈部及右肩胛瘙痒，色红干燥，呈角化状，尤以夜晚为甚，皮肤烘热，口干，饮食尚可，心烦易怒，寐则多梦，舌质红少苔，脉象细弦带数。辨证：营血亏耗，心肝火旺。治法：滋阴凉血，润肠通腑。处方：生地20g，麦冬15g，玄参15g，当归9g，生白芍12g，生大黄（后入）6g，郁李仁9g，川黄连3g，川楝子6g，丹皮10g，益元散（包煎）9g。嘱水煎内服，每日1剂，连服7日。

二诊：服药后大便已软，每日一行，颈部、肩胛等处瘙痒明显减轻，夜间睡眠好转，舌红稍淡，心肝之火有下泄之势。处方：原方加柴胡9g，升麻9g，去生大黄，每日1剂，连服7日，嘱平时宜多食新鲜蔬菜、水果等，忌食辛辣、肥腻及海鲜等。

【按语2】 患者平素喜食辛辣之物，使心肝热盛耗伤阴津，导致大便干结；瘙痒之处为手太阴经、手足阳明经和手足少阳经循行之处，证脉合参，考虑为阴血不足、心肝火旺，火热之邪循经上行于肌腠，郁而不达，致皮肤烘热瘙痒。本方以增液汤加以当归养血滋阴，配合生大黄、郁李仁等润肠通便，生白芍柔肝润肠，川黄连、川楝子、丹皮等清肝之火，益元散导心火下行从小便而解，治瘙痒之本；再诊时去生大黄，加柴胡、升麻，取火郁发之之义。

【验案赏析3】 患者，男，59岁，便秘已10余年，大便软，排便费力不畅，2～3日一行，伴腰膝酸软，腹胀冷痛，苔白腻，舌淡边有齿痕，脉细濡。辨证：脾肾阳虚。治法：温肾健脾。处方：肉苁蓉15g，锁阳15g，党参15g，当归10g，白术30g，莱菔子6g，郁李仁9g，柏子仁9g，生麦芽30g。嘱水煎内服，每日1剂，连服7日。

二诊：药后大便1～2日一行，余症未减，出现牙龈肿痛，脉沉细，再以前方增减。处方：原方去莱菔子，加熟地12g，肉桂（后下）6g，骨碎补10g，嘱连服7剂。

三诊：大便1日行1次，牙龈仍有浮肿，纳谷可，再以前方加温运之品。处方：原方加熟附子4g，花槟榔5g，连服7剂，嘱其少食生冷甜腻，随访未再复发。

【按语3】本案系脾肾阳虚，脾虚运化失职，阳虚不能生阴，导致大肠传导无力、魄门开启困难，治以健脾温肾，佐以润肠，方中肉苁蓉、锁阳温阳补肾，甘温润肠通便；重用白术、当归健脾养血润肠，其中白术用量宜重，一般用30 g；郁李仁、柏子仁润肠，党参配合莱菔子补脾益气而不壅滞，消胀而不耗气。再诊患者出现牙龈肿痛，系肾元虚衰、虚阳上浮，加熟地、肉桂等以滋肾、引火归原；最后加熟附子、花槟榔等以加强温运之力。

【验案赏析4】王某，女，65岁，有便秘病史7年余，常3～4日一行，排便不畅，大便量少干结，尿频色黄，足心畏寒，性急易怒，夜寐多梦，舌淡红苔白腻，脉沉细，多方求治效不显，经人介绍求诊邓老。辨证：肝血不足，肾阳偏虚。治法：柔肝养血，佐温阳补肾。处方：白芍15 g，炙甘草6 g，白术30 g，当归15 g，茯苓10 g，肉苁蓉15 g，枸杞子10 g，紫菀9 g，郁李仁9 g，生麦芽15 g。连服7剂。

二诊：服药后患者排便已松软，日行1次，其余症状亦有所改善，夜寐欠佳，再以原方加柏子仁10 g，朱茯神15 g等安神之品，其后仍以原方基础上随证加减1个月，追访未再复发。

【按语4】清代唐容川认为肝失疏泄或肝血不足会影响到大肠功能，其在《医经精义·脏腑通治》指出："肝与大肠通，肝病宜疏通大肠；大肠病宜平肝经为主。"本案排便不畅，大便干结，伴有性急易怒，夜寐多梦，乃肝血不足失柔和；足心畏寒，小便频，脉沉为肾阳虚之征，因此治疗当以养血柔肝，佐温阳补肾。本案以《伤寒论》中芍药甘草汤为君，重用白芍、炙甘草以柔肝缓急，当归、肉苁蓉、枸杞子、白术以养血润燥、温补下焦为臣，紫菀、郁李仁降肺润肠为佐，生麦芽健脾疏肝；二诊患者夜寐欠佳，故加柏子仁、朱茯神以养心安神。

【验案赏析5】患者，男，39岁，长期大便硬结，常服番泻叶等泻下剂方可通便，小便频数，夜尿2～3次，足冷，腰膝酸软，舌淡少苔，脉细沉。辨证：肾阳不足。治法：温肾缩泉，润肠通便。处方：益智仁10 g，肉苁蓉15 g，台乌药10 g，熟地黄15 g，怀山药10 g，肉桂（后下）3 g，砂仁（后下）3 g，炙甘草6 g，郁李仁9 g，火麻仁9 g。连服7剂。

二诊：服药后可隔天自行排便1次，量不多，夜尿减少，余症未减，舌质淡，边有齿印，考虑兼气虚之象，再以前方加党参15 g，连服7剂。

三诊：排便量渐增多，每1～2日一行，舌淡红，齿印渐消，偶有夜尿，两足渐温，原方继服2周，追访未复发。

【按语5】清代沈金鳌在《杂病源流犀烛·大便秘结源流》中指出:"大便秘结,肾病也。"本案患者因阳虚不能生阴,阴液亏耗致大便秘结,肾阳虚,温煦失职,出现足冷、腰膝酸软等症,膀胱的气化赖肾气的蒸腾作用,肾阳不足,膀胱气化障碍致小便数,故治疗以温肾缩泉。方中益智仁、怀山药、台乌药用以温肾驱寒缩尿,肉苁蓉、熟地黄、砂仁加强温肾润肠通便,火麻仁、郁李仁润肠通便,少量肉桂加强温补肾阳;二诊加用党参以补肺脾之气。

参考文献

[1] 陈峰,邓正明.邓正明主任从五脏治疗功能性便秘验案举隅[J].名医,2020(20):101-102.

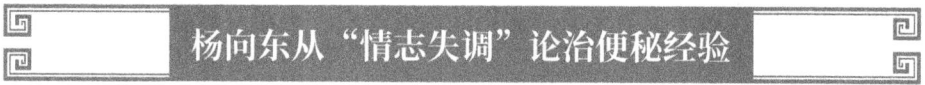

杨向东从"情志失调"论治便秘经验

【名医简介】杨向东,教授,成都肛肠专科医院主任医师。

【经典名方】柴胡疏肝散出自《景岳全书》卷五十六,主治肝气郁滞证。症见胁肋疼痛,胸闷善太息,情志抑郁易怒,或嗳气,脘腹胀满,脉弦。

【学术思想】便秘是多种原因引起的复杂的消化系统疾病,涉及消化、肛肠、妇科、针灸等各专业。本篇所讨论的"情志失调"只是引起便秘的诸多原因之一,但此型便秘并不少见,甚至因便秘导致精神症状而致死的报道也屡见不鲜。正如杨教授所言"十个便秘九个疯,还有一个想腾空",由此可见,便秘和精神症状可相互影响,互为因果。这也正是杨教授在门诊中非常重视心理评估的一个重要原因。

便秘是指排便周期延长;或周期不长,但粪质干结,排便艰难;或粪质不硬,虽有便意,但排出不畅的病证。《内经》称便秘为"后不利""大便难",认为其与脾胃受寒、肠中有热等有关。汉代张仲景称便秘为"脾约""闭""阴结""阳结",认为其与寒、热、气滞有关,并根据病机的不同,创制了承气汤、大黄附子汤、麻子仁丸等内服方,以及蜜煎导、猪胆汁导等外治通便法，为后世医家治疗本病确立了基本原则。隋代巢元方指出便秘与五脏不调、阴阳偏盛、虚实寒热均有关。元代朱丹溪认为便秘是由血少，或肠胃受风，涸燥秘涩所致。明代张景岳以阴阳分便秘，认为有火为阳结，无火为阴结。清代陈士铎认为便秘为"肺燥"。沈金鳌在《杂病源流犀烛·大便秘结源流》中强调："大便秘结，肾病也。"由此可见，便秘与肺、肾均有关。

【诊断思路】便秘是指排便困难或费力、排便不畅、排便次数减少、粪便干结量少。其病因主要有结直肠肛门疾病、肠外疾病、不良生活习惯、社会心理因素等。便秘可以继发精神心理障碍，如抑郁症、焦虑症、精神分裂症，甚至出现自杀倾向等。根据便秘的程度，又将其分为轻、中、重度。

【治疗绝技】中医所讲的"七情"是指喜、怒、忧、思、悲、恐、惊七种正常的情志活动，是人体的生理和心理活动对外界环境刺激的不同反应，属人人皆有的情绪体验，一般情况下不会导致或诱发疾病，当情绪的刺激超过人体的生理和心理适应能力，则会损伤脏腑精气，造成气机逆乱，导致机体功能失常，而发为疾病。《素问·举痛论》语："怒则气上，喜则气缓，悲则气消，恐则气下，惊则气乱，思则气结"，又如"怒伤肝，喜伤心，思伤脾，忧伤肺，恐伤肾"，都说明情志的过度偏激对人体的气血、脏腑都有损害。本病多因忧思过度，意念不遂，或与人争执，肝气不舒，导致气机郁滞，宣降失司，于是通降失常，传导失职，糟粕内停，不得下行，而致大便秘结。本型便秘多见于中年女性，杨教授诊治此型便秘多根据患者实际情况，在通便基础上加用柔肝理脾、宁心安神、益气温阳之品，并根据患者胃肠心理评估报告，酌情使用抗焦虑抑郁药，往往能获得较好的临床疗效。

【验案赏析】患者，女，42岁。排便困难10余年，大便干结，质硬，大便一般2~4日一行，最长时达1周，腹胀、腹痛难忍，肛门坠胀，需用开塞露才可解出少量干结大便，便后疼痛稍有缓解。精神抑郁，急躁易怒，胸胁满闷，纳眠差，舌红苔黄脉弦数，心理评估提示中度焦虑伴抑郁。病机属肝气不舒，郁而化热。方用柴胡疏肝散加减。处方：柴胡20 g，陈皮20 g，川芎15 g，枳壳15 g，香附20 g，芍药20 g，合欢花15 g，远志15 g，绿萼梅10 g，谷白皮60 g，建曲15 g，生白术30 g，黄连12 g，黄柏15 g，甘草6 g。7剂，水煎服，日1剂，每天3次，每次200 mL；并予以氟哌噻吨美利曲辛口服，每次1片，每天1次。1周后复诊，上述症状明显好转。

【按语】本病患者以情志抑郁、急躁易怒、胸胁满闷为主症，结合舌脉象，是为肝气郁滞、郁而化火。方中柴胡疏肝解郁；香附理气疏肝止痛；川芎活血行气止痛；陈皮、枳壳理气行滞；芍药、甘草养血柔肝，缓急止痛；绿萼梅平肝和胃，调畅气机；合欢花、远志宁心安神以助睡眠；纳差加谷白皮、建曲健脾和胃以助运化；生白术润肠通便；黄连、黄柏清热燥湿。全方疏肝理脾、和胃宁心，酌加生白术润肠通便，是为标本兼顾，肝气得疏，本病自愈。

参考文献

[1] 刘强, 王成川, 杨向东. 从"情志失调"论便秘——杨向东教授对便秘的诊治[J]. 中国肛肠病杂志, 2018, 38（2）：75-76.

高顺平运用附子理中丸加减治疗便秘经验

【名医简介】高顺平，山东中医药大学教授。

【经典名方】附子理中丸（出自《天平惠民和剂局方》）。

组成：黑附子12 g，干姜12 g，当归30 g，桂枝15 g，白芍10 g，党参15 g，生白术30 g，细辛6 g，泽泻30 g，炙甘草6 g。

【学术思想】老年人素体阳虚，患便秘之证，与肾、脾、胃、大肠、肺等脏器有关，再加上寒热虚实、饮食、七情等多种因素更加重症状，素体阳衰之人，阳气日益亏虚致运化传导不力，因此阳虚便秘证较为常见。在临床上不可独用下法治疗，应辨证施治，如《兰室秘藏》中谓："大抵治病必究其源，不可一概用巴豆、牵牛之类下之，损其津液，燥结愈甚，复下复结，极则以至导引于下而不通，遂成不救。"程钟龄在《医学心悟》中提出了"实秘、虚秘、热秘、冷秘"4种类型，并为临床治疗提供了治法和方药，现代人饮食劳倦，易伤脾胃，或素体虚弱，阳气不足，或过食生冷，损伤阳气，以致阴寒内结，或今医者喜用寒凉泻下之剂，伤罚无辜，便下无力，使大便时间延长而成便秘。

【诊断思路】便秘是一种常见的消化系统疾病，临床上以大便秘结不通、排便时间延长或欲大便而艰涩不畅为主症。各年龄段均可发病，但在临床上尤以老年人发病为多。在古代医学中，"大便难""便闭""阴结""阳结""大便秘""大便燥结""肠结"等均属便秘范畴。

【治疗方法】使用附子理中丸以温中散寒，和中缓急止痛，脾阳虚者，可加入当归、白芍；肾阳虚者，尚可配合右归丸或金匮肾气丸。总之，在基本法则的基础上根据寒热虚实证候表现辨证适当加减。在多年的临床应用中，对便秘病证的治疗取得了良好效果。

【治疗绝技】附子理中丸加减治疗便秘。

【验案赏析1】张某，女，25岁。患习惯性便秘数年，每次大便需用开塞露，大便7~10日一行，曾求助于数位当地中医治疗，大多用大黄、芒硝等药，且起初大多有效，停药则病复如初。患者体形偏胖，痛经，经期四肢不温，喜温，遇冷则疼痛加重，经量少，色暗，伴有血块，平素手脚冰凉，怕冷，腰骶酸困，舌淡苔薄白，脉沉细。此患者虽患便秘，然一派寒象，且前医屡以寒凉攻下之剂，并无长效。考虑其兼有痛经之苦，故予附子理中丸合当归四逆汤加减。处方：黑附子12g，干姜12g，当归30g，桂枝15g，白芍10g，党参15g，生白术30g，细辛6g，泽泻30g，炙甘草6g。3剂，水煎服，日1剂，嘱患者药后复诊。患者药后准时复诊，自述3剂药后腹泻2次，现每日大便1次，余无不适。效不更方，前方续进10剂痊愈。

【按语1】现代人饮食劳倦，易伤脾胃，或素体虚弱，阳气不足，或过食生冷，损伤阳气，以致阴寒内结，故予附子理中丸合当归四逆汤加减，回阳救逆，取效颇佳。

【验案赏析2】贾某，男，46岁。去年7月中旬突发腹痛，遂至当地县中医院诊治，行B超、X线、结肠镜等检查，诊断为粪石所致之肠梗阻，出院时带大承气汤4剂。服药期间大便虽能每日一行，但自觉胃部冷痛不舒。半个月后病复如故，遂准备第二天来我院检查。电话中自述腹痛难忍，询问有什么办法可暂时止痛。细询其大便3日未行，脘腹胀满冷痛。思考嘱其去药店买1盒附子理中丸，每次2丸，每日2次，大黄30g开水泡服，每日2次，大便通后去大黄不用，只服附子理中丸。第二天并未就诊，晚间打电话询问方知，昨天第一次服药1小时后，畅泻3次，稀水便中伴有硬块，腹痛顿除。2个月后患者打电话诉上次服药1次大便通畅，后只服附子理中丸，已2月余，脘腹冷痛亦愈，是否继续服用。嘱其可停药。

【按语2】使用附子理中丸以温中散寒，和中缓急止痛。

参考文献

[1] 高顺平.附子理中丸加减治疗便秘验案 2 则 [J].光明中医，2012，27（12）：2537.

甘爱萍治疗糖尿病便秘经验

【名医简介】甘爱萍，教授，第五批全国老中医药专家学术经验继承工作指导老师，国家中医药管理局中医老年病重点学科建设单位负责人和学科带头人。

【经典名方】自拟温阳通便方。

组成：肉苁蓉 20 g，牛膝、泽泻、黄芪、黄精、玉竹、生白术各 15 g，枳壳 10 g。

【学术思想】糖尿病属于代谢疾病，主要因患者胰岛素分泌出现异常，出现高血糖情况。遗传和环境是引起糖尿病的主要因素，发病后患者出现多饮、多食、多尿、消瘦、肥胖、疲乏、无力等症状。随着病程延长，其逐渐影响眼、肾、血管、心脏等器官功能，并引起其他并发症，对患者身体健康和生活质量造成严重影响。随着人们生活水平的提高和生活方式的转变，糖尿病的发病率逐年上升，糖尿病及其并发症越来越受到人们的重视。糖尿病便秘是糖尿病自主神经病变累及消化系统的常见临床症状之一，并且神经病变程度与便秘的发生概率呈正比例关系。发病后严重影响患者的生活质量，同时长期便秘对血糖也有不良影响，对有心、脑、肾大血管并发症者还能使其并发症加重或促使其发病。有资料统计，有 60% 以上的糖尿病人群患有便秘。中医学认为，糖尿病属于中医"消渴"，是以多饮、多食、多尿、形体消瘦、尿有甜味为典型症状的一种疾病。消渴病机在于阴虚为本、燥热为标，病变脏腑主要在肺、胃、肾，分为上消、中消和下消。糖尿病便秘多由大肠传导功能失常所致，多属于虚证便秘，与脾、肾密切相关，脾失健运则运化失职，肾气虚则不能温煦脾阳，或真阳亏损，温煦无权，阴邪凝结；或阴亏血燥，大肠液枯，无力行舟，均易致便秘。但临床常有虚实互见，寒热错杂，故既不宜一见糖尿病便秘就云补虚，也不可猛进攻伐之剂，而犯虚虚之戒，变生他证。

【诊断思路】糖尿病便秘以排便间隔时间延长，或不延长而排便困难为临床特点。糖尿病患者，无论是药物还是疾病本身，都会使得肠道内的有益菌数量大量减少，有害菌数量急剧上升，导致肠道菌群结构失调，最终引发便秘等一系列肠道疾病。糖尿病便秘是造成血糖难以控制的因素之一，也会加重糖尿病患者心、脑、肾等的并发症，特别是对于老年糖尿病患者危害更大，可诱发心绞痛、心肌梗死、脑出血、猝死、疝气、痔疮出血、肛裂、脱肛，甚至痴呆、直肠癌。

【治疗方法】现代医学认为，糖尿病便秘与血糖升高导致肠黏膜上皮细胞损伤，大肠敏感性降低，大肠自主神经病变，直肠低敏感、高耐受等有关，同时大便发酵所产生的毒素也会再次刺激血糖升高，从而形成一个恶性循环，故便秘顽固难除。对于长期顽固性便秘的糖尿病患者，目前西医多采用缓泻剂、胃动力药，严重者采用定期灌肠或肛门直肠肌切断术，效果均不理想。中医利用其特色优势，注重标本缓急，辨证施治，疗效确切。

【治疗绝技】在糖尿病便秘治疗中，中医根据其特色优势，辨证施治，整体调理，对缓解和治疗患者痛苦具有良好的疗效。甘爱萍教授治疗糖尿病便秘经验丰富，处方配伍严谨，标本兼顾，有自己独到的见解。

【验案赏析1】胡某，男，71岁，2016年6月12日初诊。有2型糖尿病病史。患者于2个月前出现大便排出不畅，未行治疗。现大便每日一行，质稍干，但排出不畅，量少，平素畏寒，腰膝酸冷，偶腹痛，尿频量多，纳眠可，舌淡苔白，脉沉细。辨证为肾阳虚衰，阴寒凝结。治宜温阳通便。处方：肉苁蓉20 g，牛膝、泽泻、黄芪、黄精、玉竹、生白术各15 g，枳壳10 g。共7剂，日1剂，早晚饭后半小时服。

2016年6月18日二诊：症状明显好转，大便每日一行，质可，偶欠通畅，量有所增加，夜尿次数减少，时口干，腰酸好转，舌淡苔薄白。原方基础上加石斛15 g，继服7剂。

2016年6月25日三诊：大便通畅，每日一行，无口干、腹痛，诸症明显好转。为巩固疗效，继服7剂，诸症悉除，未诉明显不适。

【按语1】此患者为消渴病之下消，肾阳亏损，温煦无权，寒凝胃肠而致便秘。《景岳全书·秘结》云："凡下焦阳虚，则阳气不行，阳气不行则不能传送而阴凝于下，此阳虚而阴结也。"方中重用肉苁蓉温肾益精，暖腰润肠；牛膝补肝肾，壮腰膝；泽泻利小便泄肾浊；黄芪、生白术补气健脾，助肠运化；黄精、玉竹、石斛养阴生津，润肠通便；枳壳理气健脾。全方寓通于补，标本同治，既温补肾阳以治其本，又润肠通便以治其标。

【验案赏析2】王某，男，55岁，2016年8月6日初诊。有2型糖尿病病史。患者于1年前无明显诱因出现大便干结、排便不畅，口服通便药物可缓解症状，但常反复发作。现患者大便每2日一行，质干结，排便不畅，口干，夜间明显，精神欠佳，小便正常，眠浅易醒，舌淡红苔薄白，有齿痕，脉弱。辨证为阴血亏虚，肠失濡润。治宜滋阴养血，润肠通便。处方：生地、玄参、浙贝、玉竹、石斛、生白术各15g，瓜蒌仁12g，当归、火麻仁、郁李仁、枳实各10g，夜交藤30g。共7剂，日1剂，早晚饭后半小时服。

2016年8月13日二诊：便秘症状明显好转，口干缓解，偶夜间口干，纳眠改善，舌淡红苔薄白，脉细。继服上方7剂。

2016年8月20日三诊：大便每日一行，便质稍干，排便通畅，已无口干，纳眠可。继服上方7剂，去夜交藤、瓜蒌仁。半年后随访，大便每日一行，排便通畅。

【按语2】此患者为消渴病之中消，气阴两虚，阴亏血燥，大肠液枯，无力行舟，发为便秘。阴液亏虚，故口干，夜间明显；阴血亏虚，神失所养，故眠浅易醒。方中生地、玄参、浙贝、玉竹、石斛滋阴生津，当归养血润肠，火麻仁、郁李仁、瓜蒌仁润肠通便，生白术、枳实降气通便，夜交藤养血安神。本方多用滋阴养血之品，一是从辨证论治考虑；二是从老年患者本身阴津亏虚的体质入手。《素问·阴阳应象大论》云："年四十而阴气自半也。"随着年龄的增长，人体阴津逐渐亏虚，阴津亏虚，肠失濡润，则大便干结，产生便秘。《景岳全书·秘结》曰："秘结者，凡属老人、虚人、阴脏人及产后、病后、多汗后，或小水过多，或亡血失血、大吐大泻之后，多有病为燥结者，盖此非气血之亏，即津液之耗。"因此此方重用滋阴之品，而无伤阳之弊。甘爱萍教授治病不仅辨证施方，而且多方考虑，兼顾患者自身体质，则收效显著。

参考文献

[1] 祁正亮，李姣.甘爱萍教授治疗糖尿病便秘验案举隅[J].中国继续医学教育，2019，11（9）：138-139.

葛来安治疗慢性气滞型便秘经验

【名医简介】葛来安,江西中医药大学附属医院主任医师。

【经典名方】自拟顺气通便汤。

组成:白术20 g,白芍15 g,枳实15 g,厚朴15 g,莱菔子10 g,葛根8 g,香附10 g,川芎10 g,青皮8 g,太子参15 g,茯苓20 g,当归12 g,大腹皮15 g,柴胡10 g,麦芽15 g。

【学术思想】慢性便秘是指排便次数减少、粪便量减少、粪便干结、排便费力,病程至少6个月以上。属于中医"大便难""便秘""阴结"等范畴。慢性便秘虽然不是大病重症,但是若长期慢性便秘会加速肠道老化,增加直肠癌的发病率,诱发心脑血管疾病,危害巨大。所以对慢性便秘应该及早调理。西药不良反应较多,且易产生耐药性,导致症状反复,病程缠绵。

【诊断思路】中医认为大肠传导功能失常是慢性便秘的基本病机,其病位在大肠,与脾、胃、肝、肾等脏腑密切相关。

【治疗方法】中医药治疗便秘颇具特色,葛师通过经验方在治疗气滞型慢性便秘在临床上收获颇多。

【治疗绝技】顺气通便治疗便秘。

【验案赏析】王某,女,34岁,2017年4月5日初诊。主诉:反复大便秘结8年余,病史:患者诉8年前因瘦身长时间服含芦荟和番泻叶等泻药,开始疗效明显,服用后大便易解,不服泻药基本上无软便,服用1年后服药后基本上没有什么便意,继续服药,大便也坚硬难解,现基本上得靠开塞露排便。刻诊:大便难解,用开塞露后粪稀黏滞量少,腹部胀满,矢气后觉舒,胸胁痞闷,喜叹息,每天因大便难解而忧愁焦虑,工作效率降低。体形偏胖,面部偶有痤疮,口干,经期乳房胀痛和下腹疼痛明显,纳可,寐尚安。舌质边红,舌下络脉迂曲,苔薄黄,脉细略弦。胃肠镜未见明显异常,大便常规正常。西医诊断:慢性便秘。中医诊断:便秘;辨证为肝郁气滞。拟顺气通便汤加减。处方:白术20 g,白芍15 g,枳实15 g,厚朴15 g,莱菔子10 g,葛根8 g,香附10 g,川芎10 g,青皮8 g,太子参15 g,茯苓20 g,当归12 g,大腹皮15 g,柴胡10 g,麦芽15 g。7剂,并指导患者改善饮食习惯、生活习惯和排便习惯。

2017年4月12日复诊：患者胸闷痞闷较前好转，腹胀明显减轻，嗳气、矢气减少，在开塞露协助下，大便较之前通畅，心情明显好转。仍以前方加减治疗2周后，除大便仍困难外，其他症状基本消失。第二阶段治疗处方：生白术50 g，枳实15 g，黄芪15 g，当归12 g，白芍30 g，生地黄20 g，玄参15 g，火麻仁15 g，制首乌15 g，桃仁10 g，厚朴12 g，香附10 g，莱菔子15 g。14剂。药后大便明显通畅，便量增多，1日2次，排便时间较长，偶然用开塞露协助通便。再以此方加减变化，白术减量至30 g左右，治疗2个月后，排便基本正常，1日1~2次，便软呈条状。患者害怕病情复发，故嘱其从2天服1剂，到3天服1剂，再到1周服1剂，半年后停药。8年余的便秘顽疾得以痊愈。

【按语】葛师认为此类型患者的便秘是"愁"出来的，此类患者属于气郁体质，平素情绪波动较大，精神紧张，现代医学认为焦虑的状态容易影响胃肠神经的自我调节，导致便秘。中医认为此为气秘，在某种意义上也可以理解为肝郁，或者肺气宣降失常，导致气滞，则肝胆升降失衡，而致脾胃不和，迁延于肠则病便秘，正如《金匮翼》所言："气秘者，气内滞而物不行也。"大肠是以通降为顺，所以在治疗该类型的患者时宜通宜降。同时大肠排便，需要阳气的推动、阴液的润滑和气机的调畅。患者长期生活无规律又长期服用泻药，致脏腑失调，脾伤失于健运，肝郁失于条达，因病致郁，因郁致病，变生顽疾。本治疗方案打破常规，不用泻药，先疏肝理脾调畅气机，后健脾肠，故拟顺气通便汤加减。本方是在小承气汤、枳术丸基础上所成，主要药物组成有枳实、白术、厚朴、槟榔、白芍、当归、葛根、莱菔子。方中厚朴下气消胀，枳实行气导滞，莱菔子下气导滞通便，增加回肠节律性收缩；白术甘而柔润，健脾益气，升清降浊，葛师认为重用白术能"运化脾阳"，以行津液而润肠道，使干燥坚硬之大便变润变软，容易排出而畅通。现代药理研究表明，白术可使胃肠分泌旺盛，蠕动增速，这可能就是白术通便的作用机制所在。葛师言白术治疗便秘有3个要点：一是宜用生白术；二是用量要大，常用至30~60 g；三是配伍用药，气滞配枳实，气虚配黄芪，血虚配当归，阴虚配生地黄，阳虚配肉苁蓉。现代药理研究表明，不管枳实和白术分开使用还是联合使用都能明显改善实验动物胃肠运动功能减弱的状态，两药联合使用能增强药效。当归滋阴补血，润肠通便。白芍敛阴化津，增加肠液以助通便。葛根主升，升脾胃清阳之气，清气上升则浊气就往下走。全方以下气导滞为主，佐以滋阴润肠，气血兼顾，升降兼施，通下而不伤阴，攻邪而不伤正。葛师强调治疗疾病要审查病因，辨证论治，坚持整体调治，强调可借助于针刺、艾灸、穴位敷贴等增强治疗效果。慢性便秘患者要克服不良的饮食习惯、生活习惯及排便习惯，养成定时排便习惯，建立排便反射，日久即可形成定时排便的习惯，坚持治疗1年，逐渐停药，防止复发。

参考文献

[1] 潘丽敏，林裕辉，葛来安.葛来安治疗慢性便秘（气滞型）的临床验案举隅[J].世界最新医学信息文摘，2019，19（92）：307.

刘华一治疗功能性便秘经验

【名医简介】刘华一，教授，主任医师，博士研究生导师，天津市名中医。

【经典名方】温肾益精，润肠通便方。

组成：当归20 g，牛膝10 g，酒苁蓉20 g，泽泻10 g，升麻10 g，麸炒枳壳30 g，生白术50 g，麸炒薏苡仁15 g，炒莱菔子20 g，炒麦芽30 g，生甘草10 g。

【学术思想】刘教授认为，本病病位在大肠，但与脾胃、肺、肝、肾等密切相关。究其病因，无论是饮食不节、情志失调，还是年老体虚、感受外邪，无不与脾肾虚弱、肠道传导失司有关。纵观其病因、病程演变与临床表现，刘教授认为，功能性便秘是由于诸脏腑的功能失常，出现肠道推动无力，致使粪便在肠道中蓄积过多而成。因此肠道传导功能失常是本病的发病之本，是其基本病机，贯穿于本病全过程。刘教授认为，功能性便秘得之并非一朝一夕，而在于日久成积，本病虚实夹杂，随着病程进展多可由实转虚，故应尽早从多方面进行干预治疗。

【诊断思路】功能性便秘归属于中医便秘病的范畴，一直以来都是以大便干结难排、排便次数减少和排不尽感等作为诊断标准。

【治疗方法】用药经验总结。

"一气一血"治疗大法生白术—当归。生白术,味苦,性温,归脾胃。刘教授认为,临床中面对因肺脾之气不足,推动无力而形成的便秘或脾肾阳虚,清阳不升,湿邪困脾而导致的便秘,治疗时可重用生白术。这体现了中医里"塞因塞用"的治疗理念,即以补开塞,生白术健脾同时可行气,补而不滞,润而不腻,气机条畅则津液四布,同时血运顺畅,肠道湿润蠕动有力,便秘自去。生白术重用效果最佳,通常可用 40~50 g。魏志军、张悦等发现大剂量的白术对小鼠小肠内炭末有显著的推进作用,对家兔活体回肠收缩频率和幅度有明显增加作用。若患者兼有气虚,可加入党参、黄芪以补气。刘教授认为治疗便秘时应谨记选用生白术,炒白术虽也有健脾益气之力,但偏于燥湿,而生白术行气助运之力更强,有利于通便下行。刘教授在治疗功能性便秘时,常同时使用生白术与当归,因白术可健脾行气,助肠道津液四布;当归补血行血,润肠除燥,二者合力则可使气血通畅,肠道蠕动有力,津液化生正常而遍布于肠内,大便不再干硬秘结,如此,则本病得治。

升麻—柴胡。升麻,味苦平,性微寒,阴中之阳也,归肺、脾、胃、大肠经。《本草纲目》中如此描述升麻的作用:"消斑疹,行瘀血,治阳陷眩晕,胸胁虚痛,久泻下痢后重,遗浊,带下,崩中,血淋,下血,阴痿足寒。"很多医师在临床时常使用升麻止泻,但刘教授认为,升脾阳、降浊阴也是治疗脾虚便秘的要点,升麻可升脾之阳气,而清阳升则浊降,故可用来治疗脾虚便秘,使气机条达,便秘得治。李东垣认为"胃中清气在下,必加升麻、柴胡以引之",刘教授也认为升麻可引导阳明清气上行,柴胡则可以引导少阳清气上行,二者的升阳举陷之力接近,可相须为用。刘教授善用升麻与柴胡,体现了李东垣"益气升阳"的学术思想,刘教授通过"益气升阳"治疗便秘,并非仅注重升提,而是巧妙地将升清降浊、温补清泻等方法进行融合,如方中加入党参、黄芪以补气,加强升阳之力,升阳降浊,便可下行。

决明子—生白术。决明子,味甘苦,性微寒,入肝、肾、大肠经,可清肝明目,润肠通便。临床上可治疗由肝郁生热引起的大便秘结不畅。《雷公炮制药性解》中如此描述决明子:"味咸苦甘,性平无毒,入肝经。主青盲赤白翳膜,时有泪出,除肝热,疗头风。"现代药理研究显示,决明子提取物可改善肝功能,其中中、小剂量的决明子乙酸乙酯可以通过抑制脂质过氧化改善肝纤维化,从而达到保护肝脏的作用。生决明子长于清肝热,润肠燥,用于目赤肿痛,大便秘结;炒决明子则能缓和寒泻之性,有平肝养肾的功效,可用于头痛、头晕、青盲内障等,故刘教授在临床上使用生决明子居多。刘教授在治疗功能性便秘时善用生白术、决明子等药健脾行气,疏肝散瘀。同时刘教授认为改善肠道内微生物环境有助于缓解症状,故常用这几味药纠正肠道菌群紊乱。现代研究表明,生白术具有良好的抗菌效果,能够有效地抑制星形诺卡菌、溶血性链球菌等菌类的生物活性,对功能性便秘患者有良好的治疗效果。除此之外决明子的部分提取物能有效杀灭伤寒杆菌、大肠埃希菌等病原性的肠道微生物,同时达到促进肠道益生菌生长的目的。

【治疗绝技】益气养血治疗功能性便秘。

【验案赏析1】任某,男,59岁,2018年10月22日就诊。主诉:大便秘结,2~3日一行,已持续数月,面色㿠白,头晕目眩,精力下降,腹稍胀,腰膝酸软,自觉乏力气短,肢寒畏冷,纳稍差,寐安。舌淡苔薄白边有齿痕,脉细沉。否认饮酒史及药物、食物过敏史,既往体健,否认冠心病、糖尿病等慢性病史,否认精神病病史,否认乙肝等传染病病史。西医诊断:功能性便秘。中医诊断:便秘;证型:脾肾阳虚证。治法:温肾益精,润肠通便。处方:当归20 g,牛膝10 g,酒苁蓉20 g,泽泻10 g,升麻10 g,麸炒枳壳30 g,生白术50 g,麸炒薏苡仁15 g,炒莱菔子20 g,炒麦芽30 g,生甘草10 g。7剂,水煎服,每日服1剂,早晚分服。另嘱:平素清淡饮食,避风寒,调畅情志。

二诊:7剂后前症减轻,仍腹胀,乏力气短,畏寒,偶嗳气不畅,大便2日一行,舌淡苔薄白,脉沉。既见效,原方继续服用。

三诊:服药7剂后,前症减,胃脘无明显不适感,腰膝酸软症状消失,腹胀减轻,偶两胁疼痛,少量嗳气,纳可,寐安,大便1日一行,舌质淡苔白,脉沉。处方:上方去炒莱菔子、炒麦芽,生白术改为炒白术10 g,加柴胡10 g,炒白芍15 g,香橼10 g,佛手10 g,郁金15 g。7剂,水煎服。

四诊:服药2个月,两胁无疼痛感,胃脘无明显不适,纳可寐安。二便调,大便1日一行,舌淡红苔薄白,脉微沉。守方继服,无明显症状时可停药,嘱继续节饮食,调情志,避风寒。

【按语1】患者以便秘就诊,刘教授认为患者年近六十,阴阳俱虚,阴虚则耗损肾阳,肾阳亏耗无法温煦诸脏腑,致使脾虚气弱,胃肠运化传送无力,肾阳不足无法蒸化津液,温润肠腑,肠道津液失布,导致粪便无法顺利排出而形成便秘。本方以济川煎为主方,力求补肾益精,以通为顺。方中重用50 g生白术、15 g麸炒薏苡仁以健脾行气祛湿;炒莱菔子与炒麦芽功在消食化积，与麸炒薏苡仁共用亦可有行气除胀之功效。三诊时前症减而两胁不适，去炒莱菔子与炒麦芽，加入郁金、佛手、香橼、柴胡、炒白术疏肝理气健脾，气机条达则胁痛自去。刘教授善用君药肉苁蓉，肉苁蓉可间接体现本方功用，其性味偏温，但功效并非是专补肾之阳气，而是温肾的同时，力专滋阴，阴盛则肾阳随之而充盛，体现了阴阳互根互用。肾阳盛则通，由于肉苁蓉气味微温，故通腑而不伤阴液，其性味偏咸，咸能下便，故能润肠通便。范亚楠等通过小鼠实验发现肉苁蓉泻下效果明显，小鼠服用后不仅排便情况得到改善，还能增加采食量，同时粉末组与水制品组对比发现，同剂量下水制品组小鼠的采食量、粪便排泄情况、小肠推进度均明显好于粉末组，说明肉苁蓉在汤药中具有较好的润肠通便效果，能有效治疗便秘。刘教授在治疗中老年患者时，亦考虑患者是否有脾虚导致脘腹胀满的症状，并酌情加入枳实，枳实与白术合用，可消补兼用、健脾消痞。现代药理研究表明，枳实—白术有良好的协同作用，其主要机制是影响胃和十二指肠中的内分泌细胞，调节消化道细胞的兴奋性，使神经递质的表达及调控胃肠激素受体的基因表达受到抑制，以达到治疗的目的。关于两药的剂量选择，经过刘教授多年的临床经验，白术用量通常可达到40~50 g，枳实用量在10 g左右，两味药物对胃肠蠕动能力较弱的中老年功能性便秘患者有良好的疗效。

【验案赏析2】袁某，女，54岁，2019年3月25日就诊。主诉大便干硬不畅，排便不爽，2~3日一行。现腹部胀满隐痛，嗳气，食后痞满，口干口苦，潮热自汗，烦躁易怒，小便尚可，纳一般，寐欠安，舌淡红苔薄白边有齿痕，脉弦细。否认饮酒史及药物、食物过敏史，既往体健，否认冠心病、糖尿病等慢性病史，否认精神病病史，否认乙肝等传染病史。西医诊断：功能性便秘。中医诊断：便秘；证型：肝脾不调证。治法：疏肝行气，健脾化积。处方：女贞子20 g，墨旱莲20 g，菊花15 g，炒决明子15 g，薏苡仁30 g，夏枯草20 g，炒栀子10 g，茯苓15 g，柴胡15 g，白芍15 g，生甘草10 g，白术40 g。上方14剂，水煎服，日1剂，早晚温服。另嘱：调畅情志。

二诊：服药后，患者排便明显好转，嗳气、口干口苦、腹胀等症较前缓解。腹部仍隐痛，稍有反酸，纳寐尚可。既见好转，嘱守方继续服用，同时加入煅瓦楞子25 g，白及20 g，浙贝母10 g，乌贼骨15 g以敛酸止痛。继续服用7剂，煎服方法同前。

三诊：服上方后患者自述大便变软，1~2日一行，腹部症状消失，反酸症状减轻，脉稍弦，舌边齿痕消失。守方继服7剂，煎服方法不变。

四诊：未诉明显不适，纳可，寐安，大便日一行，舌淡红苔薄白，脉稍弦。嘱守原方继续服用，无明显不适可停药，嘱适当运动，调畅情志。

【按语2】刘教授认为本证患者情志不舒，肝木犯脾土，使脾气虚，无法升清，胃无力降浊，运化功能失常，气虚夹瘀化热，耗伤津液，导致大肠推动无力，传导失司。故糟粕内停于大肠，使大便秘结不畅。治疗时应疏肝行气，健脾化瘀。刘教授考虑患者处于更年期前后，并出现了潮热出汗的症状，故方中加入女贞子、墨旱莲以滋补肾阴，现代研究表明二至丸在保护肝脏、抗肝纤维化、抗机体衰老、调节人体免疫系统、缩短凝血时间、改善血液流变性、抑制肿瘤等方面有较好的作用。方中夏枯草味辛、苦，寒，归肝、胆经，可清热泻火、消肿散结，现代药理学表明夏枯草含有三萜类、甾体类、黄酮类、香豆素类、苯丙素类等丰富的化学成分。通过动物实验发现，夏枯草具有很好的抗肿瘤、抗炎、抗氧化、降血糖、降血脂、降血压等疗效。栀子归心、肺、三焦经，性味与大黄接近，均为苦寒之药，故具有苦寒泻下之功。刘教授认为栀子苦寒，易伤脾胃，脾胃虚弱者慎用，但其效力专，对症使用常有奇效，刘教授尤善于将之用于中焦热盛、排便不畅的患者，收效显著。李飞燕等通过小鼠实验发现栀子有明显泻下作用，且服用日久对胃肠运动功能有抑制作用，与刘教授的治疗思想相符。刘教授合理运用夏枯草、炒决明子、菊花、炒栀子四药，可清肝火，散郁结，明头目，去肝经之邪热，助排便；茯苓、白术与薏苡仁行气健脾祛湿；柴胡、白芍疏肝开郁，和解退热，柔肝和血，缓急止痛。二诊患者出现反酸，加入煅瓦楞子、白及、浙贝母与乌贼骨软坚散结消瘀止血，同时制酸止痛。诸药配合，上下同治，使肝气得舒，脾气得升，胃气得降，升降有序，气机条达，则便下自调。刘教授从传统医学治疗便秘的理论出发，结合自身数十载临床诊疗经验，总结归纳了便秘各证型的组方，临床根据辨证和患者的基础病情况进行酌情加减。便秘日久，五脏六腑俱虚，则以滋补兼以调脾为主；新发患者，邪气实，则以清热兼以行气活血为主；对便秘症状明显，同时伴有精神状态异常、生活压力较大的患者，在治疗时辅以心理开导，体现了刘教授高超的临床辨证技巧、灵活使用中药的特点，造福了无数的便秘患者。

参考文献

[1] 王策. 功能性便秘的中医证型分布特点调查及刘华一教授治疗功能性便秘学术经验总结[D]. 天津：天津中医药大学，2021.

李恩宽治疗顽固性便秘经验

【名医简介】李恩宽，毕业于武汉医学院，世传中医，后又师从于黄寿人、章真如、杨济生等全国著名的老中医专家，为武汉市第一人民医院主任医师、中西医结合心脑血管疾病专家、教授，曾任武汉市第一人民医院院长，第二批全国老中医药专家学术经验继承工作指导老师，享受国务院政府特殊津贴。

【经典名方】自拟通便方。

组成：九制附片50 g，干姜50 g，炙甘草50 g，生白术80 g，当归90 g，柏子仁90 g，火麻仁60 g，党参30 g，五灵脂15 g。

【学术思想】老年功能性便秘的病位虽然在大肠，然与各脏腑生理功能的减退密切相关，尤以脾、胃、肾为著。从脏腑角度而言，中医认为脾胃为气机升降的枢纽，脾宜升则健，胃宜降则和，老年人脾气不足，清阳不升，则浊阴难降而致便秘；肾司二便，老年人肾气渐衰，元阴、元阳化源不足，元阴不足不能充养肺、胃，润泽大肠；元阳不足不能上温脾阳，推动无力，均可导致便秘。从气血津液的角度而言，大便虽由大肠变化而出，但若想其顺利排出体外，还有赖于阳气的推动作用和阴血的濡润作用。近代著名中医学家魏龙骧所言："便干结者，阴不足以濡之。然徒事滋阴，而脾不运化，脾亦不能为胃行其津液，终属治标。重任白术，运脾化阳，实为治本之图。"此种患者往往表现为大便干结，面黄无华、怕冷、舌淡等脾肾亏虚、气血阴阳不足之候，随着温阳益气、滋阴补血、润肠通便等药物的应用，全身状态逐渐好转，肠道的功能自然恢复。

【诊断思路】参考功能性便秘的罗马标准，至少满足以下标准中的2项或2项以上（超过25%时间）：①排便费力；②块状/硬便；③粪便未排尽感；④肛门直肠有梗阻或堵塞感；⑤要用人工手法帮助排便；⑥每周排便少于3次；⑦未使用泻药患者中，稀便少见；⑧尚不够诊断肠易激综合征；⑨症状持续出现6个月；⑩除外肠道或全身器质性病因及药物因素所致的便秘。临床多将老年功能性便秘辨证为虚实夹杂型，且以虚证为主。经研究发现，在843例老年功能性便秘患者中，单一证候类型出现频率排序为气虚证＞阴虚证＞热结证＞肝郁证＞血瘀证＞阳虚证＞血虚证。

【验案赏析】孟某，女，50岁，2011年1月19日初诊。便秘10年，需要吃碧生源肠润茶才能解大便，否则大便长期不解，1年前在武汉某医院行结肠镜检查，未见明显异常，伴有呃逆，舌淡苔薄脉细。中医诊断：便秘，脾肾亏虚型。处方：生白术60 g，当归60 g，柏子仁60 g，火麻仁30 g，党参30 g，五灵脂15 g。7剂，水煎服，日1剂，分2次口服。

2011年1月26日二诊：解大便稍好，仍干，怕冷，舌淡苔薄脉细。处方：九制附片50 g，干姜50 g，炙甘草50 g，生白术80 g，当归90 g，柏子仁90 g，火麻仁60 g，党参30 g，五灵脂15 g，21剂。

2011年2月23日三诊：大便变软，矢气，怕冷，面黄无华，舌淡苔薄黄脉细。处方：上方改生白术为100 g，加瓜蒌皮30 g，砂仁30 g，黄芪60 g，14剂。

2011年3月23日四诊：大便正常，面黄，舌淡苔薄脉细。处方：熟地黄200 g，白芍200 g，川芎150 g，当归300 g，黄芪300 g，生白术300 g，柏子仁200 g，九制附片150 g，瓜蒌仁200 g，火麻仁200 g，桑椹子120 g，枸杞子120 g。研末，水泛丸，10 g，口服，日3次。

【按语】在治疗老年功能性便秘时，一定要把握住脾肾亏虚、气血阴阳不足这一核心病机，才能取得事半功倍的效果。初诊方中，党参和五灵脂配合应用为李师补气的常用组合，将人参易为党参去其温燥之性，此二药相畏始载于金代张元素的《珍珠囊补遗药性赋》，自此广为流传，后世医家不加考察，皆相效仿。而自汉代张仲景的《伤寒杂病论》及唐代孙思邈的《千金方》起，历代医家用相反、相畏者甚众，近代医家王延章为打破这种陋习，遍尝十八反、十九畏的配伍组合，并结合动物实验著成《重审十八反》一书；清代名医李中梓谓"两药同用，功乃益增"；李师认为，两药相伍，补而不滞。近代医家魏龙骧善用大剂量生白术治疗功能性便秘，魏氏认为生白术具有运脾通便之功，轻则一二两，重则四五两。现代药理学实验证实，白术具有双向调节胃肠运动的功能，白术水煎液对家兔离体肠管活动的影响与肠管所处的功能状态有关，当肠管受乙酰胆碱作用而处于兴奋状态时，白术呈抑制作用；当肠管受肾上腺素作用而处于抑制状态时，白术又呈兴奋作用，皆能使肠管活动恢复至接近正常的水平。另外，白术水煎剂对胃肠平滑肌的作用与剂量有关，较小剂量对离体豚鼠回肠平滑肌收缩有轻度抑制作用，而较大剂量则加强回肠平滑肌的收缩，呈量效反应关系。这就为生白术治疗便秘提供了非常重要的现代药理学依据。当归补血通便，柏子仁、火麻仁润肠通便。二诊后效不更方，乘胜追击，逐渐加强温阳益气、滋阴补血及润肠通便的力度，佐以砂仁、瓜蒌皮宽肠理气。要特别说明的是方中的九制附片，为李老独创，将炮附子进一步高温高压处理，可使有毒成分乌头碱几乎破坏殆尽，应用时无须先煎，一般从小剂量30g开始应用，在药不任病且辨证无误的前提下，逐步加量，常用到100g以上，未曾发现明显毒副作用。四诊时病情渐趋稳定，改丸药方调理2个月，10年顽固性便秘竟豁然而愈。

参考文献

[1] 黄伟.李恩宽治疗顽固性便秘验案 [J].河南中医，2012，32（12）：1709-1710.

赵德喜运用经方化裁治疗中风后便秘经验

【名医简介】 赵德喜，长春中医药大学附属医院主任医师。

【经典名方】 大承气汤最早出自张仲景之《伤寒论》，用于治疗阳明腑实证之痞、满、燥、实、坚。《伤寒明理论》曰："邪气入胃，胃中气郁滞，糟粕秘结，壅而为实，是正气不得舒顺也。"承气汤"通可去滞，泄可去邪……使塞者利而闭者通，正气得以舒顺"。三化汤出自刘完素的《素问气宜保命集》，书中提出"若忽中脏者，则大便多秘涩，宜以三化汤"。

组成：通过大量临床实践及赵师经验的总结，在大承气汤基础上加生白术（40g以上）除脾胃热、健脾生津以治本，加胆南星、瓜蒌以清热化痰，加羌活以拨乱反正又有三化汤之义。

【治疗方法】 中风后便秘的发病率高，且中脏腑的患者长期卧床，胃肠蠕动减弱，进一步促进便秘的形成。现代医学治疗便秘多用开塞露等导泻方法，长期使用效果不佳。大承气汤合三化汤加减治疗中风后便秘临床疗效显著。国医大师任继学认为，此病急性期，治则以通为主。缘此病为标急缓本、邪实于上的新暴之病，必宜"猛峻之药急去之"，邪去则通，阴阳气血得平。病发于72小时以内者，必先投三化汤加生蒲黄、桃仁、煨皂荚水煎服之，得利停服。任老此言中风病急性期通腑泄热的重要性。《内经》有曰："热淫于内，治以咸寒，佐以苦甘"，故用大黄、芒硝相须为使。《内经》亦曰："燥淫于内，治以苦温"，故以苦温厚朴为臣。《本经疏证》认为，胃与大肠俱属阳明，阳明本燥金之化，若中焦有壅滞不化，仅以峻药导之，滞虽去而滞之所熏蒸留于肠胃者未去，则勾引新谷新邪据旧滞之位而为患，故仲景治中焦，纵已投硝黄，亦必协枳朴。此承气汤之真理也。三化汤为小承气汤加羌活，羌活为拨乱反正之专药，赵师认为拨乱反正即调顺之义，使诸脏功能失调归于平和。羌活与小承气汤配伍，可使清升浊降、气血调和，该经验方在大承气汤基础上加羌活也为该意。赵师治病除对症治疗，每每思考患者病因而以对因治疗为主，时时教育弟子治病一定要明白其中的道理才能从根本上解决问题，才能做明医。该经验方兼顾健脾生津之本、清热化痰之变、拨乱反正之佐，也正是赵师见病知源的真实写照。

【验案赏析1】齐某，女，71岁，2018年3月1日入院。入院时患者右侧肢体活动不利，言语謇涩，小便频，大便干，自备头颅CT提示左侧基底节、放射冠考虑出血。舌质红，脉弦细数。入院时未见腹痛，根据患者舌、脉，考虑为实证，故给予通腑泄热化瘀的中药汤剂（枳实10 g，大黄10 g，瓜蒌20 g，芒硝10 g，厚朴10 g，羌活10 g，胆南星5 g）口服，至2018年3月5日患者症状日渐好转。但2018年3月6日21:00出现腹部剧烈胀满、疼痛，故先后给予清洁灌肠、肛管排气、胃肠减压等对症治疗，虽症状略有好转，但腹痛反复于夜间加重，2018年3月8日仍腹痛明显，按时加重。舌质红，脉弦细数，辨证为痰热腑实，给予颗粒剂大承气汤加味，不拘时鼻饲，保持大便通畅。处方：大黄12 g，芒硝10 g，厚朴9 g，枳实12 g，羌活12 g，瓜蒌20 g，胆南星6 g。患者鼻饲2次后，大便先硬后溏，腹痛消失。

【按语1】出血性中风患者90%以上伴有中风后便秘，病机为气血逆乱，中焦气机不畅而脾胃传化失司，糟粕不能排出体外，积聚于肠道，腑气不通，津亏肠燥。现代医学治疗出血性中风急性期多应用甘露醇等脱水降颅压药，会加重出血性中风患者津液亏损。故在大承气汤基础上加大剂量生白术，以"除脾胃热""和脾胃，生津液"。《内经》有曰"脾气散精，上归于肺""脾为胃行其津液"，故脾运得健，津液得生，胃中燥热自除。患者便干是因阴液不能濡养，若仅滋阴而不健脾，脾不能为胃行其津液，则始终治标。故重用生白术40 g以运化脾阳，才为治本之法；汤本求真认为瓜蒌为解凝药，中风后患者易生痰生热，故配合胆南星、瓜蒌以增强清热化痰解凝之功。思患者自住院起即用通腑泄热化痰中药汤剂口服，为何住院第6天出现腹痛明显，按时加重？若不是该方之作用，为何经对症治疗效果不明显后给予该方颗粒剂鼻饲效果显著？经前后对比可发现汤剂用量与颗粒剂同，但频次少，鼻饲后效果显著是因每剂中药剂量不变而频次增加，实则前方量少导致。故应用该方治疗出血性中风后便秘不可拘泥于每日2次或3次的常规服法，应当根据患者病情酌情更改每日用量，方能奏效。

【验案赏析2】 熊某，女，68岁，2018年1月30日入院。患者入院见浅昏迷，烦躁，左侧肢体活动不利2小时，右侧肢体不自主运动2小时，头CT示左侧颞叶、枕顶叶梗死灶。伸舌不出，脉弦滑数。患者无明显溶栓禁忌证，发病4.5小时内，于10:50起给予溶栓治疗，溶栓前NIHSS评分39分，溶栓后NHISS评分28分。至2018年2月1日未解大便，患者仍神昏，左侧肢体活动不利较前好转，舌红有刺，脉弦滑数。辨证为痰热腑实，给予颗粒剂大承气汤合三化汤加减，不拘时鼻饲，保持大便日1次。处方：大黄10 g，芒硝10 g，厚朴10 g，枳实10 g，羌活15 g，瓜蒌20 g，胆南星5 g，生白术40 g。患者鼻饲2次后，便出硬臭，腹痛明显减轻。至2018年2月12日患者烦躁明显改善，腹痛消失，2018年2月25日神志转清，意识恢复。

【按语2】 经溶栓治疗后患者左侧肢体活动不利明显好转，而大便不通、神志昏蒙等症状尚待解决。思曹颖甫先生在《经方实验录》中讲，阳明腑实证之燥气上冲，多致脑神经错乱，肠中湿热蕴结，其气易犯于脑，如汤沸于下，蒸气腾于上。与脑梗死病后神昏便秘是一理也。故急投大承气，以急下存阴。羌活为风药，《神农本草经百种录》提出其理游风而胜湿，为拨乱反正之专药；又神志昏蒙，为痰热腑实影响神明之重症，故加胆南星、瓜蒌以清热化痰；冯世纶教授在《胡希恕经方用药心得十讲》中提到，领悟于《伤寒论》第28条及第174条，知生白术有生津液的作用，故加生白术40 g以生津液，意在治病求本。

参考文献

[1] 刘冰，刘立明，赵德喜. 经方化裁治疗中风后便秘验案2则 [J]. 中西医结合心血管病电子杂志，2018，6（29）：183-184.

李桂贤运用加味逍遥散治疗肝郁气滞型功能性便秘经验

【名医简介】李桂贤，广西中医药大学教授。

【学术思想】李教授治疗功能性便秘重视四诊合参，辨病与辨证相结合，以疏肝健脾、通调气机为法，兼以理气和胃、补肾理肺、润肠通便，强调"气机灵动、协调平衡"。加味逍遥散是其协调肝脾气机，调理肝脾气血，通便降浊的代表方之一。李教授认为本病病位在大肠，是由多种原因致肠道传导失司所致，此病虽出于肠道，但根在肠、脾、胃、肝、肾、肺等脏腑的功能失调，若先天不足或后天调摄失司致脾胃虚弱，脾主运化，无力推动则大肠传导失职致糟粕内停，发为本病；或是情志不畅，肝气郁结，则易横逆犯脾影响中焦，使脾不能升清、胃不能降浊，气机传导失职而致便秘；肺与大肠相表里，若肺失清肃则致大肠腑气不利，传导失司而生便秘；或年高体虚，肾气肾阳不足，温煦不足，阴寒内生，脾失温运，大肠转运无力，肠道阻滞而成便秘；又或是饮食不节久则痰湿内生，阻滞气机而腑气不通。久服峻下致泻下不止，使津液受损，肠失濡润而转运艰难，发为便秘。李教授认为功能性便秘的发生关键在于机体气机不调，临床证候复杂，常见虚实夹杂之候，气虚、气滞、津伤是其主要特点，亦可夹湿、热、瘀、痰等邪实之象。

【诊断思路】本病的病机关键在于周身气机的调畅，落脚点就在于人身之气，五脏六腑各有其气，关键在于中和。重于疏肝调气，擅于疏肝调气、健脾和胃、润肠通便的平和之法，调畅气机，标本兼治，用药灵活。临证中注重根据患者表现而随证加减，舌苔白或白腻之湿滞之象重者，加厚朴、香薷、豆蔻祛湿导滞；腹部胀满、嗳腐吞酸之食滞重者，加六神曲、麦芽、鸡内金、山楂以消食化积导滞；呃逆反酸、嗳气频作者胃气上逆，加海螵蛸、旋覆花、瓦楞子、代赭石以制酸止痛、理气降逆；伴有咳嗽咳痰等肺气失宣表现者，加苦杏仁、薄荷、桔梗宣利肺气以疏导肠腑，以达"提壶揭盖"之效；兼见乏力、疲倦懒言、胃纳不佳、脉沉无力等脾气虚弱之象者，多以太子参、生白术、黄芪补气健脾通便；兼有口干、大便燥结呈羊屎状等津液亏虚之候者，则加葛根、杏仁、冬瓜仁、火麻仁以生津润肠通便；若大热、大汗、口渴明显，加用大黄、芒硝以清热泻腑通便，并根据大便性状、次数调节大黄用量。然功能性便秘在临床中以老年人较为多见，年事已高者，若见肢凉畏寒、神疲困倦、脉沉无力，乃肾阴肾阳亏虚表现，可加用淫羊藿、肉苁蓉、菟丝子以温肾助阳通便；若见腰膝酸软、头晕耳鸣、五心烦热，乃肾阴虚重表现，可加用生地、麦冬、石斛以滋补肾阴、润肠通便。情绪烦躁或低落肝郁者加郁金、郁李仁、合欢花疏肝理气；腹胀满得嗳气矢气则舒者气滞重，加大腹皮、香附、木香、莱菔子以理气通便；胁痛甚者，加延胡索、川楝子以理气止痛。

【治疗方法】对功能性便秘的诊疗，李教授强调整体调节，重视四诊合参。在辨证分析过程中强调中医的整体观，注重五脏六腑、气血阴阳的全方位调理。同时重视四诊合参，然望闻问切四诊中以问诊为主导，详细收集病情资料，审因求证，逐一分析，审证论治。李教授询问病史时分清主次，逐步询问。首问粪便情况：粪便量、色、质、气味，有无便血或黑便，便意的有无和频次；二问排便情况：排便费力程度，是否需借助其他通便药物，有无排便不尽感；三问发病过程：起病时间、缓急，病因、诱因，疾病演变过程，治疗情况；四问伴随症状：有无腹胀、腹痛、反酸、嗳气、恶心、呕吐、口干、口苦、口臭、乏力、烦躁、腰膝酸软、心悸、头晕、纳差、失眠等全身症状；五问特殊病史：是否长期服用可能引起便秘的药物，是否伴有其他疾病或手术史，如阴部或腹部手术史等；六问心理因素：伴随有焦虑、抑郁、偏执等症状的患者，可在其就诊过程中通过视诊、问诊而有所察觉。此外，再结合望舌与切脉辨明病情，遣方用药。

【治疗绝技】加味逍遥散治疗功能性便秘肝郁气滞证患者疗效确切，不仅能显著缓解其临床症状、改善直肠感知阈、增强直肠敏感性、增强肌肉收缩功能，而且能显著提高生活质量，同时安全、有效，值得进一步推广及研究。

【验案赏析】莫某，女，38岁，2018年1月17日初诊。患者诉由于家中遭遇变故，常心烦急躁，大便干结反复半年余。现症见大便干硬，时有羊屎状大便，排便不爽，2~4日一行，腹部略有满闷隐痛不适，嗳气，偶有反酸，口干口苦，纳差寐可，小便调，舌淡红，边有齿痕，苔薄白，脉稍弦无力。既往史、过敏史、查体无特殊。诊断：便秘（肝郁脾虚证）。治法：疏肝行气，健脾消滞。处方：柴胡10g，白芍25g，党参20g，香附15g，木香（后下）5g，白术25g，苏梗10g，牛膝15g，枳实15g，砂仁5g，神曲10g，陈皮10g。7剂，日1剂，水煎服，早晚温服。

二诊：服上药 7 剂后，患者大便干结症状好转，粪质成形不硬，1～2 日一行，嗳气、口干口苦及腹部满闷较前缓解，腹部仍有隐痛不适，纳寐可，舌脉基本同前。予守方，加醋延胡索 10 g 行气止痛、海螵蛸 10 g 制酸止痛、葛根 15 g 滋阴生津以润肠，继服 7 剂，煎服法同前。

三诊：服上药后，患者诉便软，1～2 日一行，腹部隐痛等症消失，脉稍弦无力。予上方加党参 15 g 补脾益气生津，续服 15 剂。

四诊：未诉特殊不适，纳寐可，二便尚调，舌淡红，苔薄，脉细。嘱患者调畅情志、适寒温、节饮食，平素可服逍遥丸调理。

【按语】本证是由肝郁脾虚，气机郁滞，大肠传导失职所致。李教授认为患者当辨证为肝郁脾虚证。朱丹溪在《丹溪心法》指出："郁者，结聚而不得发越也，当升者不得升，当降者不得降，当变化者不得变化也，此为传化失常。"脾胃为气机升降之枢纽，然脾胃气机升降的正常，有赖于肝之疏泄功能的正常。患者情志不畅，木郁气滞，则易横逆犯脾，进而影响中焦，使脾不能升清、胃不能降浊，运化受阻，气机失于传导，糟粕内停，而致大便秘结。舌淡红，边有齿痕，苔薄白，脉稍弦无力为肝郁脾虚征象。治疗宜疏肝行气，健脾消滞。方中白芍、党参、白术补中益气，健脾渗湿。枳实理气解郁，泄热破结，与白芍相合，理气和血，则气血调和；与柴胡为伍，一升一降，舒畅气机，共奏升清降浊之效。苏梗、牛膝一升一降，调畅气机。香附、陈皮、木香理气和胃降逆，行滞止痛。砂仁、神曲益胃导滞。诸药配合，上下同调，升降并用，使肝气疏、胃气降、脾气旺，升降得法，气机条畅则便下自调。功能性便秘病程缠绵，中药治疗本病具有独特的优势，经中医辨证论治，合理用药往往能取得显著的疗效。李东垣有言："善治者，唯在调和脾胃而已。"李教授尊古而不泥古，注重整体调节和四诊合参并用，通过多年潜心临床研究，提出了独到见解，在治疗方面着重调肝理脾，坚持运中有降、降中有升、升中有通、通中有润的原则，通过补、理、降、调等使气机运行恢复，脾胃升降得复而症状得除。其所形成的功能性便秘常用经验方，长期应用于临床，造福四方百姓。

参考文献

[1] 覃玉珍.李桂贤教授治疗功能性便秘的经验总结及临床研究［D］.南宁：广西中医药大学，2019.

李冀治疗便秘经验

【名医简介】李冀教授曾被评为首届全国百名杰出青年中医,卫生部有突出贡献中青年专家,第五批全国老中医药专家学术经验继承工作指导教师,黑龙江省名中医。

【诊断思路】便秘是指粪便在肠内滞留过久,秘结不通,排便周期过长,或周期不长,但粪质干结,排出艰难,或粪质不硬,虽有便意,但便而不畅的病证。便秘的发生与患者生活、年龄、饮食等因素密切相关,同时亦可继发于外科手术、热病,以及脏腑、气血津液等相关病证中,尤以中青年女性及年老体弱者多见。便秘之治,应审证求因,详辨冷热虚实。便秘之初,多为实证热证,病久则虚实错杂。根据六腑以降为顺、以通为用之理,实秘应祛邪通便,虚秘宜补或攻补兼施。

【治疗方法】滋阴增液,泄热通便;顺气导滞,通便止痛;补中益气,润肠通便;养血生津,润肠通便。

【治疗绝技】

(1)津亏液少,肠腑失濡。临床表现:大便秘结,排便困难,体形消瘦,乏力纳少,咽干舌燥,五心烦热,小溲短赤,舌红少苔,脉象细数。病机分析:肺主治节,肾司二便。若肺阴虚,则津液亏耗;然肺又与大肠相表里,若肾水亏耗必然导致津液不能濡养大肠,则大便秘结;肺肾阴亏则咽干舌燥,五心烦热;且大肠主津,虚火灼伤津液,故小溲短赤;舌红少苔,脉象细数亦为肺肾阴虚,津亏液少之征。

(2)腑气不通,郁闭肠腑。临床表现:排便艰难,粪质干结或不干,嗳气频作,胁腹痞塞胀痛,舌苔薄腻,脉弦。病机分析:大肠以通为用。由于久坐少动,或跌仆挫伤,或情志不调,或食积肠中,均可使气机不畅,致大肠传导失司,糟粕停于肠腑而发为便秘。气机郁滞,故胁腹痞塞胀痛;浊气上攻致胃气不降,故嗳气频频。舌苔薄腻,脉弦亦为气机郁滞之征。

(3)中气虚弱,运转无力。临床表现:无论粪质干润与否,均排便无力,排出艰难,虽有便意,但努则乏力,挣则气短汗出,便后少气乏力,常伴有身体倦怠,少语寡言,汗出涔涔,舌淡苔白,脉象细弱。病机分析:脾胃为后天生化之源，气生于水谷精微，内注形体官窍。若饮食劳倦内伤，或病后、产后及耄耋之年，中气素虚，气虚则大肠传输无力，故粪质或干或润，均因推动无力而排便困难；中气不足，斡旋无力，故虽有便意，但努挣乏力，挣则短气汗出，便后疲惫，少语寡言，汗出涔涔。舌淡苔白，脉象细弱亦为中气虚弱，运转无力之征。

（4）血虚失濡，便结难下。临床表现：多为女子产后及出血量过多诱发，大便燥结，努则难下，甚者干结如块，唇甲舌睑色淡，面颊苍白，头晕目眩，伴有不寐心悸，疲倦懒言乏力，舌质淡嫩苔薄白，脉细或兼涩。病机分析：血源于水谷之精微，营润充养于周身。若血虚失濡，肠腑枯燥，则大便干燥，努则难下，甚则干结如算珠；血虚亏少，无力充养，则面色苍白、唇甲舌睑色淡无华；血虚亏少，脏腑失于濡养，则头目昏眩、疲乏无力、心悸不寐；舌淡嫩苔薄白，脉细兼涩亦为血虚失濡，便结难下之征。

【验案赏析1】 董某，女，56岁，2016年5月10日初诊。主诉：患者便秘5年余，大便每4~5日一行，如厕排便困难，质干硬。另自述夜间脚部不适，小溲短赤，纳可，寐可，平素易怒，舌红质干，脉滑数。辨证属阳明腑实，热结阴亏。治以滋阴增液，泄热通便。方药：增液承气汤加减。处方：生地黄50g，芒硝（冲服）10g，玄参30g，大黄（后下）10g，麦冬30g，炙甘草10g。5剂，每日1剂，水煎服，早、晚饭前分服。

2016年5月17日二诊：患者自述服上方1剂大便即下。现大便日行1~2次，色黑，味臭，小溲色黄。舌暗红苔黄有齿痕，脉滑数。处方：生地黄15g，茯苓15g，炒白术15g，厚朴20g，大黄（后下）5g，炙甘草10g。7剂，每日1剂，水煎服，早、晚饭前分服。

2016年5月24日三诊：服上方后大便每日一行，成形，味臭，现夜尿频数，色黄，舌苔略厚，脉弦。处方：党参15g，炒白术15g，茯苓15g，炒麦芽15g，砂仁15g，陈皮15g，大黄（后下）10g，炙甘草10g。15剂，水煎服，每日1剂，早、晚饭前分服。

【按语1】《素问·举痛论》谓："热气留于小肠，肠中痛，瘅热焦渴，则坚干不得出，故痛而闭不通矣。"《诸病源候论·大便病诸候》云："大便不通者，由三焦五脏不和，冷热之气不调，热气偏入肠胃，津液竭燥，故令糟粕痞结，壅塞不通也。"阳明腑实，热结于肠腑，灼伤阴液，大肠失于濡润，则粪质干结；热移于膀胱腑，故而小溲短涩。舌红质干，脉滑数亦为热盛伤阴之征。该患者得便秘之痼疾多年，肠津素亏，无水舟停。李教授处方泼辣，施其法而不泥其方，处方增液承气汤加味以滋阴增液、泄热通便。方中重用生地黄50g生津润燥；麦冬偏入肺经以养阴生津；玄参偏入肾经以清热养阴，三药相伍，有滋阴润燥、增液通便之功。大黄、芒硝润燥软坚，泄热通便；炙甘草调和诸药，固护脾胃。诸药合用，咸苦润降，以降泄软坚；濡润甘寒，以清热滋阴。二诊主诉大便已通畅，故去麦冬、玄参、芒硝，将生地黄减至15g，大黄减至5g，并添茯苓、炒白术以健脾。正如《素问·至真要大论》云："太阴司天，湿淫所胜……大便难。"炙甘草助苓、术以健脾，亦可调和诸药。三诊，主诉大便每日1次且已成形，故处方四君子汤加味以调理脾胃，砂仁、陈皮芳香醒脾，炒麦芽和胃消胀，如此可助脾胃之运化，以杜肠腑之壅塞。正如《素问·厥论》云："太阴之厥，则腹满䐜胀后不利。"

【验案赏析2】姜某，男，84岁，2016年11月8日初诊。主诉：便秘2年余，伴有大腹胀痛，不服通便药时则4～5日一行，便质黏腻伴量少，矢气、嗳气频作，便后肛门偶有烧灼感，平素纳少，寐差，舌红苔薄黄，脉弦滑。辨证属腑气不通，积滞内停，蕴热灼耗肠道阴津。治以顺气导滞，增液润燥。方药：厚朴三物汤加减。处方：厚朴20g，玄参25g，枳实10g，陈皮10g，生地黄30g，砂仁15g，麦冬30g，大黄（后下）5g，肉苁蓉25g。7剂，每日1剂，水煎服，早、晚饭前分服。

2016年11月15日二诊：服上方诸症大有好转，大便通畅，续服上方7剂，每日1剂，早、晚饭前分服。

【按语2】《金匮要略·腹满寒疝宿食病脉证治》云："痛而闭者，厚朴三物汤主之。"仲景先师称便秘为"闭"，认为病由气滞，治以理气通下之厚朴三物汤。李冀教授遵仲景之法，处方厚朴三物汤合增液汤加减。腑气不畅，致肠腑积滞，日久不去，消烁阴津，加之耄耋之年内结之积滞恐难速下，故重用厚朴以行气消胀除满。《本草汇言》曰："凡气滞于中，郁而不散，食积于胃，羁而不行……用厚朴之温可以燥湿，辛可以消痰，苦可以下气也。"枳实下气除痞，助厚朴以行气而除痞满。陈皮、砂仁芳香醒脾，化湿行气，且助枳、朴以消痞除满。生地黄、玄参、麦冬三药相伍共奏增液汤之法，寓泻于补，以补药之体，作泻药之用，遣增水行舟、润燥通便之功。大黄苦寒泄热，攻积导滞，荡涤肠胃邪热，消除致病之因。肉苁蓉甘温质润，既可温肾阳、益精血，且润肠通便更适合年迈之体虚便秘。正如《本草详节·卷之一》云："肉苁蓉性温，为浊中之浊，补命门相火……能峻补精血，骤多用之，反滑大便。"二诊主诉诸症大有好转，故守方继服7剂，以巩固疗效。

【验案赏析3】刘某,女,75岁,2016年11月8日初诊。主诉:患者近2年每每如厕虽有便意,但临厕之时努挣乏力,挣则汗出涔涔,便后疲惫,粪质略干,已服通便药物不计其数,效果多不甚理想。平素懒言少语,身形倦怠,动则汗出,舌淡苔白,脉细弱。辨证属中气虚弱,运转无力。治以补益中气,润肠通便。方药:补中益气汤加减。处方:黄芪30 g,党参25 g,生白术15 g,当归15 g,升麻5 g,柴胡5 g,火麻仁20 g,柏子仁10 g,郁李仁10 g,炙甘草10 g。7剂,每日1剂,水煎服,早、晚饭前分服。

2016年11月15日二诊:服药后排大便费力感明显改善,但粪质仍略干燥,便后气短汗出、身形疲惫感减轻,言语力增。舌淡苔白,脉细。方证相应,继服上方7剂以巩固疗效。

【按语3】该患者为气虚便秘,此证型之便秘临床较为多发。患者虽有便意,但如厕努挣乏力,挣则气短汗出,便后疲乏,大便略干,身形疲惫,少语懒言,动则汗出,此乃一派中气虚弱,运转无力之象;况该患者年届七旬,耄耋之年导致中焦脾胃运化功能衰惫,大肠无力传输,进而形成便秘。正如《景岳全书·秘结》云:"秘结者,凡属老人、虚人、阴脏人及产后……多有病为燥结者,盖此非气血之亏,即津液之耗。"病机当为中气虚弱,运转无力。治则当补中益气,润肠通便。方用补中益气汤加减治疗。方中重用黄芪、党参补益中气;中量当归、生白术补脾助运,润燥养血;少量升麻、柴胡升引清阳,使清阳得升、浊阴自降;再佐以郁李仁、柏子仁、火麻仁养血润肠通便;炙甘草助参、芪以益气,助术、归以运脾,且可调和诸药,是为使药。诸药配伍使中气充足、运转有力,则多年便秘之顽疾覆杯而愈!

【验案赏析4】张某,女,41岁,2016年11月22日初诊。便秘4年。平素便质干燥,形如算盘珠,往往5~6日一行,甚为苦恼,纳呆不饥,精神尚可。面颊、唇甲、双眼睑淡白无华,经血量少色淡,偶觉头晕心悸,舌质淡嫩,根部薄黄,脉细。辨证为血虚失濡,肠道枯燥。治以养血润肠,荡涤肠腑。方药:五仁丸加减。处方:桃仁15 g,郁李仁15 g,柏子仁15 g,杏仁15 g,火麻仁20 g,当归30 g,黑芝麻30 g,大黄(后下)10 g。7剂,每日1剂,水煎服,早、晚饭前分服。

二诊:服药7剂后,大便畅通,纳食好转。舌淡苔白,示肠腑积滞已消。方证相应,上方去大黄继服7剂,水煎服,每日1剂。随访得知便秘情况明显好转,燥结已消,大便可1~2日一行。

【按语4】妇人便秘,多为血虚所致。正如《万病回春·大便闭》云:"虚弱并产妇及失血，大便不通者，血虚而闭也。"治当偏重养血。该患者大便燥结，努则难下，甚则5~6日一行，唇甲面睑色淡，月经量少均为血失濡养之证候，血虚进而导致肠燥津枯，不及濡润大肠，属血虚便秘无疑，故处方五仁丸加减，且重用当归30 g，黑芝麻30 g，意在养血；五仁丸意在润肠通便；大黄荡涤肠胃燥结。如此配伍血虚得养，肠枯得润。养血与润肠并施且重在养血，因血虚恢复则大肠可得濡润，大便通畅自然不在话下。

【治疗绝技】便秘可由多种原因诱发，临床分证较为复杂，历代医家所组之方药甚多，可选处方远不止于承气、增液辈。但病因不外乎虚实两大类，病机总由大肠输导失司所致。李教授在便秘治法上实证予以通泄，虚证予以补益，虚实夹杂时权衡轻重，灵活变通处方。遣药处方之时着眼于疾病之核心病机，故李教授所遣之方药，往往效如桴鼓，覆杯而愈。正如李教授所言"方无至方，方以效论"。李教授从事临床及方剂学教学几十载，遣药组方颇为活泼，令人折服。此即李教授所追求之方剂配伍最高境界——"方之精，变也"。

参考文献

[1] 张文钊，左军，赵丹，等.李冀教授治疗便秘之验案举隅[J].中医药信息，2019，36（1）：62-64.

田振国治疗慢性功能性便秘经验

【名医简介】田振国教授是全国名中医，亦是国家局级重点学科中医肛肠学科学术及学科带头人。

【经典名方】田教授采用"脏腑同治"的方法，在治疗腑病的用药基础上加上治疗脏病的药物，研制了治疗慢性功能性便秘的基础方。

组成：黄精、当归、桃仁、杏仁、枳壳、陈皮、肉苁蓉、甘草、柏子仁、郁李仁、瓜蒌仁、厚朴共十二味。其中黄精、桃仁、枳壳、肉苁蓉为方中之君药；当归、杏仁、柏子仁、郁李仁为方中之臣药；陈皮、瓜蒌仁、厚朴为方中之佐药；甘草为方中之使药。

调护：若患者肝气郁结较重，可加柴胡、香附、决明子、川楝子等以疏肝理气、润肠通便，柴胡入肝、胆经具有疏肝解郁，升举肝胆阳气的功效，为治疗少阳证之要药。若患者脾虚症状较重，可加白术、黄芪等以补气健脾，白术味苦、甘，性温，归脾、胃经，善补气健脾，为"补气健脾第一要药"。若患者食积腹胀重，可加莱菔子、枳实、槟榔等以消食化积行气；若患者肾虚症状较重，应加菟丝子、枸杞、仙灵脾、牛膝等以补肾益精、润肠通便。

【学术思想】田教授对慢性功能性便秘的中医药治疗进行了深入的研究，认为慢性功能性便秘以"正虚为本，秘结为标"，临床上以虚实夹杂表现多见，病变涉及多个脏腑。通过多年的临床实践，总结提出了"以补治秘"的治秘理论和"调肝理脾，补肺强肾养心，通腑润肠"的治秘方法。运用脏腑同治的治疗方法治疗慢性功能性便秘，从而达到调整人体气血阴阳的目的，使各个脏腑之间相互协调、相互促进，进而使大肠传导功能正常，大便顺利排出。

【诊断思路】慢性功能性便秘是一种常见的临床疾病，是多人群发病，多种因素存在，以大便排出困难、具有排便不适感及排便时间延长为主诉的综合征。该病可发生于任何年龄组，尤其中老年人较为多见，且女性多于男性。

【治疗方法】"以补治秘"的治秘思想。田教授认为六腑传化水谷精微，需要经过不断的受纳、消化、传导和排泄，虚实交替，宜通而不宜滞，故《素问·五脏别论》中有"胃实而肠虚""肠实而胃虚"的论述。这说明了饮食物在胃肠中必须更替传导运化而不能停滞，否则糟粕将阻滞肠腑，影响其传导功能，从而魄门难以启闭，因此后世医家有"六腑以通为用""腑病以通为补"的论述，故治疗便秘当以"通"为主。便秘虽然具有闭塞不通的症状，表现为实象，但临床上便秘患者常常伴有气虚、血虚、阴虚及阳虚的症状表现，因此田教授认为慢性功能性便秘属因虚而闭阻的真虚假实证，以正虚为本、便秘为标。《素问·至真要大论》提出："逆者正治，从者反治。"《素问·阴阳应象大论》曰："治病必求于本。"因此，治疗当以"塞因塞用"为原则，因其虚而行补法，补益气血津液的不足，用补益药配合少量润下药，标本兼顾，从而使大便得润，腑气得降，万不可见秘泻实，而蹈虚虚实实之祸，进而建立"以补治秘"的新理论。同时这也是中医"治病求本"原则的具体体现。

【治疗绝技】 采用"脏腑同治"的方法治疗腑病。

【验案赏析】 王某,男,76 岁,2009 年 5 月 19 日以排便困难十几年,加重 1 年为主诉就诊。现病史:该患者于十几年前无明显诱因出现排便困难,大便 3～4 日一行,便质不干或稍干,排出困难。近一年来,病情加重,大便 5～7 日一行,间断使用番泻叶、开塞露等药物或用手法辅助排便。现症见大便 5～7 日一行,大便先硬后软,便后腹中不适,伴汗出,肢倦懒言,咳嗽无力,气短而喘,面色无华,口唇色淡,心悸气短,失眠多梦,舌质淡,脉弦细。诊断:虚秘(气血亏虚型)。治法:益气养血,宣肺润下。处方:黄精 30 g,当归 20 g,桃仁 10 g,杏仁 20 g,枳壳 10 g,肉苁蓉 30 g,甘草 15 g,柏子仁 15 g,郁李仁 15 g,瓜蒌仁 20 g,厚朴 10 g,川芎 10 g,火麻仁 15 g,黄芪 20 g。上方每剂水煎取 150 mL,分 2 次口服,每日 1 剂。

二诊:7 日后,患者自述服药期间,排便 2 次,便质变软,自觉排便较前通畅,腹胀缓解,气力增加,但仍食欲不振,睡眠差,舌淡,脉虚,上方加炒麦芽 15 g,神曲 15 g,陈皮 10 g,龙骨、牡蛎各 20 g,珍珠母 20 g。

三诊:15 日后,患者自述大便 2～3 日一行,便意明显,成形质软,无明显腹胀,饮食、睡眠好转,舌淡苔白,脉平。原方不变,继服 2 周后,复诊时患者排便正常,无明显不适,再服 1 周以巩固疗效,随访至今未复发。

【按语】 田教授在治疗慢性功能性便秘中,以中医基础理论为基础,注重脏腑之间的相互关系,抓住疾病的根本病因,本着"脏腑同治"的思想,提出了"以补治秘"的治秘思想和"调肝理脾,补肺强肾养心,通腑润肠"的具体治疗方法,做到标本兼治、扶正去邪,针对不同的临床症状,灵活应用中药,从而使便秘患者的恢复达到了事半功倍之效。

参考文献

[1] 刘玥,田振国. 田振国教授治疗老年慢性功能性便秘经验撷菁[J]. 辽宁中医药大学学报,2012,14(1):144-145.

刘万里治疗脾虚痰湿型功能性便秘伴无便意症经验

【名医简介】刘万里教授为"孟河医派"传人,南京中医药大学博士研究生导师,主任中医师,江苏省中医临床重点专科脾胃病科学科带头人。

【经典名方】四君子汤(健脾益气的常用经典方剂)。

方解:刘教授常以太子参替代人参,以健脾补气生津,药力虽不及人参,但药性平和,适合长期服用,适用于虚不受补之人。白术益气健脾燥湿,茯苓益气健脾渗湿,二者配伍,共奏健脾除湿之功。甘草补脾益气,调和诸药。

【学术思想】刘教授认为湿秘常见于脾虚痰湿证,"诸湿肿满,皆属于脾",其病机为脾虚失运,津液停聚,痰湿阻滞,气滞不通。湿秘临床以大便黏滞不爽、排便不尽、排便费力、排便周期长为主要症状,兼有胸闷脘痞、纳呆腹胀、身体困重、面色晦垢、眩晕、恶心、口中黏腻、舌体胖大、舌苔白腻、脉濡缓弦细滑等症。刘教授临床擅长治疗脾虚痰湿型功能性便秘伴无便意症,总结药组"枳实、荷叶、冬瓜仁、白术",临床运用灵活化裁,同时注重对患者精神、饮食的调摄,疗效颇佳。

【诊断思路】功能性便秘是一种常见的功能性胃肠疾病,临床排除结肠、直肠、肛门病变与内分泌代谢性疾病、中枢神经系统疾病等器质性病变及药物性便秘,临床表现以排便困难、粪便干结坚硬、排便次数减少为主。功能性便秘的发病与饮食水分摄入不足、遗传、精神心理、结直肠动力异常、胃肠激素水平异常有关。

【治疗方法】目前西医治疗以服用泻药、促胃肠动力药、益生菌等对症治疗为主,短期有效,长期使用效果不佳,易产生泻剂依赖等不良反应,故西药治疗功能性便秘具有一定的临床局限性。功能性便秘患者病情易反复,不仅严重影响患者的日常生活,也增加了患者的心理压力及经济负担,给患者的身心造成严重的影响。中医药具有个体化、不良反应小、标本兼治等特点,治疗功能性便秘有一定的特色及优势。中医无功能性便秘的病名,根据其临床症状特点,功能性便秘归于中医"便秘""后不利""大便难""脾约""秘结"等范畴，其病因主要有饮食不节、情志失调、久坐少动、劳倦过度、年老体虚、病后产后、药物所致、先天禀赋不足等；其基本病机为大肠通降不利，传导失司；临床辨证分为热积秘、寒积秘、气滞秘、气虚秘、血虚秘、阴虚秘、阳虚秘7种类型。此外，临床还可见湿秘证型。

【治疗绝技】刘教授临证治疗脾虚痰湿型功能性便秘伴无便意症时，用药讲究消补兼施，温清并用，升清降浊，调畅气机，以培源为本，健脾化湿，以疏通为要，突出升清降浊的理念，采用枳实、荷叶、冬瓜仁、白术药组治疗，效果颇佳。

【验案赏析】患者，女，59岁，2020年4月7日初诊。现病史：患者3年前因膝关节损伤手术后无法下蹲排便，3年来一直没有便意，无法自主排便，每次都需要使用开塞露。多方求治均无效。刻下症：患者大便干结，用开塞露方能排出，时有腹胀，上腹隐痛，纳呆，寐差，舌质红，苔薄黄腻，脉弦。西医诊断：功能性便秘。中医诊断：便秘；辨证：脾虚气滞证。治法：健脾祛湿，行气通便。处方：太子参15g，麸炒白术10g，茯苓15g，薏苡仁30g，法半夏10g，陈皮5g，黄芩片10g，仙鹤草15g，百合20g，佛手10g，煅乌贼骨15g，白及10g，麸炒枳实10g，炒竹茹10g，莱菔子15g，决明子30g，蒲公英20g，煅龙齿（先煎）15g。7剂，每日1剂，水煎，早晚分服。

二诊：大便干结稍好转，腹痛未作，腹胀改善，舌红，苔薄黄，脉细弦。处方：上方加冬瓜仁15g，冬葵子15g。继服7剂，煎服法同前。

三诊：大便排出通畅，偶有上腹作胀，舌质红，苔薄黄，脉弦细。前方加焦槟榔6g，去薏苡仁。继服7剂，煎服法同前。

四诊：大便质不干结，成形，但仍无便意，舌质红，苔薄，脉弦。处方：前方加蜜紫菀15g。继服14剂，煎服法同前。

五诊：患者仍无便意，偶有腹胀，舌红，苔薄，脉弦。处方：首诊方去薏苡仁、蒲公英，加冬瓜仁15g，冬葵子15g，全瓜蒌20g，川厚朴10g。继服7剂，煎服法同前。

六诊：服药后腹部绞痛，舌红，苔薄黄，脉弦。处方：前方去全瓜蒌、川厚朴。继服7剂，煎服法同前。

七诊：腹无绞痛，大便干结，舌红，苔薄黄，脉细弦。处方：前方去煅龙齿，加蜜紫菀15g。继服7剂，煎服法同前。

八诊：大便渐软，排出欠通，舌质红，苔薄黄腻，脉细弦。处方：前方加焦槟榔 6 g。继服 7 剂，煎服法同前。

九诊：患者仍无便意，大便量少，质干，舌红，苔薄黄，脉细弦。重审病机，辨为脾虚痰湿证。处方：前方加荷叶 15 g，麸炒白术改为白术 30 g。继服 7 剂，煎服法同前。

十诊：患者有便意，大便自行排出，但有不尽感，舌红，苔薄黄，脉细弦。处方：前方焦槟榔加至 10 g，白术加至 40 g。继服 7 剂，煎服法同前。

十一诊：患者有便意，大便自行排出，不尽感缓解，舌红，苔薄黄腻，脉细弦。处方：前方冬瓜仁加至 20 g。继服 7 剂，煎服法同前。1 周后复诊，患者大便排出通畅，质不干结，不需用开塞露，有便意可自行解便，多年便秘伴无便意症痊愈。

【按语】 刘教授认为脾虚痰湿型功能性便秘既有脾虚不运，又有痰湿滞留，虚实夹杂，故临床治疗以通补兼施、健脾祛湿并进，气机通畅则肠腑得调。本案初诊取四君子汤合温胆汤为健脾化痰基本方，在此基础上行气润肠，进行加减配伍。黄芩配仙鹤草燥湿健脾，无苦寒之弊；煅乌贼骨配白及制酸止痛；麸炒枳实、莱菔子、决明子消胀降气润肠；百合、佛手、煅龙齿、蒲公英疏肝解郁安神。二诊患者胃痛未作，胃胀症状减轻，大便干结稍有好转，故加冬瓜仁、冬葵子润肠通便。三诊患者大便排出通畅，上腹偶发作胀，故加焦槟榔理气行滞化积，去薏苡仁。四诊患者无便意，但无其他不适，故加蜜紫菀以开宣肺气、顺气导滞，开上窍以通下窍，取"提壶揭盖"之用。五诊患者仍无便意，故加全瓜蒌、川厚朴以宽胸行气、祛痰润肠，与蜜紫菀同取"提壶揭盖"之用。六诊患者服药后腹部绞痛，恐其药力过猛，故去全瓜蒌、川厚朴。后复诊时方药多次加减，总不离行气通便之法，患者大便干结确有缓解，但一直无便意。直至加用药组"荷叶、白术、枳实、冬瓜仁"，患者立有便意，可自行排便。目前患者排便已恢复正常，每日 1 次，便意正常。

参考文献

[1] 冯丽萍，刘万里，苏坤涵，等.刘万里治疗脾虚痰湿型功能性便秘伴无便意症经验及验案浅析[J].中国民间疗法，2021，29（19）：21-24.

李廷荃治疗便秘经验

【名医简介】 李廷荃,山西中医药大学教授。

【经典名方】

(1) 枳术肃降汤加减(李廷荃教授自拟方)。临证治疗:此方主要针对脾虚燥热内结型便秘患者。主要因方中重用生白术,健脾之力大增,但白术性"守而不走",必须配以枳实等理气导滞药而使白术之药力下行,从而达到在补脾的同时润肠通便。适用症状:大便干结,排出困难,3日以上不行,伴见腹胀,口干口臭,烦渴易饥,身热心烦,舌红苔黄腻或黄燥,脉滑数有力。常用药物:生白术60 g,生枳实30 g,全瓜蒌30 g,大黄3 g,槟榔15 g,杏仁15 g,当归15 g,桃仁15 g,甘草10 g。临证加减:①若大便干结难下,状如羊屎,面红身热,热象较重,则加芒硝以软坚散结,但应中病即止,不可久用;②若见便结不通,舌红苔少,潮热汗出,则合用增液汤以增水行舟;③若见烦躁不安,失眠多梦,眩晕耳鸣,口苦呕恶,则合用小陷胸汤以清热化痰散结。

(2) 小温中丸加减。临证治疗:此方主要针对脾虚湿滞型便秘患者。适用症状:患者虽有便意,但大便排出不畅,粪质黏腻或形细如笔管,排便时间延长,多伴见纳呆食少,胸闷,腹胀,舌淡胖或边有齿痕,苔白腻,脉濡细。常用药物:苍术15 g,川芎10 g,香附10 g,神曲10 g,砂仁6 g,党参10 g,黄芪30 g,白术15 g,槟榔15 g,防风10 g,甘草6 g。临证加减:①若见肢体倦怠,面色淡黄,胸闷不饥,苔白不渴,湿邪较重,则合用三仁汤以宣畅气机、清利湿热;②若见脘腹胀痛,胁肋胀闷,嗳气呃逆,则合用四逆散以透邪解郁、疏肝理脾;③若见小便短赤,舌苔黄腻,湿热象较重,则合用二妙散以清热燥湿。

(3) 黄芪汤加减。临证治疗:此方主要针对脾气虚弱型便秘患者。适用症状:大便并不干燥,排便无力,临厕努责乏力,难以排出,伴见周身乏力,汗出气短,面白神疲,舌淡苔薄白,脉细弱或虚。常用药物:黄芪60 g,党参15 g,麻子仁15 g,生白术30 g,生枳实30 g,木香10 g,莪术10 g,桔梗10 g,杏仁10 g,甘草10 g。临证加减:①若见脱肛,则加用升麻、柴胡助黄芪之益气升陷之功；②若伴见大便干燥难下，则合用五仁汤以滑肠通便；③若伴见咳喘气短，则合用生脉饮以益气养阴生津。

（4）增液汤加减。临证治疗：此方主要针对脾肾两虚，阴虚津亏型便秘患者。适用症状：大便干结如羊屎，努责难下，形体消瘦，眼干口干，鼻腔干燥，皮肤粗糙，头发干枯，心烦易怒，失眠多梦，头晕眼花，腰膝酸软，小便频，尿量少，心悸，夜间盗汗，手脚心发热，耳鸣，舌红苔少，脉细数。常用药物：玄参30 g，麦冬20 g，生地20 g，沙参15 g，百合10 g，桔梗10 g。临证加减：①若见肠燥阴亏，热结较重，则加大黄、芒硝，化裁为增液承气汤，以增清热泻下之力；②若伴见阴虚牙痛，可加牛膝、牡丹皮以凉血、泻火、解毒；③若伴见胃阴不足、舌质光绛、口干唇燥，可加玉竹、石斛等以养阴生津。

【学术思想】李教授认为，"致中和"有两层含义：一为实现事物内部与事物之间客观存在的最佳关系状态；二为建立和维护这种关系的方法。在临证治疗中，建立与维护此平衡关系更为重要，"和"就是围绕"中"的一种状态，守着"中"才能"和"，即"守中"原则，其在消化系统疾病方面的体现是，脾胃作为后天之本，位于中焦，为气血生化之源、气机升降之枢纽，营养灌注周身，维持脾胃的这种正常生理功能，才能使机体达到一种和谐状态。如若打破此种和谐状态，则周身气、血、津、精、液紊乱，发为疾病。故在治疗以"致中和"过程中，应以调和脾胃作为根本。李教授认为健康人体为"中和"状态，处于动态平衡之中，如若打破此种状态则人体患病，而人体本身在一定范围内具有自愈功能，恰如大自然拥有自行恢复生态平衡之力一般，过度或不及均会伤及平衡，故在治疗时应减少致病因素，趋向于激发人体自身的自愈能力，使之恢复"中和"状态。且用药不可一味攻伐或滋补，应温和、适度、中病即止，围绕重建人体中焦功能来治疗，以"致中和"为目的。李教授在治疗消化系统疾病的过程中，以"致中和"思想作为引领，以"和"法贯穿其中，用药多和缓轻灵，多用甘平和缓之药，甘淡甘缓之法，中药调理脾胃，无温阳滋阴之偏重，亦无升发肃降之偏颇，而是寓阴阳与升降于一身，从气血、寒热、虚实、阴阳、升降等方面综合分析，以平为期，重在于调，以达中和。同时，还要注重预防保健，"养胃重于治胃"，养的则是脏腑的功能和状态。所以治疗时要充分调动脏腑的生理功能，维持其生理状态，这也是中医的治病必求于本。又因五志过极均可损伤脏腑，其中忧思过度则损伤脾胃，故在日常调理中要从身体健康与心理健康两方面着手，调整状态，使其遵从生理规律。中焦和，则气血足，气机畅，脏腑安，"致中和"。

【诊断思路】 便秘既是一种单独的疾病，又可作为一种症状与不同疾病共见。根据周仲瑛主编的《中医内科学》来明确其诊断标准：便秘是指排便周期延长；或周期不长，但粪质干结，排便艰难；或粪质不硬，虽有便意，但便出不畅的病证。

【治疗方法】 李教授在临床治疗功能性便秘时发现，便秘患者的大便形态可大致分为四种：一为大便干结，腹胀难出；二为大便黏腻，排出不爽；三为大便并不干燥，但无力排便；四为大便干结如羊屎，努责难下，且常伴见形体消瘦。故李教授在临证中，简单根据大便形态将便秘患者分为四型治疗，此法简便有效，并总结归纳出四个常用方剂，且治疗时多将补药生用，在补益的同时兼有通便之效，如黄芪、人参、白术等甘温之药，健脾益气，中焦健运，则邪自去。小剂量生白术有健脾益气之功，大剂量生白术则有润肠通便的功用，且没有腹痛、泻下无度等不良反应。处方简便廉验，用药和缓，中病即止，治疗重在调理人体脏腑的生理功能，激发人体正气，使之依靠自愈的能力恢复至动态平衡的状态，以"致中和"。

【治疗绝技】 李教授治疗功能性便秘的辨证、治法及遣方用药规律，凝练了李教授"致中和"的学术思想，并总结了在"致中和"思想引导下从脾胃论治功能性便秘的临床经验。

【验案赏析1】 王某，女，43岁，2019年2月20日初诊。主诉：排便困难3个月。现病史：患者3个月前无明显诱因出现排便困难，2~3日一行，排出费力，大便干结，量少，平素纳欠佳，脘腹胀满，得矢气可缓，眠可，小便调，舌质淡苔白略厚，脉滑实。中医诊断：便秘；辨证：脾虚燥结型。治法：健脾润燥，理气通便。处方：生白术30 g，生枳实15 g，瓜蒌24 g，杏仁10 g，桔梗10 g，火麻仁15 g，川牛膝10 g，槟榔10 g，当归10 g，甘草6 g。7剂，水煎服，日1剂，早晚分服。

2019年2月27日二诊：服药3剂，解下燥粪略多，继服4剂后，排便畅快，粪质软稍不成形，1~2日一行，腹胀减。舌淡苔白脉滑。拟方：上方去火麻仁、当归，加党参15 g，生山药15 g。7剂，水煎服，日1剂，早晚分服。

2019年3月6日三诊：诸症继减，大便每日一行，质软，成形，余无不适。予上方5剂继服巩固疗效。

【按语1】本例患者平素纳食欠佳，观其舌苔，虑其脾气虚弱，脾虚则水谷精微运化无力，大肠传导糟粕功能受限，脘腹胀满则说明中焦气机不畅，故一诊时投以枳术肃降汤加减以健脾行气。方中生白术为君，重在健脾益气，以助脾之运化；生枳实为臣，破气化滞，消痞除满。白术用量重于枳实一倍，意在以补为主，寓消于补之中。加入瓜蒌、火麻仁等滋润多脂、性滑利窍之品；槟榔合生枳实以顺气通腑，并防诸润药滋腻不行；杏仁、桔梗增强肺的肃降之力，促进大肠传导功能，寓"提壶揭盖"之意；当归、川牛膝活血润肠通便；甘草调和诸药。二诊时，燥结已开，脾虚之象显露，故上方去当归、火麻仁，加党参、生山药以增强健脾益气之力，从而达到脾胃升降有序，全身气机畅达，脏腑安和，以致中和。三诊时患者大便已恢复正常。观其全方，消补兼施，标本兼顾，治疗全程以健脾为基础，先通燥屎，后理气机，便秘终愈。

【验案赏析2】李某，男，25岁，2019年1月6日初诊。主诉：排便不爽1年余，加重1个月。现症见大便日一行，排便不畅，质黏，有排不尽感，纳呆食少，胸闷，腹胀痛，伴两侧胁肋部窜痛，周身倦怠，两侧牙龈红肿疼痛，精神可，睡眠可，舌淡红苔白略黄腻，脉濡细。中医诊断：便秘；证型：脾虚湿热证。治法：健脾燥湿，清热通便。处方：苍术15g，川芎10g，香附10g，炒白芍15g，肉豆蔻15g，炮姜6g，黄连3g，木香6g，枳实15g，防风6g，甘草6g。7剂，水煎服，日1剂，早晚分服。

2019年1月13日二诊：患者诉服药后大便日1~2次，排便明显较前顺畅，纳眠可，小便调，舌淡红苔薄黄腻。处方：杏仁10g，薏苡仁18g，豆蔻仁10g，清半夏10g，厚朴10g，茯苓30g，泽泻10g，佩兰10g，猪苓15g，黄芩10g，甘草6g。7剂，水煎服，日1剂，早晚分服。

2019年1月20日三诊：大便每日一行，质软，成形，纳转佳，余无不适。

【按语2】脾主运化，胃主受盛化物，腐熟水谷，脾胃虚弱，则运化失司，见大便黏滞难下。患者素体脾虚，脾不健运，水湿内停，湿从热化，湿热内蕴，故见脘腹胀痛。脾虚则肝木过分苛伐脾土，肝气横逆，复感湿热之邪，则肝经湿热，循经上犯头目，则见牙龈肿痛，视其舌象，苔白微黄泛腻，诊断为脾虚湿热证，故以健脾燥湿、清热通便为治法。方用小温中丸加减以益气健脾，补益脾胃。苍术燥湿健脾；川芎、香附调理气机；炒白芍养血和营，柔肝止痛；肉豆蔻辛温，有温中行气涩肠之功；炮姜温中止痛；配伍少量黄连，清热燥湿，且其性苦寒，合炮姜可寒热同调，又可制约他药之温燥之性；木香行气止痛，健脾消食；枳实破气消积除痞；风能胜湿，加防风有助健脾除湿；甘草调和诸药。诸药合用，共奏健脾燥湿之功。二诊时，热证已减，改用三仁汤合半夏厚朴汤加减，以宣畅气机、清利湿热。三诊时患者大便已恢复正常。观其全方，治疗全程以健脾为基础，清利湿热，兼理气机，气机畅达，则水液代谢恢复正常，脾气健运，可推动大便下行，便秘终愈。

参考文献

[1] 丁翰怡.李廷荃教授从脾胃论治功能性便秘学术思想及临床经验总结[D].太原：山西省中医药研究院，2021.

李延辨证治疗便秘经验

【名医简介】李延教授，第三批、第四批、第六批全国老中医药专家学术经验继承工作指导老师，享受国务院政府特殊津贴，首批全国名中医和黑龙江省名中医。

【经典名方】五仁丸（出自《世医得效方》）。

组成：郁李仁、松子仁、桃仁、柏子仁、杏仁。

【学术思想】李教授认为便秘的病位在大肠，与肺、肝、脾、胃、肾等脏腑密切相关，当多个脏腑功能失调时都可能会导致大肠传导功能失常；便秘的病机主要可归纳为胃肠积热、气滞痰阻、阳虚寒凝、气血津液不足四类。临床实践中常以清热润肠，疏肝理气，温中泻下，益气养血等治法治则通便。

【诊断思路】便秘是指排便次数减少（每周排便＜3次），粪便粪质干硬难排，或粪质不干但排便困难。临床上常常表现为排便较费力、排出困难或者排不尽、排便时间较长、可能还需手法辅助排便等。

【治疗方法】

（1）清热润肠。对于胃肠积热之便秘，李教授常用清热润肠之法。李教授常用五仁丸（郁李仁、松子仁、桃仁、柏子仁、杏仁）以润肠通便，并配伍大黄、厚朴、枳实清下焦热结，黄连清中焦之火，白芍以滋阴养血，白蜜调和诸药，药证相符以达其效。邓鹤鸣名老中医在治疗肠燥津亏型便秘时也有"清热润下"的类似见解。

（2）疏肝理气。对于肝气郁结之气秘，李教授在临证中常用肝、脾经药物相伍，用于疏肝理气、调和脾胃，配以芍药与甘草相伍能够缓急止痛。李教授常用"三合一"法则，用乌药、沉香、木香三者调气、顺气、降气，用槟榔、枳壳、大黄以破气行滞、达疏肝郁之气，使肝脾得以调理，起到通便导滞的效果。

（3）温中泻下。对于阳虚寒凝之冷秘，李教授在治疗时常用温补泻下之法，常以干姜温补脾肾之阳，甘草助人参以补其元气，佐大黄以缓其泻下；对于虚寒型便秘，山西中医药大学苏云教授也多采用温补之法治之。对很多脾胃阳虚便秘患者，如果只用行气、润燥的方法，只能治标不治其本，然而"治病必求于本"才可病除。因此在临证中李教授用附子汤及济川煎加减，以温中泻下之法以达标本同治的疗效。

（4）益气养血。对于气血不足的虚秘，李教授善用杏仁以"提壶揭盖"，开宣肺气，以运脾健胃、益养血脉、滋阴润肠通便、行气消食、温肾润肠等，而非久用宣泄之法。南京中医药大学刘沈林教授在治疗老年慢性便秘的经验中也有类似见解，其认为对于老年慢性便秘可以用补气血、运脾胃、调补肾阴肾阳的治法治则，认为虚秘不可妄用攻下之法。《景岳全书》也曾曰："凡老人、虚人、阴脏人、产后、病后……不可轻用芒硝、大黄、巴豆、牵牛、芫花、大戟等药及承气神芎等剂，虽今日暂得通快，而重虚其虚，而致根本日竭，则明日之结必将更甚，愈无可用之药矣。"李教授常用左归丸、润肠丸等加减。李教授认为临证需四诊合参，辨证论治，治疗应顺应五脏六腑之性，以调节五脏六腑之功能以达通便之功效。李教授治疗便秘在辨证的基础上，对以正治、"三合一"、温中泻下、"提壶揭盖"等方法，在分型辨证的基础上对以不同的治疗法则。

【治疗绝技】清热润肠、疏肝理气、温中泻下、益气养血辨证论治便秘。

【验案赏析1】患者，女，43岁，2018年4月17日初诊。患者自述发病于4年前，时常大便艰难，4~5日一行，甚时1周一行，食欲旺盛，口苦，腹胀，几经治疗，服用过诸多中西药物，难奏长效，辗转来于我院门诊就诊。初诊见面色红，身体消瘦，脘闷纳呆，大便干，小便频数，大便已5日未解，舌苔微黄，脉细涩。中医诊断：便秘（热秘）。辨证：胃肠积热。治则：泄热润肠，行气通便。处方：麻子仁 30 g，杏仁 25 g，大黄 15 g，厚朴 15 g，枳实 15 g，白芍 20 g，黄连 10 g，白蜜 10 g。5 剂，水煎服，口服，2 次/日。

2018 年 4 月 22 日二诊：服药后大便顺通，每日一行，口苦、腹胀等症状都有缓解。

三诊：连服 15 日，患者欣喜告知多年顽疾已愈。

【按语 1】 便秘多因热结津亏，本证为胃强脾弱之证。胃中积热，脾便会被热邪所约束，不能为胃行其津液，但能够到达膀胱，因此患者会出现大便便质干硬或黏稠、小便频数、舌苔微黄、脉细涩等临床表现。方中用麻子仁、杏仁润肠通便；大黄、厚朴、枳实清下焦热结；白芍滋阴养血；黄连清中焦之火，白蜜调和诸药。复诊加神曲、麦芽以健脾和胃。因药证相符，故获良效。

【验案赏析 2】 患者，女，42 岁，2018 年 10 月 3 日初诊。患者自述便秘 3 年余，每遇劳累、生气加重，腹胀腹痛，经常服用酚酞片等通泄剂，但会经常复发。初诊见大便秘结，易烦，易怒，胸胁胀满纳差，头晕目眩，易疲倦乏力，舌苔薄而黄腻，舌质偏红，脉弦细且沉。中医诊断：便秘（气秘）；辨证：肝郁脾虚，湿热内滞。治法：疏肝健脾，清解湿热。处方：柴胡 20 g，白芍 20 g，枳实 20 g，甘草 10 g，桑寄生 15 g，当归 20 g，苏子叶 10 g，瓜蒌皮 10 g，佛手 15 g，云茯苓 20 g。7 剂，水煎服，口服，2 次/日。

2018 年 10 月 10 日复诊：服药后大便通畅，予以原方隔日 1 剂，连续服用 3 周，大便日一行，正常。随访半年，无复发。

【按语 2】 此患者因其工作性质的原因，常会思虑过度、暗伤心脾，使得肝木乘之，津液失布而便秘时发，李教授认为四逆散加减使肝脾得以调和，郁热得以解，心脾功能得以恢复，从而津液输布正常，便秘便可解。四逆散是具有宣达瘀滞、疏肝理脾功效的平和方剂，张仲景曾用本方治疗阳郁欠伸的四逆证，而李教授方中用柴胡、枳实、芍药、甘草等脾经药物，有疏肝理气、调和脾胃的作用。而且芍药与甘草相互配伍，可以除血痹、缓痉挛，有缓急止痛的功效。四逆散虽然组方简单，但应用广泛，对肝脾不和引起的气滞痰湿的气秘疗效很好。李教授又根据临床表现加苏子叶、佛手与瓜蒌皮配伍利气、散结；桑寄生、云茯苓祛湿邪，当归养血润肠通便。

参考文献

[1] 熊伟南,张立,王琪,等.李延教授治疗便秘经验总结[J].世界中西医结合杂志,2020,15(7):1246-1248,1280.

刘铁军运用经方治疗老年性功能性便秘经验

【名医简介】刘铁军,教授,博士研究生导师,国家级名老中医,第四、第五批全国老中医药专家学术经验继承工作指导老师,吉林省名中医。

【经典名方】血府逐瘀汤(出自《医林改错》)合增液汤(出自《温病条辨》)加减。

组成:桃仁10 g,红花15 g,当归15 g,柴胡10 g,赤芍15 g,川芎10 g,枳壳10 g,桔梗10 g,香附15 g,炙甘草10 g,玄参20 g,麦冬20 g,生地黄30 g,大黄5 g(后下),青皮10 g,槟榔10 g,瓜蒌30 g。

调护:肝郁重者佐以木香—郁金疏肝理气;气滞较重者佐以川楝子—延胡索行气止痛;湿热偏盛佐以黄连—滑石清热利湿;瘀血阻络甚者佐以丹参—五灵脂、红花、桃仁活血化瘀;肝肾阴虚佐以玄参—黄精滋补肝肾;肝郁脾虚佐以香附—香橼,疏肝健脾,充分发挥对药在治疗疾病中的作用。除此之外阴虚发热者加丹皮、青蒿、鳖甲;外感发热者加金荞麦、金莲花;午后及夜间发热者加地骨皮、功劳叶、百合;口干者加石斛、天花粉;胃阴不足者加麦冬、沙参;饮食停滞加麦芽、砂仁;呕吐者加生姜、半夏;阳虚发热者加麻黄、附子、细辛;口苦者加栀子、龙胆草。

【学术思想】刘教授提倡在便秘的治疗中重视辨证论治,强调不能单纯运用"攻、泻"法通畅大便,更为重要的是充分发挥"三因学说"理论,即"正气""气血""瘀滞",辨证论治,四诊合参。刘教授认为,老年性功能性便秘责于老年人素体虚弱或久病致气血津液亏虚,脏腑功能衰弱,日久则肠道津亏液乏,终致大便不畅。在治疗老年性功能性便秘中,刘教授强调要特别重视"三因学说"。

【诊断思路】功能性便秘是一种常见病、多发病,是指各种原因导致的非器质性的排便节律改变，主要指排便习惯及粪便性状改变而言，即排便次数减少，或排便困难和粪干燥硬结或黏滞难排等。本病主要发生于长期排便不规律的老年病患者，并且随年龄增大发病率逐渐增加。

【治疗方法】刘教授在老年性功能性便秘的治疗中，尤以重视老年人体质特征，老年人多亏气少血，正气虚衰，在辨证论治的同时，应"补气和血滋阴，扶正祛邪安内"。刘教授在临床治疗便秘的过程中，根据不同的辨证分型，在选用经典方剂对症用药的同时，对于兼症的治疗，常施以"对药"辅佐主药。

【治疗绝技】刘教授认为，大黄在便秘的治疗中起到了画龙点睛的作用，《神农本草经》载："大黄，味苦寒，生山谷。下瘀血，血闭，寒热，破癥瘕积聚，留饮宿食，荡涤肠胃，推陈至新，通利水谷，调中化食，安和五脏。"现代研究也证实大黄具有调节肠道菌群，使排便正常、规律的作用。刘教授取大黄"通"的机制，实现"祛燥结，泻宿便"目的，以应"六腑以通为用"的生理特性，进而消除和清理肠内有形或无形瘀（郁）滞，借以改善全身气机的升降流通，使得肠道宿便得以排出。因此，刘教授以大黄为"点睛之药"，不但肃清了肠内积滞，增加了腹腔脏器血流量，与此同时，改善了胃肠功能，通导大便。

【验案赏析1】李某，女，62岁，2015年12月20日初诊。主诉：长期便秘、腹痛3年，加重10日。患者平素情志不畅，性格焦虑，3年前因家庭变故后出现排便不畅，早期仅为排便费劲，后期则排便艰涩，每5～7天排便1次，便燥若羊屎，伴有胸胁胀满、心烦易怒，腹胀痛不舒，平素口服麻子仁丸、乳果糖及番泻叶胶囊等可勉强排便，便后腹胀痛略减，症状时轻时重。10日前因情绪波动后便秘、腹痛加重，8日大便未排，使用开塞露后排出燥屎数枚。现症：面色暗，便秘，腹胀，腹痛拒按，排气少，每于情绪波动后明显加重，心烦易怒，胁肋胀满，手足热，口干不欲饮，纳眠差，小便黄，排便困难，大便干结如羊屎，8日未行大便。舌暗红有瘀斑，苔少，脉弦细涩。腹部X线检查：肠腔大量积气，肠管略扩张，未见明显液气平面。西医诊断：老年性功能性便秘。中医诊断：便秘，气滞血瘀证。治以理气活血、润肠通便，方予血府逐瘀汤（《医林改错》）合增液汤（《温病条辨》）加减。处方：桃仁10g，红花15g，当归15g，柴胡10g，赤芍15g，川芎10g，枳壳10g，桔梗10g，香附15g，炙甘草10g，玄参20g，麦冬20g，生地黄30g，大黄5g（后下），青皮10g，槟榔10g，瓜蒌30g。上方7剂，日1剂，水煎取汁300 mL，早晚分服，并嘱患者畅情志，忌抑郁、生气。

二诊：服药后患者面色好转，胁肋胀满、腹胀较前明显好转，便秘改善，大便略干燥，1～2日排便1次，余症基本同前。刘教授治病遵循"效不更方"的理念，故继服上方7剂。

三诊：偶有胁肋胀满，腹胀痛消失，大便正常，日1～2次，不干燥，余症基本消失，舌红苔薄，脉弦。原方减青皮、槟榔，大黄减量为3 g，继服5剂，再无不适症状。嘱患者平素宜情志舒畅，切忌生气。随访半年未复发。

【按语1】本患者发病责于情志不畅，肝郁气滞，气为血之帅，气滞则血行不畅，日久则瘀血内结，不通则痛，故胁肋胀满，腹胀痛拒按，面暗，舌暗有瘀斑；肝郁日久化热，热迫下焦，灼伤肠道津液，故便秘，燥屎内结难下。治疗此类便秘，刘教授以理气活血、润肠通便为总纲。《丹溪心法》记载："燥结血少，不能润泽，理宜养阴。"刘教授认为，便秘并不是单纯的大肠功能障碍，更重要的，其是脏腑气血津液紊乱而致肠道局部津液匮乏的一种表现。故投以血府逐瘀汤理气活血止痛，增液汤滋阴润肠通便，方中桃仁破血行瘀，且有润肠通便之功效，红花、赤芍、当归散瘀活血止痛，川芎行气活血，四药合奏活血逐瘀止痛之效；柴胡、枳壳、香附、槟榔、青皮共奏疏肝解郁之效，使肝气得疏，胸中气滞得畅，气行则血行；桔梗开宣肺气，瓜蒌润肠通便，肺与大肠相表里，施以玄参、麦冬、生地黄养阴润燥，使肠道津液得复。二诊时，患者诸症均有改善，说明药效初见，效不更方。三诊患者肝郁症状明显改善，大便通畅，故减槟榔、青皮防止疏泄太过，减大黄用量防止通导太过而伤正。从此病案可看出，刘教授对老年性功能性便秘的治疗能够巧妙把握，防止治疗过程中的"太过"与"不及"。

【验案赏析2】张某，男，59岁，2016年3月15日初诊。主诉：便秘、腹痛1年，加重15日。患者平素饮食不节，嗜食辛辣肥甘厚腻之品，1年前出现排便不爽，排便先稀后干，且伴有肛门瘙痒、腹痛等不适症状，未予重视及治疗，随即出现排便费劲，临厕努挣不出，5～6日排便1次，便燥干结，伴有口干舌燥，口渴喜冷饮，手足心热，腰膝酸软，腹痛，肛口灼热有血痕，必须使用开塞露方可勉强排便。10日前因饮酒后复感风寒，出现发热，腹痛甚，7日大便未排，使用开塞露后仅排出燥屎少许。现症：排便困难，大便干结，7日未行大便，腹痛甚，排气少，发热，体温37.8 ℃。口渴喜饮，口干舌燥，口臭，手足心热，纳眠差，小便黄，尿热痛。舌红苔黄厚干燥有裂纹，脉滑数。腹部 X 线检查：肠腔少量积气，肠管充盈，未见明显液气平面。西医诊断：老年性功能性便秘；中医诊断：便秘，胃肠积热证。治以清热滋阴、润肠通便，方予麻子仁丸（《伤寒论》）合增液承气汤（《温病条辨》）加减。处方：麻子仁 20 g，白芍 15 g，枳实 15 g，厚朴 10 g，杏仁 15 g，炙甘草 10 g，玄参 20 g，麦冬 20 g，生地黄 30 g，芒硝 5 g（冲服），大黄 6 g（后下），石膏 50 g，竹叶 20 g，黄芩 10 g。上方 7 剂，日 1 剂，水煎取汁 300 mL，早晚分服，并嘱患者禁食辛辣肥甘，忌饮酒。

二诊：服药后患者腹痛、便秘较前明显好转，1～2 日排便 1 次，便黏味臭，口干口渴略改善，仍有口臭，小便热痛减轻，无发热，舌红苔薄黄，脉数，余症基本同前。故原方减芒硝，大黄减量为 3 g，加黄连 5 g，天花粉 15 g，石斛 10 g，葛根 10 g，继服 7 剂。

三诊：腹痛消失、口不干、无口臭，小便正常，大便成形，日 1 次，偶有腰膝酸软，手足心热，舌红苔薄，脉缓，余症基本消失。告知患者服用六味地黄丸 15 日后停药。嘱患者平素宜清淡营养膳食，少饮酒。随访半年未复发。

【按语2】本患者发病责于饮食不节，湿浊邪热内生，致胃肠积热，热灼胃肠津液，胃喜润恶燥，津液耗伤，故见口渴喜饮，口干舌燥，口臭，手足心热，小便黄；邪热达下焦，故尿热痛；肠道水液匮乏，故排便困难，大便干结，舌红苔黄厚干燥有裂纹，脉滑数皆为胃肠积热的表现。《诸病源候论》："大便不通者，由三焦五脏不和，冷热之气不调，热气偏入肠胃，津液竭燥，故令糟粕痞结，壅塞不通也。"治疗此类便秘，刘教授以清热滋阴，润肠通便为总纲。刘教授认为，便秘的治疗，审症求因、辨证论治尤为重要，百病皆可分阴阳，阳病治阴，阴病治阳，热者投之以甘寒药，燥者投之以润剂。故施以麻子仁丸润肠泄热，增液承气汤滋阴增液。方中重用麻子仁、生地黄滋阴润肠通便；杏仁利肺降气，润燥通便；白芍、玄参、麦冬养阴润燥；大黄、芒硝苦寒泄热，润燥通便；枳实下气破结，厚朴行气除满，以加强降泄通便之力；石膏、竹叶、黄芩共同清中、下焦实热，导热下行以外出。二诊时，患者便秘明显改善，但患者胃肠热盛伤阴症状仍较重，故减芒硝，大黄减量，以防止泻下太过，加黄连以清肠道湿热，天花粉、石斛、葛根以生津止渴。三诊患者诸症明显改善，大便通畅，偶有腰膝酸软，考虑热盛伤阴日久，肝肾不足，故嘱患者服六味地黄丸以滋补肝肾。从此病案可看出，刘教授对疾病治疗中辨证论治的重视及对病因病机的准确判断，充分体现了刘教授精湛的医术。

参考文献

[1] 李建武，高蕾，韩庆，等.刘铁军教授运用经方治疗老年性功能性便秘验案浅析[J]. 实用中西医结合临床，2016，16（10）：49-51.

陆金根治疗便秘经验

【名医简介】陆金根，教授，上海市名中医，顾氏外科第四代继承人。

【经典名方】增液汤（出自《温病条辨》）。

组成：生黄芪、生白术各60 g，生地黄、玄参各45 g，当归、麸炒枳实、莱菔子、火麻仁各30 g，北沙参、百合、麦冬、南沙参、知母、川厚朴各15 g，桃仁、红花、生甘草各12 g，丹参3 g。

【学术思想】陆教授认为便秘有虚、滞、瘀、郁四方面的病机，并根据患者临床表现，将其分为气阴两虚、肺气不宣、腑气不通、血瘀、情志不调五种证型，辨证论治。陆教授治疗便秘的学术思想核心在于抓住了便秘患者脏腑功能"虚"这一本质问题，从根本上促进脏腑功能的恢复，同时重视对滞、瘀、郁等兼证的治疗，从而达到治疗目的。整体论治、标本兼治是陆教授治疗便秘的思想精华。

【诊断思路】便秘是常见的慢性消化道疾病，临床常表现为排便困难、排便次数减少、肛门堵塞感、腹部不适、口臭、食欲减退、乏力等。便秘发病机制复杂，给患者带来严重生活困扰。

【治疗方法】

（1）以补开塞，塞因塞用。陆教授指出便秘与肺、脾胃、肝、肾乃至气血津液均相关。陆教授指出便秘当从虚论治，尤其是长期便秘和老年性便秘，应以补开塞，塞因塞用，补益气阴。陆教授在"增液行舟"学说基础上，辅以补益气阴、增液润肠。脾肺之气得调，脾气足则水谷精充，气血津液生化有源，则可润肠通便，肺气充则肃降顺，气机通调。

（2）强调整体论治。陆教授认为人与环境、社会相统一，是一个有机的整体，人体各部分相互联系、密不可分。因此，在便秘的治疗过程中，要将整体与局部相结合。陆教授认为，虽然便秘的临床表现相对简单，但病机却复杂多样，如果未准确辨证而一概采用苦寒攻下的方法，通常难以取得满意疗效，甚至给患者的身体造成伤害。陆教授认为功能性便秘的病因复杂，但总体而言可以分为虚、滞、瘀、郁四方面。陆教授认为虚为便秘之本，而滞、瘀、郁为便秘之标。滞主要为腑气传导无力，致大便长久滞于肠道内发为便秘。久病多瘀，瘀血阻滞亦是便秘的病机之一。陆教授治疗便秘的核心学术思想在于从"虚"着手，整体论治，从而促进脏腑功能的恢复，同时注重对滞、瘀、郁等方面的对症治疗，以达到治疗目的。

（3）重视调护情志。陆教授认为，在疾病治疗过程中应注重调护，尤其重视调节情志。情志与心、肝关系密切，心主神明，肝主疏泄，两脏协调，精神饱满，情志舒畅。患者的治疗效果与精神情志相辅相成，患者不同的心理状态，一定程度上影响疾病的恢复，正如汪绮石《理虚元鉴》中云"搏节其精神，故须各就其性情，所失以为治"。陆教授发现临床中很多重度便秘的患者情志抑郁，而抑郁易导致肝失疏泄，肝气郁结，故陆教授认为便秘的治疗应重视疏肝理气，调畅气机，安神解郁。

【治疗绝技】

（1）气阴两虚型便秘。气阴两虚型便秘症见大便干燥、排便困难，同时有神疲乏力、少气懒言等气虚表现，兼有口干舌燥，五心烦热，腰酸膝软，潮热盗汗，舌红少苔，脉细弱或细数等阴虚症状。陆教授认为气阴两虚型便秘多因肺脾气虚伴肠道阴液不足，治疗上应以益气养阴、润肠增液为主。益气为补肺脾之气，肺气足则能宣发肃降，升清降浊，脾气足则气血津液生化有源，运化有力，肺气得补，肠燥得润。陆教授治疗气阴两虚型便秘的主要药物有黄芪、白术、麦冬、玄参、生地等。陆教授治疗气阴两虚型便秘以黄芪、白术为君药，且用量常在 20 g 以上，重用黄芪、白术以补肺脾气虚，体现了治病求本的治疗原则；若以大黄、牵牛等下之，则犯了虚虚实实之弊。生地、玄参、麦冬合用即为增液汤，可滋阴增液，增水行舟。以上药物合用，可使全身气机升降有序，局部可增强胃肠运化，改善肠道燥结，与气阴两虚型便秘的病机相契合。

（2）肺气不宣型便秘。肺气不宣型便秘临床表现为恶寒发热，鼻塞，咽痛，咳嗽，气喘，甚至胸闷气逆，张口抬肩，喘息不得平卧，在下则腹部胀满，大便干结如羊屎，舌质淡红，苔薄黄，脉弦细。肺与大肠相表里，病位虽在大肠，但其发病与肺失宣肃密切相关，正所谓上窍闭则下窍不通。《中西汇通医经精义》云："大肠所以能传导者，以其为肺之腑。肺气下达，故能传导。"陆教授认为此型便秘治当宣肺解表，肺气宣发肃降得宜，则腑气畅通，大便自下。陆教授临证多用桔梗、杏仁等宣肺之品，桔梗以升为主，功擅宣通肺气，升清降浊。王学权云："桔梗开肺气之结……肺气开则府气通，故亦治腹痛下利。"杏仁辛散苦降，既可宣肺降浊，又能润肠通便。二药合用，一升一降，肺气宣肃得宜，腑气方可畅通。紫菀辛、苦、甘、微温，润肺下气。苏子辛、温，有止咳平喘、润肠通便之效。全瓜蒌甘、寒，有清肺化痰、利气宽胸、润肺化痰、滑肠通便等多种功效。以上三药，皆可化痰降气，润肠通便，用于肺失宣肃型便秘恰如其分。陆教授治疗肺失宣肃型便秘采用提壶揭盖之法，下病治上，着眼于整体治疗，用药轻灵，合乎法度，实有"四两拨千斤"之妙。

（3）腑气不通型便秘。《内经》有曰："大肠者，传导之官，变化出焉"，表明大肠传化食物糟粕的生理功能及以降为顺的生理特点，大肠的气机调节有宜动而不宜停滞、宜降而不宜升发、宜走而不宜留守的特点，情志失调、饮食偏嗜、缺乏运动等诸多因素均可以导致腑气郁滞，通降失职，糟粕不得下行而成便秘。陆教授临证时，凡遇到便秘腑气不降而见大便干结或不畅，肠鸣矢气，腹中胀痛，胸胁满闷，嗳气频作，舌红苔薄腻脉弦的患者，惯用厚朴、枳实、莱菔子等具有行气通便消食功效的药物，调畅大肠气机，恢复大肠通降功能。厚朴味苦、辛，性温，归脾、胃、肺、大肠经，具有燥湿消痰、下气除满的功效，临床可用于食积气滞，腹胀便秘，痰饮喘咳等症的治疗。《本草汇言》记载："厚朴，宽中化滞，平胃气之药也。"枳实味苦、辛、酸，性微寒，归脾、胃经，其具有破气消积、化痰散痞的功效。《本草衍义补遗》云："枳实泻痰，能冲墙倒壁，滑窍泻气之药也"，临床用于积滞内停、痞满胀痛、大便不通等症的治疗。枳实除与厚朴配伍用于治疗实证便秘外，也常与芍药配伍，用于气滞腹痛的治疗。枳实破气之力甚强，不宜久用，且不宜用于虚证患者，陆教授临床常用麸炒枳实以减弱其破气之力。

（4）血瘀型便秘。便秘日久，气虚推动无力，血行不畅，则瘀血内停。临床以大便秘结，面色红赤，舌暗或有瘀点，舌下脉络明显增粗伴瘀点，脉沉细涩等为主要表现。患者病久体虚，推动无力，气虚血瘀，发为便秘，便秘进一步加重血瘀，二者互为因果。陆教授治疗血瘀型便秘常在厚朴、枳实等行气消胀通便药物的基础上酌加桃仁、红花、丹参、虎杖等活血化瘀之品，活血行气，润肠通便，气机得畅，则便秘可除。桃仁性味苦平，有活血化瘀、润肠通便之功。《药品化义》记载："桃仁……入大肠，治血枯便闭……有开结通滞之力。"红花性温，味辛，活血通经、散瘀止痛。桃仁常与红花配伍增强其活血润燥通便之功效。丹参可活血化瘀，另外，长期便秘的患者往往有心情郁闷、睡眠不佳等情志症状，合用丹参有清心除烦、养血安神之效。虎杖有活血化瘀、泄热通便的功效。久病入络，久病必瘀，陆教授将活血化瘀之法用于便秘的治疗，开拓了治疗本病的新思路。

（5）情志不调型便秘。中医认为"思则气结"，思虑过多会损坏脾胃功能，出现食欲不振、纳呆食少、形容憔悴、气短、神疲乏力、便秘等一系列临床症状。陆教授在多年临床实践中发现长期便秘的患者往往伴有精神紧张、脾气急躁、疑心重重等情志症状。此类患者主诉较多，且与医师存在一定的沟通障碍，缺乏经验的医师往往难以准确找出病因，故而临床治疗效果不佳。反复治疗效果不佳又加重患者的心理负担，继而加重便秘症状，形成恶性循环。陆教授在常用的润肠通便药物基础上加用甘麦大枣汤加减治疗便秘伴有情志异常者。小麦性味甘凉，归心、肝经，有养心、安神、健脾的功效，陆教授惯用小麦以养心、安神、除烦。甘草性味甘平缓，《日华子本草》中记载甘草有安神定魂、益精养气之功，陆教授惯用甘草养心气，和中缓急，以资化源。大枣性味甘平润缓，《药品化义》云其："助阴补血，入肝走肾，主治虚劳，善滋二便"。陆教授惯用大枣调和阴阳，补中益气，润肠通便。在甘麦大枣汤基础上，陆教授通常还佐以合欢皮、酸枣仁、郁金等疏肝解郁、宁心安神的药物。合欢皮可养心安神、疏肝解郁；酸枣仁可补肝血、宁心神；郁金解郁化瘀，对情志不畅和血瘀者效果较好。

【验案赏析】 杨某，女，28岁，因"反复大便不畅2年余"就诊。现症：大便秘结，3～5日一行，大便质硬，腹胀满，矢气少，口干甚，长期精神紧张，舌质红、苔薄而干，脉细弱。诊断：便秘，证属气阴亏虚、气郁血滞、腑气不通。治法：益气养阴，理气活血，通腑清心。处方：生黄芪、生白术各60 g，生地黄、玄参各45 g，当归、麸炒枳实、莱菔子、火麻仁各30 g，北沙参、百合、麦冬、南沙参、知母、川厚朴各15 g，桃仁、红花、生甘草各12 g，丹参3 g。14剂，每日1剂，分早晚2次服用。

二诊：患者诉矢气增多，排便较前顺畅，时有干咳，乏力，精神紧张较前缓解，舌质红，苔薄略干，脉沉细。证属肺失宣降、气阴亏虚，治以宣肺降气、益气养阴。原方去玄参、百合、知母、川厚朴，加全瓜蒌、桔梗、杏仁各10 g。

三诊：患者便时腹部胀满明显改善，矢气增多，排解顺畅，质软成形，咳嗽减轻，乏力较前好转，精神紧张基本缓解，舌质淡红，苔薄润，脉细略沉。守原方，每2日服1剂。

【按语】患者长期焦虑不安，情志抑郁，气机郁滞，气滞不行，久则耗散，导致气虚。气滞则血行不畅，瘀血内生。五志过极皆化火，火热灼津，津亏失润，久则阴血俱虚，肠失濡润则秘结不通。结合四诊资料辨为气阴亏虚证，兼有气郁血滞、腑气不通。治疗上以益气养阴为主，佐以理气活血、通腑清心之法。方中重用生黄芪补气升阳，重用生白术益气健脾；生地黄、玄参、麦冬、沙参等合用，滋阴润燥，增水行舟；百合、知母合用，补虚清热，养阴生津，亦可缓解精神紧张；当归养血润燥；枳实破气消积；川厚朴下气除满；莱菔子降气消胀；丹参、桃仁、红花活血化瘀；火麻仁润肠通便；生甘草清热兼调和诸药。二诊时，患者时有干咳，乏力，"盖肺气不降，则大便难传送"，气机不畅，故加全瓜蒌宽胸散结，润肠通便；下窍闭塞，上窍亦不通，桔梗、杏仁宣降肺气，一升一降，调畅气机，肺气宣降，肠腑得通。该患者病程长，病机复杂，除气阴两虚外，同时有腑气不通、气机不畅、情志异常、瘀血内停等多种病证，陆教授整体论治，且用药重点突出，切中患者病机，故而取得了良好的治疗效果。

参考文献

[1] 董佳容，黄纲，毛旭明，等.陆金根教授治疗便秘经验总结[J].陕西中医，2021，42（12）：1763-1765.

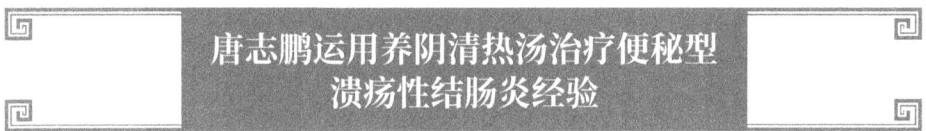

唐志鹏运用养阴清热汤治疗便秘型溃疡性结肠炎经验

【名医简介】唐志鹏，上海中医药大学附属龙华医院脾胃科主任医师。

【经典名方】自拟养阴清热汤。

组成：太子参30 g，麦冬12 g，熟地黄12 g，生地榆15 g，马齿苋30 g，参三七3 g，蒲公英15 g，鸡内金12 g，枳实15 g，厚朴9 g，火麻仁15 g，瓜蒌仁15 g，生首乌15 g，生甘草6 g。

【学术思想】溃疡性结肠炎是一种病因尚不十分明确的直肠和结肠炎症性疾病，以直肠及结肠黏膜慢性炎症和溃疡形成为主要病理特点，病变主要限于大肠黏膜与黏膜下层。临床表现以腹泻、黏液脓血便、腹痛、里急后重等为多，但也不乏以便秘表现为主者，多呈反复发作的慢性病程。

【诊断思路】便秘是常见的慢性消化道疾病，临床常表现为排便困难、排便次数减少、肛门堵塞感、腹部不适、口臭、食欲减退、乏力等。便秘发病机制复杂，给患者带来严重生活困扰。

【治疗方法】内热阴虚之便秘，治以养阴润肠、清热止血，佐以行气通便。湿热中阻，治以清热化湿、凉血止血。

【治疗绝技】辨证论治阴虚内热与湿热中阻型便秘。

【验案赏析1】阴虚便秘案。李某，女，50岁，2008年11月27日初诊。患者平素大便秘结，排便不畅。于年初出现大便秘结伴脓血，肠镜：溃疡性直肠炎；病理：（直肠）黏膜慢性炎症。虽然反复治疗，症状未见明显好转。刻下大便干硬，夹少量脓血，3～5日一行，排便困难，排便时肛门痛，无腹痛胀，胃纳欠佳，口干，口腔溃疡频作，舌红、苔薄黄，脉细数。证属阴虚湿热证，治拟养阴润肠、清热止血。处方：太子参30 g，麦冬12 g，熟地12 g，生地榆15 g，马齿苋30 g，参三七3 g，蒲公英15 g，鸡内金12 g，枳实15 g，厚朴9 g，火麻仁15 g，瓜蒌仁15 g，生首乌15 g，生甘草6 g。水煎服，日1剂，服14剂。嘱患者忌辛辣油炸烧烤之物，宜进易消化、清淡饮食。

二诊：诉服药后大便2～3日一行，大便干，偶夹少许鲜血，排便不畅，无肛门痛，胃纳一般。舌红、苔薄白，脉细数。守方加荆芥9 g，杏仁9 g，续服14剂。

三诊：大便质软，日行1次，口干，舌淡红、苔薄白，脉细。原方加玉竹15 g。水煎服，日1剂，服14剂。

【按语1】本案溃疡性结肠炎患者湿热蕴结肠道，导致肠道气血凝滞，瘀阻肠络，血败肉腐，内溃成疡，而致脓血便；素体阴虚，胃肠津亏，大肠失润，腑气不通，而致便秘；湿热又易伤津耗液，湿热愈重则阴液愈亏，便秘尤甚。口干、口腔溃疡、舌红苔黄脉细数，皆内热阴虚之象，故治以养阴润肠、清热止血，佐以行气通便。方中重用太子参益气养阴生津，麦冬甘寒养阴润燥，熟地滋肾阴，三药合用，养阴生津之力增，使肠燥得润，大便自下；地榆味苦寒，是清肠止血之要药，善治便血；马齿苋为清肠止痢之要药，清热解毒，凉血治痢，散血消肿；参三七为祛瘀止血之良药，大凡出血之人必夹瘀，故用此达到止血而不留瘀的目的；蒲公英性味苦甘寒，清热解毒，可泻阳明胃火而平诸经之火，唐教授认为此药还有轻泻的作用，故凡便秘者喜用之；鸡内金助脾健运，化水谷为津液；厚朴辛苦性温，行气消满，且有芳香苦燥之性，行气而兼祛湿，枳实下气破结，二药合用以加强行气通便之力；火麻仁、生首乌、瓜蒌仁润肠通便。全方共奏养阴润肠、清热凉血、行气通便之功。二诊患者症状较前有所改善，效不更方，加荆芥以增强止血之力。肺主宣发肃降，与大肠互为表里，和大肠传导密切相关。大肠传化糟粕，依赖于肺气之清肃，上窍闭则下窍不通，肺失清肃，则肠腑闭塞不通而致便秘。杏仁味苦辛微甘性温，主入肺经，利肺降气，润肠通便。三诊时患者大便已恢复正常，唯口干，故加玉竹以养阴润燥，生津止渴。患者坚持上方加减服药1年余，随访至今病情稳定，未见复发。

【验案赏析2】湿热便秘案。贺某，男，27岁，2010年3月4日初诊。患者反复便血7年。平素大便2~3日一行，干结，时有便后滴鲜血。2005年经肠镜检查确诊为溃疡性结肠炎。曾口服柳氮磺吡啶肠溶片、泼尼松，使用地塞米松、甲硝唑等灌肠治疗，病情时有反复。现口服柳氮磺吡啶肠溶片2.25 g/d，配合使用柳氮磺吡啶栓，大便干结，2日一行，排便困难，伴黏液，便后夹血，时下腹胀，无腹痛，胃纳可，舌红、苔黄白厚腻，脉弦细。证属湿热中阻，治拟清热化湿、凉血止血。处方：柴胡9 g，黄芩9 g，蒲公英30 g，苍术12 g，厚朴9 g，陈皮9 g，薏苡仁30 g，生地榆30 g，参三七6 g，火麻仁15 g，瓜蒌仁15 g，藿香9 g，佩兰9 g，炙甘草6 g。水煎服，日1剂，服14剂。

二诊：服药1周后便血消失，腹胀减轻，大便每日1次，排便通畅，伴黏液，舌红、苔黄，脉弦细。守方加马齿苋30 g。

三诊：大便每日1次，成形，排便顺畅，黏液消失，无腹胀痛，纳可，舌淡红，苔薄白。守方去苍术、藿香、佩兰，加白术12 g，改生地榆为15 g。14剂。

【按语2】唐教授认为溃疡性结肠炎反复发作、迁延难愈与湿热之邪致病密不可分，因此在治疗溃疡性结肠炎的过程中，始终贯穿清热化湿之法。

本案溃疡性结肠炎归属于中医学"便血"范畴。疾病处于活动期，属实证，当急则治其标，以祛邪为要，清热化湿、凉血止血为主。方中柴胡味苦性平，入肝、胆经，疏肝解郁，调达肝气；黄芩苦寒清热燥湿，重用蒲公英治疗热性便秘，取其清热解毒、通便之功，二药相合，清热之力增；陈皮理气燥湿，薏苡仁健脾利湿；地榆味酸苦，性微寒，能清下焦血热，而治便血，生用凉血清热效果好；参三七合生地榆增强止血之功，而无留瘀之弊；平胃散燥湿运脾，行气除满，使湿浊得化，气机调畅；藿香、佩兰芳香化湿，增强平胃散除湿之力；火麻仁、瓜蒌仁润肠通下。上述诸药配伍，患者服用1周即奏效，便血消失。二诊患者诉服药后症情明显改善，已能每日排便，大便有黏液，舌红、苔黄，湿热之象未除，重用马齿苋，加强清热解毒之功。连续调服1个月后大便保持每日1次，便通质软，遂去苍术、藿香、佩兰等芳香化湿药，以免伤阴耗气。便血消失，生地榆用量减半，加白术以健脾益气。坚持服药月余，患者长期便秘所致的困扰基本消除。

参考文献

[1] 张亚利，戴彦成.唐志鹏治疗便秘型溃疡性结肠炎验案2则[J].江苏中医药，2012，44(11)：54-55.

王自立运用运肠润通汤治疗功能性便秘经验

【名医简介】王自立，主任医师，甘肃省中医院首席主任中医师，享受国务院特殊津贴专家，连续五批被聘为全国老中医药专家学术经验继承工作指导老师，2013年被国家中医药管理局确定为第一批中医药传承博士后合作导师。

【经典名方】运肠润通汤。

组成：党参30 g，白术60 g，枳壳45 g，郁李仁10 g，肉苁蓉30 g，炒麦芽15 g。

【学术思想】王老认为，功能性便秘以虚秘多见，并针对肠道津亏型功能性便秘患者特点，自拟运肠润通汤，以奏运脾润肠通便之功效。全方通补兼施，标本兼顾，以恢复大肠的传导功能。

【诊断思路】功能性便秘是临床常见病、多发病，临床主要表现为排便间隔时间延长，或虽不延长但排便困难，表现为每周排便次数少于3次，伴有排便不畅、时间延长、粪量少质硬，或有排便不尽感，而经各种检查未发现器质性病变。

【治疗方法】运肠润通、化湿和胃、运脾渗湿法治疗功能性便秘。

【验案赏析1】某男，33岁，2013年2月21日初诊。患者自述2年来大便秘结不通，排除困难，大便4~7天一行，伴脘腹胀满，进食后明显，伴呃逆、纳差，伴疲乏无力，眠差，纳食减，舌淡红，舌体胖，苔根略腻，脉沉细。曾多处诊治，常服用西药（具体药物不详），服药期间疗效明显，停药后复如故，遂来求治。四诊合参，辨证为便秘（肠道津亏证）；治以运肠润通汤加减。处方：党参30 g，白术60 g，枳壳45 g，郁李仁10 g，肉苁蓉30 g，炒麦芽15 g。水煎分服，日1剂。

2013年3月1日二诊：患者诉胃纳食增，脘腹胀满除，精神好转，大便明显改善，1~2天一行，舌脉同前。效不更方，继服前方7剂。水煎分服，日1剂。

2013年3月9日三诊：患者自述服药后，大便畅快，每日一行，精神好，面部有光泽，余症亦除，舌淡红，苔薄白。王老师将白术减至15 g，枳壳减至15 g，肉苁蓉减至15 g，去郁李仁，嘱继服7剂，以巩固疗效。

【按语1】中医学认为，大肠为传导之官，化物出焉，导致便秘的直接原因是大肠传导失职。王老师结合自己多年的临床经验，认为功能性便秘以虚秘多见，并针对肠道津亏型功能性便秘患者特点，自拟运肠润通汤，以奏运脾润肠通便之功效。全方通补兼施，标本兼顾，以恢复大肠的传导功能。王老师强调功能性便秘的治疗应避免滥用峻泻药物，如大黄、番泻叶等。《丹溪心法》："如妄用峻利药逐之，则津液走，气血耗，虽暂通而即秘矣。"

【验案赏析2】某男，43岁，2013年11月12日初诊。患者诉长期户外作业，冒风淋雨，经常饥饱无常，饮食不定时。大便秘结不通伴大便黏腻不爽6年余，3~4天一行，伴口苦、口干6年余，病情迁延反复，伴胃脘部灼烧感，渴不欲饮，口中黏腻而无味，纳呆，寐可，小便色黄，面垢，舌淡胖、苔黄厚腻，脉滑数无力。王老师辨证为便秘（湿阻中焦证），治以藿朴夏苓汤加减。处方：藿香15 g，厚朴15 g，半夏10 g，茯苓10 g，枳壳15 g，陈皮 10 g，麦芽 15 g，炙甘草 5 g，生姜 3 片。日 1 剂，水煎分服。

2013 年 11 月 17 日二诊：患者诉 3 剂后胃脘部胀满不适好转，口渴欲饮，纳食增加；7 剂后胃脘胀满不适感除，精神见好，大便 1～2 天 1 次，仍伴有不尽感，小便色清。王老师将厚朴加至 20 g，茯苓加至 15 g，枳壳加至 30 g，加苍术 10 g；嘱继服 6 剂，以巩固疗效。

2013 年 11 月 25 日三诊：药后诸症均减，大便每日一行，黏滞感除。效不更方，嘱咐前方继服 3 剂，以巩固疗效。

【按语 2】《内经》："诸湿肿满，皆属于脾。"王老师强调，脾为湿土之脏，湿邪外侵，同气相求，最易犯脾胃。因此脾气健旺，才能水津四布，脾既可以生湿，湿又可以困脾。临床上，王老师对脾生湿、湿困脾的病证一般是运脾与祛湿同治，所谓："治湿不治脾，非其治也。"王老师认为"补脾不如健脾，健脾不如运脾"，因此在治疗此类病证时，除以茯苓、枳壳、麦芽等健运脾胃外，更以藿朴夏苓汤化裁宣畅肺气以清水之上源，上源得清，下源得通，湿邪自除。本案患者长期饮食不定时，饥饱无常，损伤脾胃，使其运化失常，内湿自生；其病机为外湿侵袭，内湿自生，湿邪阻滞中焦，气化不利，津液不行，出现大便秘结不通伴黏腻不爽，兼见舌淡胖、苔黄厚腻。王老师运用本法芳香辟秽，祛胃中之湿浊，导湿下行以为出路，湿去气通，布津于外，诸症自愈。

【验案赏析 3】郑某，女，43 岁，2013 年 5 月 5 日初诊。患者 3 年来因为工作原因，经常出差至外地，饮用不洁水后出现便意频而排便困难伴黏滞不爽，如羊屎状，大便每天 3～4 次，伴口干，伴疲乏无力，自服番泻叶、三黄片等泻药，开始效果明显，停药后便秘加重，几经求治于几所西医医院，便秘无明显改善，反觉精神越来越差，此次慕名前来。患者舌淡胖、苔白腻，脉沉迟。辨证为便秘（脾虚湿蕴），治以六神汤加减。处方：党参 15 g，山药 15 g，白术 30 g，茯苓 30 g，扁豆 10 g，陈皮 10 g，薏苡仁 10 g，干姜 5 g，木香 10 g。水煎分服，日 1 剂。

2013 年 5 月 11 日二诊：大便明显好转，日 2 次，大便形状略有改善，整体症状缓解，舌脉同前。效不更方，将党参加至 30 g，白术加至 40 g，茯苓加至 40 g，以加强健脾渗湿之功。7 剂，水煎分服，日 1 剂。

2013 年 5 月 17 日三诊：药后诸症均减，大便每天 1～2 次，现已成形。效不更方，嘱咐前方继服 3 剂，以巩固疗效。

【按语 3】加减六神汤系由《证治准绳》方六神散（党参、白术、茯苓、山药、扁豆、甘草）加减而成，全方共奏健脾和胃、渗湿利水、分清降浊之功。所谓"治湿不治脾，非其治也"，王老指出其病本在脾，治疗以扶正为主，祛邪为辅，勿妄用辛燥伤阴、苦寒伤阳的药物；用药要恰如其分，强调临证时有是证，便用是药，并根据不同的情况，决定加减用药的原则，不必拘泥。患者面色不华，舌淡胖大，脉沉迟，为脾虚化源不足之征，又大便排出困难伴黏滞不爽，如羊屎状，则为湿盛之象，以六神汤化裁治之，药证相合。临床加减：兼有呕吐者加法半夏、白豆蔻以和胃降逆止呕；兼有腹胀者加厚朴、苍术以燥湿除满。

参考文献

[1] 赵统秀，刘鹏飞.王自立治疗功能性便秘验案举隅[J].中医药临床杂志，2014，26（10）：1003-1004.

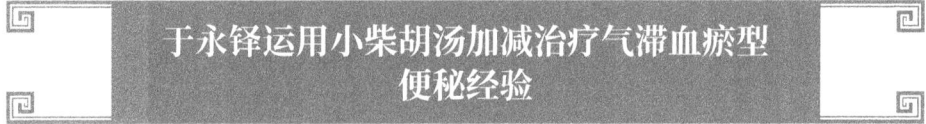

于永铎运用小柴胡汤加减治疗气滞血瘀型便秘经验

【名医简介】于永铎，辽宁中医药大学教授。

【经典名方】小柴胡汤（出自《伤寒论》）加减。

组成：当归、山楂、龙骨、牡蛎各30g，黄芩、白芍、熟地各20g，延胡索、柴胡、制半夏、党参、麦冬、白术、茯苓、桃仁、枳壳、炙甘草各15g。

【学术思想】中医认为便秘虽为大肠传导功能失常，但与肺、脾胃及肾脏的关系十分密切。其发病原因也各不相同，临床可见燥热内结，津液不足；情志失和，气机郁滞；劳倦内伤，身体衰弱，气血不足等。按照患者病因病机，便秘可分为热秘、气秘、虚秘和冷秘四类。于教授根据《伤寒论》及后世各医家观点，并结合多年临床研究经验，提出便秘患者多伴有血瘀征象，故提出"气滞血瘀、瘀毒损络"导致便秘的见解，在小柴胡汤和解少阳的基础上行气活血、化瘀通络，以治疗气滞血瘀型便秘。

【诊断思路】便秘是常见的慢性消化道疾病，临床常表现为排便困难、排便次数减少、肛门堵塞感、腹部不适、口臭、食欲减退、乏力等。便秘发病机制复杂,给患者带来严重生活困扰。

【治疗方法】现代药理研究小柴胡汤具有以下功效:①刺激胃肠蠕动,让肠道内细菌将其分解,提高直肠敏感性。②改变电解质的运输,使肠腔内的水分增多而导泻。③增大粪便的体积,使粪便软化。④润滑肠壁和粪便,减少排出的阻力。⑤能选择性地作用于肠平滑肌,有改善肠神经的作用。

【治疗绝技】随证加减,养血益气润肠,更助小柴胡通便之效。

【验案赏析1】刘某,女,32岁,2016年8月4日初诊。排便困难3年,加重1周。症见:排便困难,艰涩不畅,5~7日一行,时伴腹胀、腹痛,排便后可稍缓解,大便稍干、量少,食欲欠佳,睡眠差。伴口干口苦,舌紫暗、边有瘀点、苔白而干,脉弦涩。诊断:慢传输型便秘(气滞血瘀)。治法:行气活血,通络通便。处方:当归、山楂、龙骨、牡蛎各30 g,黄芩、白芍、熟地各20 g,延胡索、柴胡、制半夏、党参、麦冬、白术、茯苓、桃仁、枳壳、炙甘草各15 g。6剂,每日1剂,水煎2次,取药液300 mL,早晚各服150 mL。

二诊:服用6剂后,患者大便3日1次,排便质软成形,腹胀痛减轻,食欲及睡眠较前改善,舌淡暗,瘀点减轻,苔白,脉弦涩。继服6剂,诸症均缓解。随诊3个月,患者每日或隔日自主排便1次。

【按语1】根据舌脉,患者血瘀征象明显。治疗时以和解少阳为治则,行气活血通络以通便。予当归、白芍、桃仁补血敛阴,化瘀通络,以润肠通便;山楂既能健胃消食开胃,又能活血化瘀,通脾胃之经络;党参、白术、茯苓、甘草益气健脾和胃;熟地、麦冬滋阴养血;枳壳、延胡索行气消胀止痛;龙骨、牡蛎镇静安神。

【验案赏析2】李某,女,50岁,2016年10月9日初诊。排便困难7年,加重半个月。症见:排便困难,3~5天1次,大便干结,肛门有灼热、下坠感,便后有便不净感,腹痛腹胀,胸胁疼痛,食少,小便黄,舌暗紫有瘀点、苔黄,脉涩。诊断:便秘(气滞血瘀,胃肠积热)。治法:活血化瘀,行气生津,涤肠通便。处方:当归、白术30 g,黄芩20 g,柴胡、制半夏、党参、枳壳、厚朴、茯苓、桃仁、丹皮、麦冬、生地、炙甘草各15 g,大黄(后下)、芒硝(冲)各10 g。6剂,每日1剂,水煎2次,煎取300 mL,分早晚各服用150 mL。

二诊:服用6剂后大便基本正常,大便质软成形,日行1次或隔日1次,腹痛、腹胀症状减轻，上方去大黄及芒硝继服，半个月后，排便正常。

【按语2】该患者诊断为气滞血瘀兼胃肠有热型便秘。治则应为活血化瘀，荡涤胃热，行气宽中，滋阴生津。以小柴胡汤及大承气汤为主，大黄、芒硝荡涤胃肠燥屎，泄热软坚。当归、丹皮、桃仁养血化瘀通络，润肠通便。厚朴、枳壳行气宽中除胀。麦冬、生地滋阴生津，增补耗伤之津液。党参、白术、茯苓、甘草益气，固护脾胃。

参考文献

[1] 张斯瑶,于永铎,于厚仁,等.小柴胡汤加减治疗气滞血瘀型便秘验案举隅[J].山西中医,2017,33(8):43.

邵元欣运用小柴胡汤加减治疗便秘经验

【名医简介】邵元欣，主任医师，毕业于山东中医药大学。

【经典名方】小柴胡汤（出自《伤寒论》）加减。

组成：柴胡30 g，黄芩、蒲公英各15 g，人参、姜半夏、生姜、炙甘草、白蒺藜各10 g，大枣4枚。

方解：小柴胡汤为和解之方，寒热并用，攻补兼施。

【诊断思路】便秘常并发于各种急、慢性疾病过程中，其发病原因归纳起来有饮食不节、情志失调、外邪犯胃等。《圣济总录·卷第九十七·大便秘涩》指出："大便秘涩，盖非一证，皆荣卫不调，阴阳之气相持也。"

【治疗方法】用小柴胡汤疏肝解郁，调畅气机，疏达三焦，内外宣通。

【治疗绝技】便秘的基本治疗原则以通为主，但在临床中必须追本溯源，审查病因，从病机入手，对由表里不和、肝气郁结所致者，需调畅气机阴阳，调节寒热虚实，以恢复脾升胃降之机，脏腑功能协调、气机升降有序即可取得良效。

【验案赏析1】李某，女，56岁，2016年1月4日初诊。便秘1年，平均每3～4日大便1次，曾服用大黄、番泻叶代茶饮和麻子仁丸等效果不明显。近日因感冒便秘加重。患者怕冷，头晕心烦，食欲差，心中满。平素脾气暴躁，舌质暗、苔薄腻，脉弦细、尺脉弱。予小柴胡汤加减。处方：柴胡30 g，黄芩、蒲公英各15 g，人参、姜半夏、生姜、炙甘草、白蒺藜各10 g，大枣4枚。14剂，每日1剂，水煎服。

2016年1月18日二诊：便秘好转，现2~3天排便1次，且不干燥，头晕心烦症状减轻，继服7剂症状明显减轻，嘱小柴胡汤继服7剂。

【按语1】此患者感冒未解，属于伤寒在表，便秘且心烦属于表证未解入里化热之象。且患者平素易生气，舌质暗，脉弦细，为肝郁气滞、气机不调所致。忧郁思虑或少动久坐者，易气机郁滞，通降失常。患者心中满，是少阳胆热不能疏达胃气，浊气壅滞心下。胃宜降则和，食欲差亦属于阳明胃气不得少阳胆气疏泄而壅滞。便秘且脉细属经气被遏。故予小柴胡汤疏肝解郁，调畅气机，疏达三焦，内外宣通。方中柴胡为少阳之专药，其性轻扬升散，疏邪透表，疏解少阳经中的邪热，其可载药上行，且疏利肝胆，调畅气机；黄芩性寒，清泄胆腑之邪热，配合柴胡，一散一清，使气郁得达；半夏和胃降逆，为佐药；人参、甘草、生姜、大枣益胃气，生津液，和营卫，既扶正以助祛邪，又可实里而防邪入；白蒺藜、蒲公英疏肝解郁，祛风明目。诸药配伍，祛邪表里，气郁疏达，肝胃调和，大便得解。

【验案赏析2】田某，女，47岁，2016年3月1日初诊。患者感冒1周，伴发热恶寒，身痛。自服感冒药后，虽不恶寒，但乏力，易汗出，头晕，精神差。且不欲饮食，时欲呕吐，腹部胀满，大便5日未解，面色白，舌质红、苔薄白，脉弦滑。予小柴胡汤加减。处方：柴胡30 g，黄芩15 g，人参、姜半夏、生姜、炙甘草、黄芪、当归各10 g，大枣4枚。7剂，每日1剂，水煎服。

2016年3月18日二诊：汗出而愈，便秘好转，大便每日1次，未见呕吐，诸症减轻，嘱咐小柴胡汤继服，后随访基本痊愈。

【按语2】此患者自服感冒药后，虽不恶寒但身体乏力，易汗出，且头晕，精神差，此即为太阳表证未解，传入阳明之象。其腹部胀满，不欲饮食，食欲呕吐亦是小柴胡汤证之中"胸胁苦满，嘿嘿不欲饮食"的征象。腹部胀满，大便5日未解，亦属《伤寒论》第230条："阳明病，胁下硬满，不大便而呕，舌上白胎者，可与小柴胡汤。"故予小柴胡汤调畅气机，使其"上焦得通，津液得下，胃气因和，身濈然汗出解也"。方中药物柴胡、黄芩清解邪热且疏利肝胆气机；半夏、生姜和胃降逆止呕，并助柴胡透达经中之邪；人参、甘草、大枣可益气调中，既能鼓舞胃气又可阻断邪气内传之路；甘草合柴芩苦甘化阴，柔肝养木，合生姜、大枣辛甘化阳，温养中土，可解肝木横逆犯脾土。且因患者乏力，面色白，有气虚之象，故配伍黄芪益气健脾，增强鼓动荡涤之力；配伍当归养血润肠。诸药合用，使气机升降有序，气血调和，便秘自通。

参考文献

［1］邵元欣，梁坤，王兴臣.小柴胡汤加减治疗便秘验案举隅［J］.山西中医，2016，32（7）：33.

许二平运用半夏泻心汤治疗功能性便秘经验

【**名医简介**】许二平，河南中医药大学教授。

【**学术思想**】以半夏泻心汤为主方，和阴阳、顺升降、调虚实，恢复肠道运转功能。大便燥结，热淫于内，选大黄、枳实、厚朴，取小承气汤之意，通腑泄热，行气导滞，恢复肠胃传输。便秘日久，则血虚肠燥，加少量生地黄、当归凉血补血。

【**诊断思路**】功能性便秘为临床常见的消化系统疾病，属于功能性肠病的一种，其主要临床表现为排便周期延长、量少、质硬或便而不畅等。

【**治疗方法**】《谢映庐医案》："治大便不通，仅用大黄、巴霜之药，奚难之有？但攻法颇多，古人有通气之法，有逐血之法，有疏风润燥之法……岂仅大黄、巴霜哉。"许教授继承先贤之经验，精准把握病机，灵活运用寒热平调法、补益和中法、平补阴阳法等治疗功能性便秘，疗效确切，值得医家研究与学习。

【**验案赏析1**】黄某，女，62岁，2017年4月1日就诊。主诉便秘2年余。患者近2年来无明显诱因出现排便困难，无便意，需借助乳果糖、开塞露等药物才可排便，大便日1次，呈羊屎状，伴焦虑、烦躁、失眠，需每日口服安眠药1片，抗抑郁药物半片。既往有支气管扩张史，长期胸闷咳嗽。刻诊：自觉烦闷，倦怠乏力，口干不欲饮，食后腹胀，纳可，眠差，入睡困难、眠浅易醒、梦多。用药后大便日1次，便干，便后肛门有灼热感，小便黄，舌质红，舌体胖大，有齿痕，苔黄腻，脉弦滑，寸尺脉弱。证属湿热中阻，方用半夏泻心汤并小承气汤加味。处方：清半夏15 g，黄连6 g，黄芩20 g，干姜10 g，炙甘草10 g，党参10 g，大黄（后下）6 g，枳实20 g，厚朴20 g，淡竹叶15 g，生地黄20 g，木通10 g，当归20 g，陈皮20 g，黄柏30 g，大枣3枚。7剂，每日1剂，水煎，分早晚2次口服。

2017年4月8日二诊：自觉肠胃蠕动，腹胀减轻，排便较前顺畅，有便意，大便形质改善。停用乳果糖、开塞露等药物。自觉胸闷，气短，四肢肌肉困沉。舌质暗，苔薄黄稍腻，脉沉。处方：上方加黄芪20 g，郁金20 g，炒薏苡仁20 g。14剂，每日1剂，水煎，分早晚2次口服。

2017年4月22日三诊：排便正常，日1次，成形。身困沉好转，纳可、食量增加，心情舒畅，胸闷、气短症状稍改善，现自觉咽部有痰，难咳。舌质暗，苔薄黄，脉沉。处方：当归20 g，黄芪20 g，熟地黄15 g，生地黄15 g，桔梗10 g，玄参20 g，浙贝母10 g，麦冬10 g，百合20 g，甘草6 g，川芎15 g，皂角刺15 g，桑叶15 g，炒白芥子15 g，炒杏仁10 g。7剂，每日1剂，水煎，分早晚2次口服。后随访2年，便秘未再发作。

【按语1】本案患者久用泻下、攻伐之剂，导致脾胃大伤，中土无权，水湿不运，从而出现口干、纳差、倦怠体困、便干等症状。脾居中焦，为人体气机升降之枢纽，久病不愈，脾胃升降功能失调，湿浊中阻，久而蕴生湿热，出现急躁烦闷、眠差梦多、便后肛门有灼热感等症，加之患者既往有支气管扩张史，长期胸闷气短。故辨证为本虚标实，湿热中阻，本质为脾气虚、肺气虚。《严氏济生方》云："阴气当升而不升，阳气当降而不降，中焦痞结，必成胀满。胀满不已，变证多端……大小便为之不利。"治疗选用半夏泻心汤为主方，以和阴阳、顺升降、调虚实，恢复肠道运转功能。大便燥结，热淫于内，选大黄、枳实、厚朴，取小承气汤之意，通腑泄热，行气导滞，恢复肠胃传输。便秘日久，则血虚肠燥，加少量生地黄、当归凉血补血。伍以黄芩、黄连、黄柏清上、中、下三焦湿热，在通便的同时，肃清湿热之邪。二诊，效不更方，在原有基础上佐以补气升郁去湿之品，续以辛开苦降、寒热平调、升清降浊为主。三诊便秘症状基本痊愈，胸闷气短等亦减轻。《脾胃论》曰："脾胃虚，则九窍不通。"今脾主运化功能恢复，水精散布如常，则上可充肺部之气，下可运大肠之津液。"缓则治其本"，三诊选当归补血汤合百合固金汤，调肺气、补气血，缓缓扶正。

【验案赏析2】宋某,女,56岁,2017年10月7日就诊。主诉便秘5年余。患者平素排便困难,自行使用灌肠疗法排便。刻诊:面色萎黄,倦怠乏力,少气懒言,精神不振,活动自觉头晕,偶有心慌,素日血压较低,手足凉,怕冷,纳差,不欲食,大便1周一行,无便意,便干。舌质暗,苔薄白,脉沉。证属气血虚弱,方用补中益气汤加味。处方:黄芪20g,党参10g,炒白术20g,升麻10g,柴胡10g,当归15g,陈皮20g,炙甘草10g,川芎20g,槟榔15g,麻子仁15g,枳实20g,鸡内金15g,知母20g,黄芩20g,生地黄15g,肉桂3g。7剂,每日1剂,水煎,分早晚2次口服。

2017年10月14日二诊:倦怠乏力明显改善,头晕心慌减轻,余症如前。舌质暗,苔薄白,脉沉。处方:上方去肉桂、生地黄、知母;加附片3g,薏苡仁20g,山药20g,大黄(后下)6g。14剂,每日1剂,水煎,分早晚2次口服。

2017年10月28日三诊:精神好转,怕冷减轻,食量增加,大便2~3日一行,自行排便,便质可。舌质暗,苔薄白,脉沉。上方黄芪易为30g。7剂,每日1剂,水煎,分早晚2次口服。随访2年,无便秘症状反复。

【按语2】本案患者病程较长,素体气血亏虚,实乃不足之体质。《脾胃论》云:"百病皆由脾胃衰而生也。"脾居中焦,为气血生化之源,脾失健运,水谷不化,故出现食欲不振。脾气亏损,气血生化不足,精不上荣,则面色萎黄;血脉失充,则头晕、心悸。脾虚营弱,五脏不安则倦怠乏力、精神不振。《灵枢·口问》云:"中气不足,溲便为之变。"脾虚气弱,不能够濡养大肠,从而出现无便意、便干,辨证为气血虚弱。"内伤不足之病,惟当以甘温之剂,补其中,升其阳"。《素问·至真要大论》云"劳者温之……损者宜之",故以塞因塞用立法,选用补中益气汤为主方,调理补中。佐以槟榔、麻子仁、枳实、鸡内金以寓通于补;患者久病,恐其"虚不受补",助生火邪,故伍以知母、黄芩、生地黄等清热之品;佐以少量肉桂于补气益血方中,以鼓舞气血生长、温通经脉。二诊脾胃功能逐渐恢复,乏力头晕减轻,但余症仍在。"冰冻三尺,非一日之寒",主方不变,易肉桂为附子,增其温中散寒之力,佐薏苡仁、山药以健脾祛湿,缓缓补益的同时,加少量大黄泻下通腑。三诊便秘逐渐改善,但正气仍虚,故重用黄芪,续以补中气、恢复脏腑功能为主。

【验案赏析3】肾气丸案。赵某,女,66岁,2017年7月29日就诊。主诉便秘5年余。刻诊:平素便干难下,3~4日1次,夜尿频,每晚3~4

次，后背自觉烘热，入夜尤甚，双下肢凹陷性水肿，眠差，入睡难，血糖偏高，空腹血糖 8.0 mmol/L。舌质暗，苔薄白，脉沉。证属肾阴阳两虚，方用肾气丸加味。处方：生地黄 20 g，山药 20 g，牡丹皮 15 g，泽泻 30 g，山萸肉 15 g，茯苓 15 g，淡竹叶 15 g，葛根 20 g，川芎 20 g，陈皮 20 g，黄芩 20 g，栀子 15 g，猪苓 15 g，枳实 15 g，地骨皮 20 g，当归 15 g，附片 3 g，肉桂 3 g。7 剂，每日 1 剂，水煎，分早晚 2 次口服。

2017 年 8 月 5 日二诊：症轻，大便日 1 次，量少质干，夜尿减少，每晚 2 次，双下肢水肿减轻。舌质暗，苔薄白，脉沉。上方去陈皮、栀子、猪苓、地骨皮；加干姜 10 g，党参 10 g，大黄（后下）6 g。7 剂，每日 1 剂，水煎，分早晚 2 次口服。

2017 年 8 月 12 日三诊：大便日 1～2 次，成形，自觉双眼干涩、咽干。舌质暗，苔薄白，脉沉。上方去附片，加黄柏 30 g，川牛膝 20 g。14 剂，每日 1 剂，水煎，分早晚 2 次口服。随访 3 年，病情稳定。

【按语 3】《景岳全书》云："肾为胃之关，开窍于二阴，所以二便之开闭，皆肾脏所主。"肾为水火之宅，内寓元阴元阳，大便传导功能的正常发挥需要肾阳的温煦和肾阴的滋润，阴阳一方的偏衰，必会导致"阳损及阴"或"阴损及阳"的病理变化。本案患者为一老年糖尿病患者，肾阳亏虚，水液直趋下焦，津不上承，故消渴、小便数；肾主水，肾阳虚损，不能够气化水液，留滞为患，发为水肿；年老体弱，阴液自亏，不能够濡润脏腑，则后背自觉烘热，入夜尤甚；肾阴阳两虚，则便秘。辨证为肾阴阳两虚。《金匮要略·血痹虚劳病脉证并治第六》云："虚劳腰痛，少腹拘急，小便不利者，八味肾气丸主之。"《金匮要略·消渴小便不利淋病脉证并治第十三》说："男子消渴，小便反多，以饮一斗，小便一斗，肾气丸主之。"所以，治疗选用肾气丸，从肾气虚损着眼，平补肾阴肾阳。佐以地骨皮、川芎、当归，有地骨皮饮之意，养血滋阴清热。更加淡竹叶、黄芩、栀子增强清热之力；加猪苓使利水效增；伍葛根解肌生津；陈皮、枳实理气消积。二诊症轻，效不更方，去繁就减，删减部分药物后，加干姜增其"少火生气"之力；党参与方中山药、山萸肉相伍，使补肝脾效增；便秘日久，加少量大黄泄热存阴。三诊消渴之症增剧，排便次数增加。去温理泻下之剂，加黄柏清热，川牛膝引火下行。

参考文献

［1］王晨琳，许二平.许二平教授治疗功能性便秘验案3则［J］.光明中医，2020，35（24）：3976-3978.

闫凤杰运用济川煎加减治疗老年功能性便秘经验

【名医简介】闫凤杰，长春中医药大学教授。

【经典名方】济川煎（出自《景岳全书》）加减。

组成：当归20 g，肉苁蓉20 g，牛膝15 g，枳壳15 g，茯苓20 g，升麻15 g，盐泽泻15 g，杜仲15 g，炙甘草10 g，黄芪20 g，浮小麦15 g，丹参15 g，菟丝子15 g，覆盆子15 g，生白术20 g。

【学术思想】临床治疗便秘时，各证型并非皆独立存在，且便秘常可引起腹胀、腹痛、食欲减退、睡眠不安等症，故治疗宜随证施治，灵活选药。另外，便秘应重视调护，结合合理饮食、调节情志及适度运动等。

【诊断思路】便秘是指粪便在肠内滞留过久，秘结不通，排便周期过长，或周期不长，但粪质干结，排出艰难，或粪质不硬，虽有便意，但便而不畅的病证。便秘的发生与患者生活、年龄、饮食等因素密切相关，同时亦可继发于外科手术、热病，以及脏腑、气血津液等相关病证中，尤以中青年女性及年老体弱者多见。

【治疗方法】以下3个医案均以济川煎为基础方，本方证因肾虚开合失司，气化无力，津液不布，肠失濡养所致。治当温肾益精，润肠通便。方中诸药合用，既可温肾益精治其本，又能润肠通便以治标，补中有泻，降中有升，寓通于补之中，寄降于升之内。必须注意的是，年老体弱及产后病后等体虚便秘，多为气血不足，阳气虚弱，治疗宜缓缓图之，不妄图速效。

【验案赏析1】张某，女，73岁，2017年4月22日前来就诊。时值初春，天气回暖，患者仍着厚衣厚裤。自述顽固性便秘二三十年，深受其苦。大便每多秘结，艰涩难出，但便质不硬，有时感觉腹中冷痛。面色白，纳呆，腹部胀满，眠可，腰部酸痛，乏力，偶有虚冷汗出，小便清长，舌质淡，苔白薄腻，舌体略胖边有齿痕，脉沉迟。无糖尿病病史。处方：当归20 g，肉苁蓉20 g，牛膝15 g，枳壳15 g，茯苓20 g，升麻15 g，盐泽泻15 g，杜仲15 g，炙甘草10 g，黄芪20 g，浮小麦15 g，丹参15 g，菟丝子15 g，覆盆子15 g，生白术20 g。5剂，水煎取汁300 mL，每次150 mL，日2次分服。嘱患者清淡饮食，适当运动。病情变化随诊。

二诊：患者自述排便仍不通畅，有便意但每次排便量少，腹部胀满稍减，纳食可，怕冷症状减轻，仍有乏力，偶有汗出，腰部酸痛不适，舌脉同前。在原方基础上将黄芪用量加至30 g，远志用量加至20 g。仍5剂，服法改为每次100 mL，日3次分服。

三诊：患者自述每日可排便1次，排便量增多，便质不甚硬，但仍有不通畅之感。周身轻松不少，乏力症状减轻，无汗出，腰部疼痛减轻，舌质红润，苔略腻，边有齿痕，脉沉。在原方基础上去浮小麦，加柏子仁15 g，5剂，服用方法同前。

四诊：患者自述排便通畅许多，感觉身体轻松，嘱患者继服上方。

【按语1】患者为老年女性，年高体弱，粪质不硬不干，欲便不出，根据其症、舌脉表现，可辨证为虚秘——脾肾阳虚证。本证以温阳通便为法，虚则以养正为先，方中肉苁蓉、牛膝温补肾阳，润肠通便；其又兼有气虚之象，故重用黄芪补气，加菟丝子增其温肾通便之力；升麻、泽泻升清降浊；枳壳宽肠下气；观其舌象有脾虚湿象，故予白术、茯苓补气健脾渗湿；杜仲补肾阳，强腰膝。方中补中有泻，降中有升。故脾肾之阳得以温煦，气虚得以补益，正气充足，患者便畅，通体轻松。

【验案赏析2】李某，男，65岁，2017年6月5日前来就诊。诉：大便干结不通6年余，虽有便意，但临厕排出艰难，自述有时用开塞露后，可排出些许，不用时仍不能排。四肢不温，自述手脚发凉，有时手、脚心有冷汗。平素酒食不节、操劳、思虑过度，近日来出现胃脘隐隐疼痛，脘腹胀满，嗳气，食少，眠差，情绪低落。舌淡苔白，有瘀点，脉细无力。胃镜示：浅表性胃炎。幽门螺杆菌阴性。处方：肉苁蓉20 g，牛膝15 g，当归20 g，枳壳15 g，茯苓20 g，盐泽泻15 g，炙甘草10 g，黄芪20 g，白芍20 g，桂枝15 g，大枣15 g，生姜15 g，炒酸枣仁20 g，合欢15 g。6剂，水冲取汁300 mL，每次150 mL，日2次分服。嘱患者节饮食，忌食生冷油腻辛辣之物，调情志。病情变化随诊。

二诊：大便仍不通畅，排便次数增多，但每次便量少。胃脘部疼痛减轻，仍有满胀感，嗳气，睡眠质量较前改善。舌脉同前。在原方基础上加入木香10 g，6剂，服用方法同前。

三诊：患者自述排便轻松一些，便质干，胃痛减轻，无胀感，食欲可，睡眠可。在上方基础上加柏子仁15 g，6剂，服法同前。嘱患者可在平时饮用蜂蜜水，适当运动，戒烟酒，保持心情舒畅。

四诊：患者微笑进入诊室，自述排便通畅不少，胃痛减轻，观其舌质淡红，瘀点减少，按其脉象平而有力。患者症状良好，上方继续服用一段时间。

【按语2】本例以温肾通便，温中补虚，理气止痛为治疗原则。患者除阳虚便秘之外，兼有胃脘痛（中虚气滞）的表现。故在应用济川煎通便的同时，加入黄芪建中汤以温中补虚。加入木香，取其行气止痛消瘀之功；加入炒酸枣仁养心安神；合欢一药取其功用"安五脏，和心志，令人欢乐无忧"；患者便质较干，加入柏子仁以润肠通便。是以便秘得通，胃痛得减，情志得舒，夜寐得安。

【验案赏析3】刘某，女，68岁，2017年9月25日就诊。自述便秘10余年，便质黏腻不干不稀，经常三五日如厕一次，且排出不畅，便后总有擦拭不净之感，黏便池。平素食少，腹胀，腹痛绵绵，喜揉喜按，用暖水袋温腹则舒，四肢不温。心情烦闷急躁，夜寐差，辗转不能入睡，心悸，多梦，常有腰部酸痛，肤色晦暗，肤质粗糙有色斑。舌质暗淡，苔白干，脉濡。心电图：大致正常心电图。处方：炒酸枣仁30 g，川芎15 g，知母15 g，首乌藤20 g，肉苁蓉20 g，牛膝15 g，当归20 g，山药20 g，枳壳15 g，茯苓20 g，杜仲15 g，白芍15 g，炙甘草10 g。5剂，水煎取汁300 mL，每次150 mL，日2次分服。嘱患者避风寒，清淡饮食，调情志，病情变化随诊。

二诊：患者自述服药第3日晨起排便，黏便，腹部冷痛稍减，仍有腹部胀满。睡眠有改善，但夜里仍然会醒来2次，醒后有心中悸动之感，不能再入睡，舌脉与之前相较无大改变。在原方基础上加入莱菔子15 g，甘松20 g，茯神20 g。5剂，服用方法同前。

三诊：患者仍三五日排便一次，排便较之前轻松一些，腹痛腹胀减轻，矢气多，食量增多，睡眠质量见好，夜里醒后可再次入睡，心慌减轻，面色稍暗有华，仍时有腰部酸痛，舌质淡，苔白，脉濡。前方基础上杜仲用量增至20 g，并加入桑椹20 g，5剂，用法用量同前。嘱患者每日临睡前用药渣泡脚半小时，平时注意保暖。

四诊：患者便次增多，如厕有通畅感，频转矢气，腹部胀满明显减轻，无腹痛，纳可。睡眠质量好转，偶有心慌，但患者无明显不适，腰部酸痛减轻，舌脉同前。上方去莱菔子，5剂，用法用量同前，继续服用。五诊：患者自觉便可，睡眠香甜，可一觉至天明，心情舒快，精神愉悦，嘱患者继续服用上方一段时间。病情变化随诊。

【按语3】患者为老年女性，便秘多年，脾阳不足，日久及肾，肾水不足，不能上济于心，以致心肾不交，因而不寐，伴有心悸。故本例以健运脾阳通便，滋肾养心安神为治疗大法，除用济川煎助阳通便外，方中应用酸枣仁汤以养心安神，源自《金匮要略》有云："虚劳虚烦不得眠，酸枣仁汤主之。"茯苓健脾养心安神，与茯神两药相合，增强本方养心安神之力；加入莱菔子降气除胀，甘松理气止痛；杜仲强腰膝，桑椹滋阴补血，生津润肠。故脾阳得运，虚秘得通，腹痛得减，腹胀得消，水火既济，心神得安。

参考文献

[1] 孙潘悦，苏步垚，闫凤杰. 闫凤杰教授运用济川煎加减治疗老年功能性便秘验案举隅[J]. 世界最新医学信息文摘，2018，18（35）：151-152.

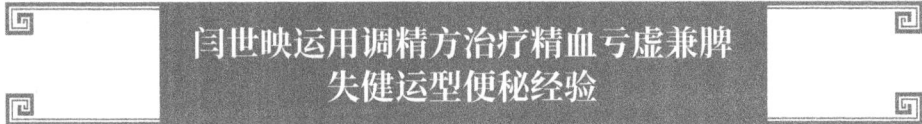

闫世映运用调精方治疗精血亏虚兼脾失健运型便秘经验

【名医简介】闫世映，黑龙江中医药大学主任医师。

【经典名方】自拟调精方。

组成：黄芪15g，桂枝15g，白芍15g，熟地黄60g，肉苁蓉15g，生白术60g，厚朴25g，干姜10g，川芎10g，炙甘草10g，生姜（切）30g，大枣（擘）15g。

【学术思想】便秘之疾，临证多见，而病因繁多，用药亦有差别。精血亏虚兼脾失健运证便秘，临证亦为多见，尤以老年患者、产妇及月经量少或有崩漏等失血病史的女性多见，《万病回春·大便闭》"虚弱并产妇及失血，大便不通者，血虚而闭也"之述诚乃经验之谈。该类患者多具长期便秘病史，主症为大便干结呈羊粪状、不黏滞、无便意，兼症常见月经量少、经期错后、腹胀纳差等。治宜填精益髓，运脾通便，滋补化源，正如《景岳全书》所述"津血枯涸而大便难""法当滋补化源"。闫教授强调，治精血亏虚兼脾失健运证之便秘，重在把握精血亏虚兼脾失健运之病机，次则重视熟地黄、生白术之用药剂量及配伍，余之兼症当据病机酌情加减药物，不可拘泥。

【诊断思路】便秘是指粪便在肠内滞留过久，秘结不通，排便周期过长，或周期不长，但粪质干结，排出艰难，或粪质不硬，虽有便意，但便而不畅的病证。便秘的发生与患者生活、年龄、饮食等因素密切相关，同时亦可继发于外科手术、热病，以及脏腑、气血津液等相关病证中，尤以中青年女性及年老体弱者多见。

【治疗方法】熟地黄、生白术为闫教授治疗精血亏虚兼脾失健运证便秘的常用药对，其强调精血亏虚甚者，熟地黄量宜大，可配伍肉苁蓉，舌红者，可改熟地黄为生地黄；脾失健运无便意者，生白术宜重用；气滞者，可加枳壳宽肠下气；血虚甚者，可加当归养血润肠通便；其余兼症，酌情加减。

【验案赏析1】刘某，女，17岁，学生，2017年11月1日初诊。诉便秘1年有余，3～5日一行，大便干结，常呈羊粪状，不黏滞，无便意。汗出恶风，倦怠乏力，脘腹胀满，纳差，食冷饮则胃痛。腰脊空痛，月经量少色淡，周期错后，痛经，少许血块，末次月经2017年10月15—19日。唇淡，睑白，舌淡胖略暗、苔水滑，舌下静脉未见明显曲张，脉浮细。诊为便秘。处方：黄芪15 g，桂枝15 g，白芍15 g，熟地黄60 g，肉苁蓉15 g，生白术60 g，厚朴25 g，干姜10 g，川芎10 g，炙甘草10 g，生姜（切）30 g，大枣（擘）15 g。5剂，水煎服，日1剂。

2017年11月12日二诊：患者自述药后排便甚为顺畅，诸症几无，今日月经如期而至，量较前增加而色趋正常，痛经未显，欣喜万分。现唯余轻微腰酸。虑其为学生，经济能力有限，嘱取熟地黄500 g，当零食服，以胃脘舒适为度，并嘱规律饮食作息，勿熬夜。随访至今，身健。今已入学某中医药大学，就读于中医学专业，此乃后话。

【按语1】该患大便干结日久，常呈羊粪状，腰脊空痛，月经量少色淡，唇淡，睑白，精血亏虚证显。无便意，倦怠乏力，脘腹胀满，纳差，为脾虚运化无力所致。汗出恶风，倦怠乏力，则有营卫不和、卫表不固之证。食冷饮则胃痛，乃中阳不足，水饮不化，恰与舌淡胖，苔水滑相符。故重用熟地黄填精益髓，伍肉苁蓉益精血，润肠通便，重用生白术、厚朴运脾以通便，且可防熟地黄、肉苁蓉滋腻碍胃。以桂枝加黄芪汤治营卫不和、卫表不固之证，观舌可知水饮不化，故加大生姜用量，温散水气，又因患者中阳不足，食冷饮则胃痛，故加干姜温中散寒止痛。患者月经周期错后，痛经，少许血块且舌质略暗，故加川芎通行血脉。精血足，脾运健，则血水利，大便通，诸症悉除。二诊熟地黄用法乃闫教授临证治精血亏虚证便秘及月经涩少之特色，取"丸药缓服"之意，既节省药材，又保证填精益髓之效，同时有利于减轻患者经济负担，一举多得，此善后之法值得重视。

【验案赏析2】 曾某，女，20岁，学生，体形略瘦，2018年11月30日初诊。诉便秘3年有余，近期加重。现多7～10日一行，大便干结，常呈羊粪状，不黏滞，无便意，伴肛裂出血、疼痛，坐立不安。荨麻疹半年有余，反复不愈，瘙痒难耐，腹胀纳差。腰脊空痛，月经量少，颜色正常，无血块，周期错后，末次月经2018年11月19日—21日。略口干，时觉手脚心热，舌淡、苔薄白，舌下静脉未见明显曲张，脉细。诊为便秘。处方：熟地黄60g，肉苁蓉15g，当归20g，柏子仁30g（打碎），生白术30g，白薇10g，牡丹皮10g，五味子10g，山萸肉10g，炙甘草6g。5剂，水煎服，日1剂。

2018年12月7日二诊：患者来诊，笑逐颜开，自述服药2剂，大便即通。药后排便顺畅，肛裂渐愈，荨麻疹亦随之减轻。现偶觉腰酸。患者要求巩固疗效。察其舌脉与前无明显变化，将前方熟地黄减为50g，生白术减为25g，再予5剂。并嘱规律饮食作息，勿熬夜。此后，继前方思路，稍事加减，再服20剂。随访至今，诸症悉平。

【按语2】 该患便秘多年，粪质干燥，甚则肛裂，腰脊空痛，月经量少，脉细，一派精血亏虚之象。精血不足，血虚生风，则可见荨麻疹。"治风先治血，血行风自灭"，故重用熟地黄填精益髓，肉苁蓉峻补精血、润肠通便，当归补血活血、润肠通便，柏子仁养心安神、润肠通便，重用生白术运脾通便，又可防熟地黄、肉苁蓉滋腻碍胃，稍佐白薇、牡丹皮清虚热，五味子、山萸肉味酸生津，合甘味药酸甘化阴，阴液足、精血足、脾健运则诸症悉除。该患初诊之时，其母陪同在侧，甚是紧张女儿便秘肛裂之疾，恐中药"疗效慢"，几次要求手术，患者略显抗拒，吾辈哀中医之式微，亦怜患者之苦痛，耐心解之，方肯一试，幸先生重剂起沉疴，终得患者信服。

【验案赏析3】 赵某，女，31岁，产后1个月，2017年5月6日初诊。诉便秘10余年，产后加重，痛苦不堪。现5～6日一行，便硬结块，不黏滞，无便意。腰脊空痛，乳汁量少，孕前月经量少，颜色及周期正常，舌淡红、苔薄白，脉细。诊为便秘。处方：熟地黄 25 g，肉苁蓉 20 g，当归 25 g，柏子仁 20 g，生白术 30 g，枳壳 10 g。7 剂，水煎服，日 1 剂。

2017 年 5 月 16 日二诊：欣喜来诊，自述药后排便通畅，乳汁渐增。余无明显不适。效不更方，再予前方 7 剂善后。

【按语3】 该患便秘多年，便硬结块，腰脊空痛，产后加重，精血亏虚证显。《金匮要略·妇人产后病脉证治第二十一》言："新产妇人有三病，一者病痉，二者病郁冒，三者大便难"，并解释其病因为"新产血虚……亡津液，胃燥，故大便难"。产后便秘，临证常见，然产妇及家属往往顾忌药物对婴幼儿的影响，而延误治疗，致使病情迁延不愈，同时影响产妇的生活质量，并在一定程度上影响产妇的心情。闫教授认为，产后便秘的治疗对改善产妇的生理、心理状态都具有重要意义，临证当予以重视。《素问·六元正纪大论》"有故无殒，亦无殒也"一言，不仅适用于孕妇，同样也适用于产后患者。闫教授认为，哺乳期的母亲心情愉悦、身体康健，孩子才能健康无虞。该患初诊之时，家属及患者均矛盾万分，既想解决患者的便秘之疾，又恐哺乳期服药对婴儿有不良影响，经闫教授耐心开导，方愿一试。幸先生医术精良，不负患者所托。全方不用以大黄为代表的中药刺激性泻药而得大便通畅之预期疗效，实乃辨证用药精准之功。

参考文献

[1] 闫福平，曲苗，刘静，等.闫世映先生治疗精血亏虚兼脾失健运型便秘验案举隅[J]. 中国中医药现代远程教育，2020，18（21）：69-71.

第四章 便 血

张冰运用活血祛瘀法治疗活动期溃疡性结肠炎便血经验

【名医简介】 张冰，北京中医药大学教授。

【经典名方】 下瘀血汤（出自《金匮要略》）加减。

组成：桃仁 10 g，当归 15 g，三七 15 g，赤芍 15 g，炙甘草 10 g，川芎 15 g，乳香 15 g，没药 15 g，酒大黄 10 g，槟榔 15 g，木香 5 g。

【学术思想】 张教授多年来一直致力于中医药治疗溃疡性结肠炎的研究，在中医整体辨证论治的指导下，结合自己多年临床经验，认为瘀血阻络是活动期溃疡性结肠炎便血的原因之一，瘀血既是便血的病理产物，又是便血的一个重要致病因素。故自拟活血祛瘀的"下瘀血汤"，主要用于血瘀肠络证，其主治症状为便血、腹痛、腹泻、里急后重等。方中以活血祛瘀药为主，辅以行气活血药、通腑祛瘀药。研究表明活动期溃疡性结肠炎便血患者血液呈高凝状态，患者血小板指标较正常人多有增高，血液高凝状态导致血液循环减慢，肠黏膜血液灌流减少，细胞缺血、缺氧，进而引起肠黏膜组织损伤，形成溃疡，其"高凝状态"正好佐证了气血受阻、血瘀肠络的发病机制，这与中医的瘀血症是一致的。"瘀血出血"多由瘀血日久、血不循经而成，即"离经之血即是瘀血"之意。《血证论》在治疗血证时，明确提出："凡系离经之血，与荣养周身之血，已睽绝而不合……此血在身，不能加于好血，而反阻新血之化权，故凡血证，总以祛瘀为要。"故采用活血祛瘀法治疗旨在正本清源，使瘀去而出血自止，同时通过对血小板的活化产生抑制作用从而对炎症进行调节，减少对血管内皮的刺激，改善高凝状态，促进疾病的康复。王清任云："治病之要诀，在明白气血。"祛瘀可行血，血行则气畅，瘀血得以消融，气机得以畅通，使瘀血祛，新血生，肠络活，腐肉祛而新肌生，促进组织的修复和再生。

【诊断思路】溃疡性结肠炎是临床上较常见的，但病因尚未明确的消化道慢性非特异性炎症性疾病，病变主要位于结肠黏膜层，其表现为炎症或溃疡，多累及直肠、结肠远端，便血是活动期溃疡性结肠炎常见的并发症，长期反复的便血对患者伤害极大，甚至引发严重贫血。对于活动期溃疡性结肠炎便血血瘀肠络证的患者，传统中医理论认为活动期溃疡性结肠炎便血者不宜使用活血药，活血药会加重出血，因而有些医家对症治疗后一般选用收敛止血药，如白及、仙鹤草等，用药后患者便血症状虽有改善，然根本病因肠道瘀血未除，停药后常反复发作，缠绵难愈。

【治疗方法】

（1）配伍疏肝理气药。对于活动期溃疡性结肠炎便血血瘀肠络证的治疗，要灵活掌握，随证加减。气为血帅，气行则血行，气滞则血瘀，反之，血瘀也可导致并加重气滞。《丹溪心法》曰："气血冲和，万病不生。一有怫郁，诸病生焉"，故人生诸病，多生于郁。"肝主藏血，气结而血亦结"，肝气郁滞，血行不畅，瘀血内停，百病生也。若情志失常，肝气失于疏泄，气机不畅致血行受阻，则可形成气滞血瘀。气滞血瘀在活动期溃疡性结肠炎便血的发病中具有特别重要的意义，是其发生发展的重要环节及病机关键。若患者常有胸胁胀闷、善叹息、腹胀纳呆等症状，可佐以柴胡、木蝴蝶、郁金等疏肝理气，行气解郁；陈皮、枳壳等理气宽中，健脾除胀。

（2）配伍清热解毒药。《证治汇补》云："饮食不节，起居不时……闭塞滞下，为飧泄肠澼。滞下者，谓气食滞于下焦，肠澼者，谓湿热积于肠中，即今之痢疾也……故曰无积不成痢，痢乃湿热食积三者。"平素饮食失节，湿滞肠中，日久化热，湿热内蕴，盘踞肠间，瘀热滞留肠间，血瘀则气滞，气血壅滞，使得肠道传导失司，脂络受损，腐败成疡，化为脓血而致病。《温疫论》认为大便蓄血的病因在于瘀热搏结，如"便血，不论伤寒时疫，盖因失下，邪热久羁，无由以泄，血为热搏，留于经络，败为紫血"。若患者常有大便腥臭、血色深红等症状，可佐以白头翁、秦皮、黄芩、黄柏等清热解毒，燥湿清肠。

（3）配伍温阳散寒药。中医认为阳气能温养全身，人体生命活动的动力，其生发之源在于肾。肾为先天之本，张景岳说："天之大宝，只等一丸红日，人之大宝，只此一息真阳。"肾中阳气为立命之本，肾阳虚则温煦功能减弱，寒邪凝滞，气机不畅，气血运行不通，瘀血内生，停于肠络，发为此病。《素问·调经论》"寒独留，则血凝泣，凝则脉不通"，论述了因寒致瘀、因瘀而使血脉不通的病机，可见寒与瘀有一定的因果关系。若患者常出现腰膝酸冷，手足不温，可佐以附子、干姜等温阳散寒；鹿茸、肉苁蓉、巴戟天等温补肾阳，驱寒除湿。

（4）配伍益气健脾药。中医理论认为，脾乃气血生化之源，为后天之本。脾之生理功能主要在于"主运化与统血"。脾气虚则生化不足，推动功能减弱，血行无力，日久成瘀。脾气虚，还造成统血功能障碍，从而导致"血不循经""血溢脉外"，发生各种出血症状，包括便血。"气为血帅，血为气母"，清代医学名家王清任在其著作《医林改错》中提及"元气既虚，必不能达于血管，血管无气，必停留而瘀"，说明气与血关系密切。《张氏医通》谓"气与血两相维附，气不得血，则散而无统；血不得气，则凝而不流"，说明血液的运行赖于气的推动，而气亦需血的滋养、载运方不致耗散亏损。由此可见，气虚日久必然导致血瘀。若患者常出现疲劳乏力、气短、头晕等症状，可佐以黄芪、人参、党参等补气行血；党参、白扁豆、山药等补脾益肺。

【治疗绝技】活血祛瘀法治疗活动期溃疡性结肠炎便血。

【验案赏析】患者，男，53岁，2016年9月26日初诊。主诉：便血反复发作2年，加重伴腹痛3天。现病史：患者3天前无明显诱因出现便血加重，于当地医院接受对症治疗（具体不详），症状未见缓解，反而呈进行性加重。刻下：患者便血，血色暗红，伴腹痛，疼痛如针刺之状，里急后重，大便不畅，5~6次/日，食少腹胀，神疲乏力，舌质紫暗，舌苔少，舌下络脉呈青紫，脉弦涩。患者自述近3年体重减轻25 kg。既往史：有溃疡性结肠炎病史7年。中医诊察：神情语明，精神疲惫，表情痛苦，面色晦暗，声音低弱。查体：脉搏68次/分，血压100/60 mmHg，下腹部压痛明显。辅助检查：①纤维结肠镜：乙状结肠、直肠自距肛门20 cm开始黏膜充血水肿，凹凸不平，部分黏膜可见浅表溃疡，上覆黄白苔；②血常规：血红蛋白88 g/L，血小板360×10^9/L，中性粒细胞百分比75.36%；③凝血功能：凝血酶原时间10秒。西医诊断：溃疡性结肠炎。中医诊断：便血（血瘀肠络证）。治以活血祛瘀、通络止痛，方拟下瘀血汤加减。处方：桃仁10 g，当归15 g，三七15 g，赤芍15 g，炙甘草10 g，川芎15 g，乳香15 g，没药15 g，酒大黄10 g，槟榔15 g，木香5 g。7剂，日1剂，水煎300 mL，分早晚温服。服药期间，嘱停用其他药物，并嘱患者保持心情舒畅，禁食生冷辛辣油腻之物。并在诊疗过程中通过解释、安慰、开导、鼓励等心理暗示法来缓解患者精神压力，增强其战胜疾病的信心。

2016年10月4日二诊：患者便血减轻，大便量增多，泻后觉腹中疼痛减轻，大便4～5次/日，腹胀，食少乏力，舌淡紫，苔薄，脉沉弦。查体：下腹部压痛减轻。在上方加麦芽30 g，黄芪30 g，枳壳15 g，续服7剂。

2016年10月19日三诊：患者便血伴腹痛明显减轻，大便2～3次/日，乏力、腹胀好转，口干口渴，食欲尚可，舌淡，苔薄，脉弦细。中医诊察：神情语明，精神良好，表情自然，面色少华，声音如常。查体：下腹部压痛明显减轻。辅助检查：①纤维结肠镜：结肠、直肠黏膜无充血、水肿，溃疡愈合；②血常规：血红蛋白90 g/L，血小板267×10^9/L，中性粒细胞百分比68.20%；③凝血功能：凝血酶原时间13秒。在二诊方的基础上去酒大黄、槟榔、木香，加太子参15 g，山药15 g，续服7剂。电话随诊3个月未见复发。

【按语】本案患者有溃疡性结肠炎病史3年，病程日久，缠绵难愈，病久势必导致血瘀肠络，气机不畅。正如叶天士《临证指南医案》中所述"初为气结在经，久则血伤入络"，从而导致络脉不通，血行不畅，进而出现血瘀于络脉、血瘀于肠道等病理变化。久病未愈，瘀血滞留肠间，气血壅结，使得肠道传导失司，脂络受损，血不循经而外溢，故见便血。肠络瘀滞，滞塞气机，不通则痛，故见腹痛、腹胀。血液检查见凝血酶原时间缩短，血液呈高凝状态。纤维结肠镜可见结肠黏膜充血、水肿，因此，黏膜血管扩张，造成血管的通透性增加，血离脉道，日久则成瘀。舌质紫暗、舌下络脉呈青紫、脉弦涩等均提示该病患者多存在瘀血之象。溃疡性结肠炎病程长，长期的血液运行不畅，形成血瘀肠络的病机特点，必然影响受损黏膜的愈合，也就影响疾病的恢复。唐容川所著《血证论》特别强调了出血与瘀血的密切关系，如在论述瘀血缠绵不愈，反复发作时云："失血何根，瘀血即其根也，故凡复发者，其中多伏瘀血。"瘀血不去，新血不生，气血难续，正气愈虚，肠道更失所养，故病情反复，经久难愈。患者属血瘀肠络证，选用自拟的"下瘀血汤"，方中桃仁入大肠经，《神农本草经》载桃仁"主瘀血血闭"，善泄血分，祛瘀力强，并有苦降导下之性，含脂质润，又可润肠通便；当归，为活血行瘀之要药，气温味甘，能和血补血，尾破血，身和血；三七，活血而不破血，活血之中又有补益之功效，《医学衷中参西录》称"三七……善化瘀血，又善止血妄行……病愈后不至瘀血留于经络……化瘀血而不伤新血，允为理血妙品"；赤芍，活血祛瘀止痛，与甘草配伍，增强缓急止痛的作用。"凡治血者必调气，使气不为血之病，而为血之用，斯得之矣"，气行则血行，血行则瘀血除，说明行气可促进瘀血的排除，方中加入行气活血祛瘀药川芎，既能活血祛瘀，又能行气止痛，为"血中之气药"；乳香、没药行气活血，消肿生肌，《本草纲目》："乳香活血，没药散血，皆能止痛消肿生肌，故二药每每相兼而用。"根据"六腑以通为用"的特点，加入行气导滞祛瘀药，肠腑通，瘀血下，说明导滞亦可促进瘀血的排出；大黄，活血祛瘀，泻下通腑，如《血证论》所说"大黄一味，既是气药，即是血药，止血而不留瘀，尤为妙药"；木香和槟榔为常用药对组合，行气导滞，通利大肠，《证治准绳》云"溲而便脓血，知气行而血止，行血则便自愈，调气则后重除"，不仅可加快血流，而且能促进肠管蠕动，促进瘀血的排出。合而用之，则瘀血除，气血和，便血止。二诊时便血好转，患者食少乏力，腹胀，故原方加麦芽健脾和胃，黄芪补气健脾，枳壳理气消胀；三诊时便血明显好转，久泻伤阴，故去大黄、槟榔、木香，患者口干乏力，加太子参、山药益气生津养阴。这不仅是中医"法随证立，方由法出"的具体体现，也是中医"活血祛瘀法"的治疗优势之所在。

参考文献

[1] 刘朝霞，牟倩，张冰．活血祛瘀法治疗活动期溃疡性结肠炎便血验案一则［J］．环球中医药，2018，11（3）：378-380.

向生霞运用仲景经方治疗癌性便血经验

【名医简介】 向生霞，四川省中西医结合医院肿瘤科主任中医师，研究方向为中西医结合治疗肿瘤。

【学术思想】 血从大便而出谓之"便血"，血之出处有在上在下之分，现代医学称为上消化道出血及下消化道出血，中医学谓之远血及近血。仲景首创便血、吐血辨证论治体系，其《金匮要略·惊悸吐衄下血胸满瘀血病脉证治第十六》专篇论述，奠定了论治消化道出血的基础，加之散在于其他杂病的有关便血诊治的论述，形成了仲景治疗便血学术理论。

【治疗方法】①桃核承气汤治疗直肠癌属阳明便血证；②赤小豆当归散治疗直肠癌属湿热便血证；③黄土汤治疗放射性肠炎属脾阳虚便血证；④抵当汤治疗晚期宫颈癌便血属下焦瘀血证；⑤桃花汤治疗结肠癌属阳虚下利脓血证。

【治疗绝技】 运用仲景经方治疗功能性便秘。

【验案赏析1】 王某，男，45岁，因反复便血1个月就诊，有痔疮史。自述肛门口坠胀，有便意，大便难解，蹲厕后有鲜红色液体流出，肛门有灼热感，伴有大便干结，烦躁，口干欲饮，头部出汗，乏力，偶有腹胀，舌暗红苔黄干，脉滑数。在当地医院做肠镜提示直肠占位，病理检查示"腺癌"。因腹外科床位紧张，先予中药治疗，辨证为阳明热结，迫血妄行。方选桃核承气汤加减以泄热逐瘀、凉血止血。处方：桃仁15g，桂枝10g，丹皮15g，赤芍15g，生地15g，地榆15g，大黄10g，芒硝5g（后下），槐花15g，黄芩10g，防风10g，甘草5g。连服7剂，患者便血基本消失，大便通畅，出汗减轻，肛门坠胀感明显减轻，入院后顺利完成手术根治术。

【按语1】 因阳明邪热迫血妄行，血为热迫而下行，临床上常见阳明热盛之便血。《伤寒论》第112条云："太阳病不解，热结膀胱，其人如狂，血自下，下者愈。其外不解者，尚未可攻，当先解外。外解已，但少腹急结者，乃可攻之，宜桃核承气汤。"《伤寒论》第216条云："阳明病，下血谵语者，此为热入血室。但头汗出者，刺期门，随其实而泻之，濈然汗出则愈。"《注解伤寒论》中云："下血者，便血也。"谵语、头汗出提示热入血室，与阳明腑实证全身汗出明显不同。辨证用方为桃核承气汤，本方为调胃承气汤减芒硝之量而加桂枝、桃仁而成。方中桃仁行血逐瘀、滑利下行为主药；得桂枝辛温通阳理气，气得利，血则活，同时制约芒硝、大黄寒凉之性，助调胃承气汤疏利通道，又不失泄热逐瘀之原旨。大黄苦寒，既可荡涤实热，又能凉血化瘀，为气血两调之圣品，以之相佐，则全方泄热通瘀。芒硝咸寒软坚，润燥清热，以助大黄通泄之功，佐以槐花、地榆、黄芩、防风清肠疏风、凉血止血，甘草益胃护中、调和诸药，缓诸药峻烈之性，使祛瘀不伤正。全方寒温并用，共奏泄热祛瘀、凉血止血之效。

【验案赏析2】 张某，男，47岁，平素喜食肥甘厚腻和辛辣之品，并有多年饮酒史。因便血1天就诊，自述鲜血便，肛门有坠胀感，伴口干口苦，小便黄，舌红苔黄腻。肛门检查提示直肠下端占位，质中等以上，指套染血。随即预约肠镜。辨证湿热下注，热迫血行，治以中药赤小豆当归散加龙胆泻肝汤加减。处方：赤小豆15 g，当归10 g，柴胡10 g，黄芩15 g，栀子15 g，生地15 g，木通10 g，车前子15 g，槐花15 g，侧柏炭15 g，防风15 g，甘草5 g。日1剂，7剂后出血和坠胀感明显减轻。肠镜及活检提示直肠下段腺癌，安排入院行手术治疗。

【按语2】《金匮要略·惊悸吐衄下血胸满瘀血病脉证治第十六》云"下血，先血后便，此近血也，赤小豆当归散主之。"《金匮要略心典·惊悸吐衄下血胸满瘀血病脉证治》云："下血先血后便者，由大肠伤于湿热，而血渗于下也，大肠与肛门近，故曰近血。"因湿热浸淫脉道，迫血溢于脉外而下注，临床上常见湿热出血之便血。临床要点是便血色鲜红，治宜赤小豆当归散。本方具有清热利湿、凉血止血之功，主治湿热下注，大便下血，先血后便者，临床常用于辨证为湿热下注的痔出血即近血，后世所谓"肠风脏毒"。方中赤小豆以其能利湿行血去瘀也，浸取其芽，取其升发之性，其功便捷；其用当归者，以其能活血补血润肠去瘀也。二者合用，血热去而血瘀自去。在此基础上加龙胆泻肝汤及槐花、侧柏炭等增强清热利湿凉血止血之品。

【验案赏析3】王某，女，68岁，反复便血2月余。患者6个月前因子宫内膜癌先后行手术及放化疗，常便后出血，色暗，伴便稀，日3～4次，偶有腹痛腹胀，肛门有坠胀感，伴乏力，怕冷，纳差，舌淡胖，边有齿痕，苔白腻，脉沉细数。西医考虑子宫内膜癌，放射性肠炎伴便血，予云南白药、地奥司明等治疗，无效。中医辨证为脾阳不足，中焦虚寒，方选黄土汤加减。处方：赤石脂（包煎）30 g，生地15 g，附片（先下）30 g，阿胶（烊化）10 g，黄芩10 g，炒白术15 g，人参20 g，三七10 g，炮姜炭15 g，栀子炭15 g，荆芥炭15 g，炙甘草5 g。日1剂，7剂便血明显减少，大便次数每天1～2次，偶有腹痛。二诊加陈皮10 g，防风15 g，砂仁5 g以健脾疏风。目前在门诊随访中。

【按语3】本例属女性盆腔肿瘤放疗后常见并发症，病情反复缠绵难愈，重则出现肠穿孔、肠瘘，严重影响患者生活质量。《金匮要略·惊悸吐衄下血胸满瘀血病脉证治第十六》："下血，先便后血，此远血也，黄土汤主之。"《金匮要略心典·惊悸吐衄下血胸满瘀血病脉证治》云："下血，先便后血者。由脾虚气寒失其统御之权。而血为之不守也。脾去肛门远。故曰远血。"

因脾阳虚伴气虚，失去统摄之权，不能固摄血脉而血溢于脉外，临床上常见脾阳虚之便血，常伴有血色暗淡，四肢不温，面色萎黄，舌淡苔白，脉沉细无力等脾气虚寒及阴血不足之象。治当温阳健脾、养血止血，方选黄土汤，因伏龙肝不常见，常用赤石脂代替以温中止血，方中用生地、阿胶滋阴养血止血。当有面色苍白、疲劳、极虚贫血等症，用大量附片祛阴寒，合白术去温脾阳补中气，甘寒滋润生地与阿胶滋阴养血止血，更配苦寒黄芩，合用以制约术附过于温燥之性，生地、阿胶得术附又不虑其滋腻呆滞，此方寒温并用，标本兼治，刚柔相济，温阳而不伤阴，滋阴而不碍阳。吴瑭称本方"甘苦合用，刚柔互济"。加人参、三七加强补气止血之力，炮姜炭温阳止血，栀子炭、荆芥炭利湿止血。诸药合用，脾阳健，虚寒除，养血止血俱获效验。

【验案赏析4】 兰某，女，41岁，因便血2天入院，3年前确诊宫颈腺癌，因属晚期无手术指征予放化疗，1年前复发，在当地医院再行局部放疗和全身化疗，病情控制不理想，出现双下肢浮肿，逐渐加重呈橡皮样肿胀，伴腹胀、疼痛、阴道不规则出血，2天前患者出现发热，体温不详，偶有胡言乱语，腹胀腹痛，肛门有暗红色大便排出，当地医院考虑为宫颈癌肠道转移而致，西医无特殊治疗，其家人速送入院。见面色晦暗，贫血貌，四肢指端发黑，下腹胀，坚硬如石，按之疼痛，双下肢Ⅲ度浮肿，呈橡皮样，舌暗苔白腻，脉沉细无力。考虑证属下焦蓄血，治当逐瘀止血、温阳散寒，方选抵当汤加减。处方：水蛭5g，虻虫10g，桃仁10g，酒大黄10g，炮姜10g，附片30g（先煎），败酱草30g，薏苡仁60g，地榆炭30g，人参10g，三七10g。日1剂，第2剂后患者排出大量暗褐色大便，查大便隐血阴性。4剂后大便偏稀，故减大黄5g，7剂后自述腹胀有减轻，无便血，无发热，有饥饿感，精神好转，二诊减虻虫5g，加五苓散以健脾利水，目前在随访中。

【按语4】 本例是晚期宫颈癌伴腹腔转移，反复放化疗未控制肿瘤，再加上治疗不良反应，而致患者病情加重，正气不足，阴阳失衡，寒热错杂，虚实夹杂。因下焦瘀血病变部位常在大肠，或在女子胞宫等，因此下焦瘀血方证亦可用于热与血结之便血，治便血从下而解。《伤寒论·辨太阳病脉证并治》第124条云："太阳病六七日，表证仍在，脉微而沉，反不结胸，其人发狂者，以热在下焦，少腹当硬满，小便自利者，下血乃愈。所以然者，以太阳随经，瘀热在里故也。抵当汤主之。"《医宗金鉴》云："下血乃愈者，言不自下者，须当下之，非抵当汤不足以逐血下瘀，乃至当不易之法也。"仲景所言"下血乃愈"，其治当活血化瘀的峻剂，药力猛，方中除桃仁、大黄以外，还有水蛭、虻虫可以直入血络,行瘀破结。二药一飞一潜,相须为用,则破血逐瘀之力尤强。如体质虚弱,必须慎用,同时调养气血,平衡阴阳,以防血下太猛而致暴脱,得下即停药,不必尽剂。合病阳虚瘀毒,故加用薏仁附子败酱散,加炮姜温阳止血,三七养血活血止血,人参补气扶正,全方攻补兼施,寒温并用,共奏补气温阳、逐瘀散结,以达止血之效。针对下焦蓄血证,抵当汤比桃核承气汤在治疗蓄血程度上更强一些,后者主要症状是少腹急结,血自下,下者愈,少腹胀的程度轻一些,热与血结偏于热,以逐热为主;抵当汤主要治少腹硬满,提示有形之物,其人如狂,热与血结而瘀血偏重。辨证也要灵活对症化裁。

【验案赏析5】 赵某,女,73岁,因反复便血1月余就诊。1个月前患者因便血、大便稀溏在当地医院行肠镜及活检示乙状结肠腺癌,因患者体质差,有糖尿病病史拒接行手术治疗,求中医治疗。刻诊:消瘦,面色苍白,语音低微,倦怠乏力,诉每天腹泻数次,大便无度,常用尿不湿,稀便中夹有血水,时有黏液,肛门有坠胀感,纳差,腹部隐痛喜按,腹胀,怕冷,舌淡胖苔白厚偏干,脉沉细数无力。辨证为脾肾阳虚,虚寒腹泻,方选桃花汤加减。处方:赤石脂30 g,干姜15 g,当归10 g,白芍30 g,炒白术15 g,木香(后下)10 g,肉豆蔻10 g,肉桂10 g,附片(先煎)30 g,人参10 g,诃子10 g,败酱草15 g,薏苡仁40 g,甘草5 g。自行加粳米煎服,服7剂,诉大便次数每日减少至3~5次,不需用尿不湿,腹痛腹胀有减轻,脓血减少,精神有好转,效不更方,目前仍在门诊随访中。

【按语5】 患者系老年肿瘤患者,既往有糖尿病病史,因肾阳虚弱,不能固摄,脉络不固,而见阳虚滑脱之便脓血证,《伤寒论·辨少阴病脉证并治》第306条云:"少阴病,下利便脓血者,桃花汤主之。"第307条云:"少阴病,二三日至四五日,腹痛,小便不利,下利不止,便脓血者,桃花汤主之。"《伤寒论译释》临床以便脓血,腹痛,大便无度为主症。其治以桃花汤加真人养脏汤加减,涩肠固脱、温补脾肾。桃花汤以赤石脂温涩固肠为君药,干姜温中阳为臣药,佐以粳米益脾胃,三药合用,以奏涩肠固脱之功效。单用此方温补固涩力量不足,加诃子以增强涩肠止泻,肉豆蔻、肉桂以温补脾肾,附片辛热,温命门、暖脾胃,助阳驱寒之力较强,与肉桂同用,有补火生土之功。人参、白术益气健脾,久利伤阴血,以当归、白芍养血和营,木香调气导滞并止痛,甘草和中缓急。阳虚瘀毒,则合用薏仁附子败酱散以温阳祛瘀利湿。诸药合用,共奏温中涩肠、扶正散结之效,已达到扶正抗癌、带瘤生存的目的。此也符合仲景"随症治之",疾病病机复杂,有主有次,考虑整体全面,才能效如桴鼓,知常达变,领会仲景经方实质。

参考文献

[1] 向生霞,汤利萍,谢刚,等.运用仲景经方治疗癌性便血验案举隅[J].四川中医,2020,38(9):49-51.

第五章 肛 瘘

全国名中医陈民藩肛瘘挂线技术经验

【名医简介】陈民藩，首届全国名中医、福建省名中医、主任医师、教授，第二、第四、第六批全国老中医药专家学术经验继承工作指导老师，曾获全国中医药杰出贡献奖等荣誉称号，是福建省中医肛肠学科重要创始人。

【学术思想】陈教授带领团队对中医药防治肛瘘的诊疗规范及机制、中医康复等方面进行一系列研究，经过一甲子的沉淀，在理论上形成了"整体观念、内外并重、病证结合、湿热论治"的中医药肛瘘诊疗思想和"非观血、少损伤、保形态、保功能"的肛瘘手术思想，进而归纳为"存体寡损"的中医肛肠病外治法思想，对中医挂线技术应用提出"常变结合""虚实结合"的高位肛瘘中医挂线模式，达到了保功能和除疾病的完美结合。

【诊断思路】肛瘘主要是肛周脓肿的后遗症，是在一些病理因素作用下肛管、直肠与肛门四周皮肤形成的一种异常相通的管道。肛瘘部位有脓性分泌物流出，并伴有疼痛感与瘙痒感，病情反复发作，经久难愈。临床上将其分为4种，包括括约肌间肛瘘、经括约肌间肛瘘、括约肌上肛瘘、括约肌外肛瘘。其中，最常见的类型是括约肌间肛瘘。这是肛肠科的一种常见病与多发病，可发生于任何年龄，但30～40岁的人群是高发群体，男性发病率高于女性。

【治疗方法】陈教授中医挂线技术模式是在传统的挂线疗法基础上进行技术的创新，高位挂线技术的创新包括挂线塑型勒割引流术、挂线勒割旷置术、挂线引流术和多挂线术等。挂线顶端技术特色：用探针在主瘘管顶点向直肠肛门腔斜45°做人造内口，导入橡皮筋一次性持续紧线，挂线橡皮筋在术后 10～14 日自行脱落，该方法不同于传统高位挂线，挂线位置高于瘘管顶点，挂线顶点和瘘管顶点的连线与直肠腔壁约成45°，形成较好的引流角度，避免了传统挂线脱落后瘘管顶端引流不畅的弊端。低位引流切口的创新：确定以"保全肛门形态、优化创面引流"为指导的思想，将皮肤桥的宽度控制在 0.5～1.0 cm，既能有效地牵拉创面，防止肛门手术创面过度变形，又能确保肛门手术创面的引流通畅；皮肤桥留置肛门皮肤线以外，旁开主道创面约 2 cm；控制术后橡皮筋挂线脱离时间，通过术后紧线、牵拉等方式，将橡皮筋挂线脱落时间控制在 10～14 日。

【治疗绝技】陈教授将肛瘘诊治技术应用于肛瘘、高位肛瘘、高位复杂性肛瘘等的诊疗，形成了"存体寡损""非观血、少损伤、保形态、保功能"的中医肛肠病外治法指导思想和"常变结合""虚实结合"的中医挂线疗法陈民藩教授模式，在基础研究和临床应用中得到证实。融合生物力学开展的肛瘘挂线生物力学研究，填补了国内肛瘘挂线基础研究的空白，优化了肛瘘的诊治技术，提高了肛瘘的治愈率，推进了肛瘘中医挂线技术的升级完善。

参考文献

［1］黄娟，石荣，王菁.全国名中医陈民藩教授肛瘘挂线技术经验总结［J］.福建中医药，2020，51（3）：73-74.

方宗武运用引流法治疗肛瘘经验

【名医简介】方宗武，福建省福州市中医院主任医师。

【学术思想】肛瘘是肛肠科的常见病，手术是其治疗的唯一途径，而正确寻找内口是治疗成败的关键。在探查时，手法要轻柔，沿着肠壁最薄弱处穿出，切忌使用暴力，避免造成人为假道。充分保护肛门括约肌的功能是减少肛瘘术后后遗症的关键所在。在手术中，要认清解剖层次，注意保护，不要盲目切开，挂线后不要同时紧线，以免造成肛门括约肌的损伤而导致肛门失禁等后遗症。注意瘘管分支的寻找，在手术中要细心，在清除腐烂坏死组织的同时，要注意有无潜在的瘘管分支，及时发现予以处理，以免遗漏而致手术失败。若能术前在瘘口中预先注入亚甲蓝溶液，则在手术中更容易寻找到分支。对于肛缘皮肤创面较大的，可以在创面经彻底清创后采取部分皮肤缝合术。缝合时要注意全层缝合，不留无效腔，也可以待创面肉芽新鲜后，再行二期缝合。肛瘘的治疗没有固定的手术方式。其手术方式虽多，但无论何种方式，其手术的原则都是一致的，那就是既要彻底清除病灶，又要保证彻底的引流。术后抗感染也非常重要，每日便后以高锰酸钾粉溶液坐浴，换药时要注意创口的清洁程度及肉芽生长等情况，挂线者要适时紧线，以确保手术的成功。

【诊断思路】诊断标准：根据《中医病证诊断疗效标准》进行判定。只有1条管道，且位于肛管直肠环以下的为低位单纯性肛瘘；具有2条以上管道，位于肛管直肠环以下且有2个以上外口或内口者为低位复杂性肛瘘；只有1条管道，穿越肛管直肠环或位于其上者为高位单纯性肛瘘；有2条以上管道，位于肛管直肠环以上，且有2个以上外口或内口的属于高位复杂性肛瘘。

【治疗方法】手术方式：肛瘘只有通过手术才能治愈。对318例患者分别在局部麻醉或骶管内麻醉下分别采用瘘管切除缝合术、切开引流术、高位挂线低位切开引流术及高位挂线低位切开引流部分缝合术等各种手术方式。术后处理：术后采用抗感染治疗，配合中医辨证施治，禁食辛辣刺激之品，禁酒，每日便后以高锰酸钾粉溶液坐浴后换药，高位挂线者注意适时紧线。疗效标准：①症状及体征消失，创口愈合为治愈；②症状及体征改善，创口未愈为好转；③症状及体征均无变化为未愈。治疗结果：上述318例患者中，有19例患者明显好转，出院后未再来换药，其余患者均治愈，无肛门失禁等后遗症。

【治疗绝技】手术治疗肛瘘318例患者中，有19例患者明显好转，出院后未再来换药，其余患者均治愈，无肛门失禁等后遗症。

【验案赏析】陈某，男，26岁，于2003年7月就诊。该患者以"肛旁硬结肿痛，反复流脓2年余"为主诉入院。该患者于入院前2年曾在其他医院行"肛瘘切除术"，术后创口一直未愈，2年来创口肿痛反复发作，时有溢脓，尤以饮酒、熬夜后更剧。检查发现在肛门3°距肛缘2 cm处见一硬结，直径约1.2 cm，中有一溃口，向外溢脓，其下方有条索状物通向肛内3°。以探针从溃口探入肛内长约6.5 cm，肛门指诊于距肛缘6 cm处直肠左侧壁可触及一明显凹陷，遂诊断为"肛瘘"。入院后经术前准备，在骶管内麻醉下行手术治疗，术中行瘘口切除，瘘管低位切开，高位予以橡皮筋挂线，探查时发现，在硬结下方另有分支，一条沿肛周通向6°处，一条较深，在原手术瘢痕深部绕向12°处，肛瘘呈马蹄形，均予以切开，清创后予以引流，因创面较大，予以肛周部分皮肤全层缝合。术后给予抗感染并配合中药治疗，每日便后以高锰酸钾粉溶液坐浴后换药，至创口愈合出院。

【按语】肛瘘的治疗没有固定的手术方式。其手术方式虽多，但无论何种方式，其手术的原则都是一致的，那就是既要彻底清除病灶，又要保证彻底的引流。

参考文献

[1] 方宗武.318例肛瘘治疗体会［J］.福建中医药，2005（3）：49.

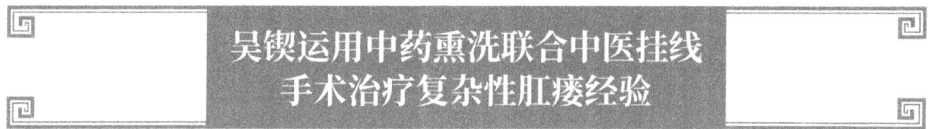

吴锲运用中药熏洗联合中医挂线手术治疗复杂性肛瘘经验

【名医简介】吴锲，成都市第三人民医院主任医师。

【经典名方】中药熏洗方。

组成：芒硝30 g，蒲公英、马齿苋各25 g，连翘20 g，秦艽、侧柏叶、忍冬藤各15 g，黄柏、制乳香各10 g，白矾9 g，冰片1 g。

【学术思想】中医挂线手术是治疗复杂性肛瘘的有效方法，虽该术式恢复速度慢，且肛周受异物刺激会延长愈合时间，但其临床疗效仍可观。

【诊断思路】肛瘘主要是肛周脓肿的后遗症，是在一些病理因素作用下肛管、直肠与肛门四周皮肤形成的一种异常相通的管道。肛瘘部位有脓性分泌物流出，并伴有疼痛感与瘙痒感，病情反复发作，经久难愈。中医挂线是治疗肛瘘的特色疗法，对肛周皮肤损伤小，且有利于疮面愈合，吴教授临证常采用其治疗复杂性肛瘘。

【治疗方法】对照组行中医挂线手术治疗，操作如下：予以腰俞穴麻醉，应用指诊、肛镜探针、亚甲蓝染色等方法探查解剖结构，确定内口位置、主瘘管走行。患者取截石位，于肛瘘外口处做一放射状切口，置入探针并经内口穿出，切开皮肤及皮下组织，打开黏膜、内括约肌，切除内口，用刮匙刮净感染病灶，取一橡皮筋系于探针尾端，经内口拉出探针，确定橡皮筋进入瘘管后打结固定，行持续性引流。刮净瘘管内坏死组织，用生理盐水冲洗创面，修整创口皮缘，外敷无菌敷料。术后每日用甲硝唑溶液冲洗创面。实验组在中医挂线手术（方法同对照组）基础上，予以中药熏洗治疗，方药组成：芒硝30 g，蒲公英、马齿苋各25 g，连翘20 g，秦艽、侧柏叶、忍冬藤各15 g，黄柏、制乳香各10 g，白矾9 g，冰片1 g。将上述药物放入2～3 L冷水中浸泡15～20分钟，煮沸再文火熬煮0.5小时关火。待药液温度下降至40～45℃时，协助坐浴，10～15分钟/次，1次/日，便后需即刻进行熏洗。观察2周，评估疗效。

观察指标：①创面愈合观察：参照文献制定复杂性肛瘘术后创面愈合评估标准，评价指标包括创面宽度、创面深度、肛门疼痛、肛缘水肿、创面分泌物、肉芽生长情况，各项指标评分0～3分，总分0～18分，得分越低表示创面愈合越好。②肛门功能观察：采用肛管直肠测压仪对肛管静息压、肛管最大收缩压、括约肌收缩功能进行检测。③预后观察：随访1年，统计两组复发病例。

【治疗绝技】挂线法是中医外治复杂性肛瘘的特色方法，相比西医外科手术，对肛周组织损伤小，对局部血运影响小，有利于创面愈合。但受橡皮筋、粪便、肠内细菌等因素影响，挂线术后会出现发炎、渗液、疼痛等不适，大幅度降低生活质量。因此，在术后应配合中药熏洗，保证预后恢复质量。本次所选熏洗方中芒硝有消肿疗疮、除湿清热的功效；蒲公英性平味苦，连翘性寒味苦，可祛瘀解毒、消肿散结；马齿苋为解毒类中药，不仅可用于热毒血痢治疗，而且有凉血止血之功，是治疗痔血、便血的常用药；秦艽有清虚热、舒筋络的功效；侧柏叶寒苦，可解毒消肿、凉血止血；黄柏、忍冬藤的功效为解毒、清热，适用于痈肿疮毒治疗；制乳香有追毒行血、定痛生肌的作用；白矾可止血化腐、燥湿止痒；冰片寒凉，有止痛消肿、生肌防腐的效用。配伍诸药加以熏洗可增加肛周局部血流速度，促进肉芽生长，达到止痛生肌的目的。研究结果显示，实验组近远期指标均优于对照组，提示配合中药熏洗有助于改善预后。

参考文献

[1] 吴锲. 中药熏洗联合中医挂线手术治疗复杂性肛瘘的临床疗效[J]. 内蒙古中医药, 2020, 39(10): 113-114.

沙静涛辨证论治肛瘘切除术后创面难愈伴发热经验

【名医简介】沙静涛, 西安市中医医院主任医师。

【经典名方】青蒿鳖甲汤加减。

组成: 青蒿12 g, 鳖甲12 g(先煎), 知母12 g, 地骨皮12 g, 牡丹皮12 g, 焦山楂12 g, 焦麦芽12 g, 焦神曲12 g, 黄芩12 g, 白及12 g, 浙贝母12 g, 皂角刺6 g, 延胡索12 g。

【学术思想】绝大部分肛周脓肿未经过正确处理必然将发展为肛瘘, 若不根治或处理不当, 即进入脓肿—肛瘘—瘘管性脓肿—肛瘘的恶性循环而经久不愈。

【诊断思路】肛瘘为肛周脓肿发展而来, 肛周脓肿排脓后形成肛瘘的高发生率使患者不得不面临二次手术。肛瘘术后创面经久不愈, 色淡红, 附着灰白色假膜, 分泌物色淡黄量多, 疼痛轻微, 并伴有低热等症状, 应与结核性肛瘘及克罗恩病肛瘘相鉴别。结核性肛瘘是结核杆菌在肛门周围组织形成的特异性感染。

【治疗方法】根据患者的症状、体征及舌苔脉象, 中医内服治以滋阴清热生肌, 方用青蒿鳖甲汤加减, 水煎取汤药200 mL保留灌肠, 温度37 ℃左右, 保留30分钟左右, 1次/日。

【治疗绝技】青蒿鳖甲汤加减论治肛瘘切除术后创面难愈伴发热。

【验案赏析】患者, 男, 14岁, 学生, 因"肛瘘切除术后创面难愈3个月, 伴晚间发热半个月"入院。患者3个月前因肛旁反复流脓于当地肛肠科就诊, 确诊为"肛瘘", 行"肛瘘切除术", 术后创面久不愈合。1个月前因创面不愈合, 再次于当地医院清创探查治疗, 近半个月患者每日晚七八点发热，体温37.2～37.9℃，持续3～4小时体温渐降至正常，咽干，手足心热，大便质稀不成形，1～2次/日，偶见便时带血及黏液，无腹胀腹痛及里急后重感，小便通畅，纳差，睡眠欠佳。舌质红，少苔，脉细数。入院专科检查（截石位）如下。①视诊：肛门未见畸形，肛旁1～2点位可见2 cm×6 cm大小未愈合创面，创面色淡红，附着灰白色假膜，周围可见淡黄色分泌物；②指诊：示指进入顺利，肛门无狭窄，肛管直肠环弹性可，指套退出染血。入院后完善相关检查：血、尿、粪常规，肝功能十项，肾功能四项，电解质七项，凝血六项，输血九项、空腹血糖均正常。结核菌素试验：阴性。腔内B超：肛周浅表截石位1～2点术后瘢痕处皮肤及皮下软组织内可见范围约55 mm×5 mm的长片状低回声，边界尚清，内回声不均匀，可见少许液区及短线状高回声；肛管内截石位1～2点括约肌间可见片状低回声，未见明显液区。取创面肉芽组织送病检结果提示炎性肉芽组织。肠镜：结直肠炎、回肠末端炎、回肠末端淋巴滤泡增生症。病理检查：（横结肠）两小块黏膜急慢性炎，间质水肿，局部表面黏膜伴炎性坏死。（直肠）小块黏膜急慢性炎，间质水肿，灶状出血。中医诊断：肛漏（湿热下注）。西医诊断：肛瘘术后、结直肠炎。治疗：①根据患者的症状、体征及舌苔脉象，中医内服治以滋阴清热生肌，方用青蒿鳖甲汤加减。处方：青蒿12 g，鳖甲（先煎）12 g，知母12 g，地骨皮12 g，牡丹皮12 g，焦山楂12 g，焦麦芽12 g，焦神曲12 g，黄芩12 g，白及12 g，浙贝母12 g，皂角刺6 g，延胡索12 g，水煎，早晚饭后温服，共7剂。②针对结直肠炎，给予中药直肠滴入。处方：马齿苋15 g，败酱草15 g，黄柏12 g，黄芩12 g，牡丹皮12 g，蒲公英15 g，野菊花12 g，桃仁12 g，延胡索12 g，白及12 g，浙贝母12 g。水煎取汤药200 mL保留灌肠，温度37 ℃左右，保留30分钟左右，1次/日。③便后中药局部坐浴。处方：马齿苋30 g，侧柏叶15 g，苍术15 g，枳壳15 g，蒲公英30 g，黄柏20 g，野菊花15 g，甘草10 g，防风15 g，土茯苓30 g。每日早晚便后各坐浴1次，每次15分钟。④配合外用中药分期干预法换药法：外用中药分期干预法换药法根据肛肠疾病术后不同时期采取对应中药外用，治疗1周后，患者未再发热，创面淡红色，分泌物减少，舌淡红，苔白，脉弦。中医治以升清降浊，方用补中益气汤合青蒿鳖甲汤加减，处方：黄芪20 g，太子参15 g，当归12 g，柴胡12 g，陈皮12 g，升麻6 g，炒白术15 g，黄芩12 g，焦山楂12 g，焦麦芽12 g，焦神曲12 g，川牛膝10 g，炙甘草6 g，姜半夏12 g，枳壳12 g，马齿苋15 g，败酱草15 g，白及12 g，白头翁15 g，木香6 g，茯苓12 g，浙贝母12 g，地骨皮15 g，鳖甲10 g，青蒿12 g，牡丹皮12 g。共8剂，水煎，早晚饭后温服。治疗2周后出院，患者未再出现发热，创面较前缩小，肉芽组织新鲜、红润，分泌物减少。于门诊继续口服中药治疗3周后，伤口已完全愈合。半年后复查，伤口愈合良好，无再次形成肛瘘倾向，无任何不适。

【按语】患者肛瘘术后创面经久不愈，色淡红，附着灰白色假膜，分泌物色淡黄量多，疼痛轻微，并伴有低热等症状，应与结核性肛瘘及克罗恩病肛瘘相鉴别。结核性肛瘘是结核杆菌在肛门周围组织形成的特异性感染。克罗恩病肛瘘以病程长，瘘管复杂且分支多为特征，纤维结肠镜是目前诊断克罗恩病最简便的方法。经临床鉴别，排除该患者因结核性肛瘘及克罗恩病肛瘘所致创面久不愈合可能。患者湿热内生，与热毒结聚于肛门，肛门肿胀、疼痛明显。术后创面迁延不愈，病情由实转虚，湿热之邪耗伤阴液，水不制火，手足心热；虚火上扰咽喉则咽干；阳气日行于阳，夜行于阴，阴虚不能制约阳气，夜晚定时发热，然热势不盛；手术局部津液气血运行受阻，创面久不收口，皮色不红，分泌物色淡；湿热下注于创面，阻滞气血运行则表面覆盖灰白色假膜。由此，辨证为阴虚湿热，发热易治而湿热浊邪缠绵难祛，故先用青蒿鳖甲汤加减以滋阴清热，佐以黄芩清热燥湿，取肺与大肠相表里之义，焦三仙健脾以养气血，白及性收敛，有生肌之功，浙贝母以清热散结，皂角刺消肿排脓，延胡索活血止痛，整体辨证与局部相合，全方滋阴清热生肌。中药治疗1周后患者未再发热，创面淡红色，分泌物减少。《景岳全书》："大凡痈疽疮肿溃后，若有腐肉凝滞者，必取之，乃推陈致新之意……予尝见腐肉既去，虽少壮者，不补其气血，尚不能收敛……"究其所因，邪之所凑，其气必虚，况久病耗伤正气，以气虚为本。肛瘘切除术去除了病灶，但手术病变局部也受"金刃所伤"，局部筋脉离断、气血不畅，经气外泄，气血溢于脉外，脉内形成瘀血，加之此处独特发病特点，故创面局部以湿热、热毒、血瘀等浊邪为标。选用补中益气汤合青蒿鳖甲汤加减，以黄芪、太子参、当归、升麻、白术、陈皮、焦三仙等健脾醒脾之药升举脾胃清阳，补一身正气，以枳壳、半夏、木香等味辛苦之药降浊气，患者肠道炎症明显，以马齿苋、败酱草、白头翁清热解毒，佐浙贝母、地骨皮、鳖甲、青蒿、牡丹皮滋阴清热。现代实验研究证实马齿苋、败酱草、白头翁治疗肠炎作用明确，马齿苋通过抗炎、抗氧化和调节细胞增殖与凋亡发挥多靶点、多通路缓解肠炎的作用，败酱草、白头翁能明显抗炎、抗菌。患者肠道炎症明显，影响创面恢复，给予中药直肠滴入。该方法最早记载于《伤寒论》"大猪胆一枚，泻汁，和少许法醋，以灌谷道内，如一食顷，当大便出宿食恶物，甚效"，现代研究证明中药直肠滴入能够使药液直接接触于病灶，避免肝脏首过效应，兼顾安全性与药物高吸收率。肠道局部充血、糜烂、溃疡为大肠湿热毒盛，使用自拟方，以清湿热、化瘀毒为主，马齿苋、黄柏、黄芩、蒲公英、野菊花清热解毒兼燥湿，马齿苋、败酱草、白及、浙贝母、桃仁活血化瘀散结。马齿苋、败酱草治疗炎症性肠病有其特殊作用。败酱草归胃、大肠、肝经，治疗热毒痈肿，尤多用于肠痈，能够清热解毒、消痈排脓，煎汤外用效果均佳，现代药理学证实，败酱草的活性成分能够与炎症性肠病靶点较好结合，其中涉及细胞迁移、脂多糖反应、炎症反应等多种生物学功能；马齿苋入大肠经，能够清热解毒、凉血止痢，局部外洗外敷可清热解毒、凉血消肿，《幼幼集成》描述："马齿苋名五方草，其叶青、梗赤、根白、花黄、子黑，五行具备，所以寒热赤白皆治。"该患者入院后明确诊断，与结核性肛瘘、克罗恩病肛瘘之创面不愈相鉴别，给予中药口服、坐浴及灌肠等多种治疗手段，辨证施治，审证求因，全面体现中西医结合治疗方法多样性，并且疗效显著，为临床上治疗肛瘘术后难愈性创面提供思路。

参考文献

[1] 杜胜花，沙静涛，杨香燕，等. 中医辨证论治肛瘘切除术后创面难愈伴发热1例[J]. 中国中西医结合外科杂志，2022，28（3）：415-417.

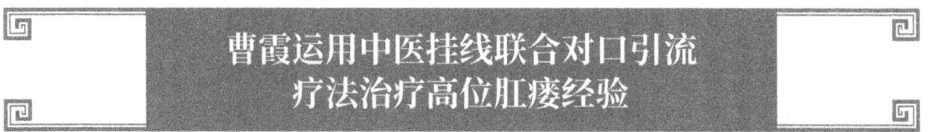

曹霞运用中医挂线联合对口引流疗法治疗高位肛瘘经验

【名医简介】曹霞，江苏大学附属医院主任医师。

【经典名方】中药药液挂线方。

组成：丹参、当归、制没药、制乳香各30 g，白及、黄连、大黄各10 g，血竭、冰片各2 g。

【学术思想】临床治疗高位肛瘘，在挂线的基础上开展对口引流术治疗，可在一定程度上解决问题，且被证实对高位复杂性肛瘘具有独特优势，但既往研究缺乏充分的客观参数评价。设立研究观察分析中医挂线联合对口引流疗法治疗高位肛瘘的效果及对疼痛程度的影响，并采用Wexner肛门失禁评分结合肛管直肠测压客观评价肛门括约肌功能。

【诊断思路】高位肛瘘是临床常见肛肠疾病之一，瘘管走行于肛门外括约肌深部以上，常伴有不同程度肛周感染、破溃或流脓等症状，治愈难度大，甚至有癌变风险。挂线术是中医肛肠科常用肛瘘治疗手段，主要采用橡皮筋或丝线、药线等产生的紧缩力而发挥慢性机械性切割作用，常规低位切开高位挂线术虽可保护肛门功能，但切挂创面较大，术后往往存在明显的疼痛感，且创面愈合时间较长；切开虚挂引流术虽对肛周组织损伤较小，但难以彻底清除窦道，且术后换药困难，极易形成假性愈合。诊断标准：西医诊断标准符合《痔、肛瘘、肛裂、直肠脱垂的诊断标准》中高位肛瘘的诊断标准；中医辨证符合《中药新药临床研究指导原则》，属于"肛漏"或"漏疮"范畴。纳入标准：符合中西医诊断标准；瘘管、内口及走行均可明确，具有手术指征；术前肛门形态及功能正常；年龄18～65岁；患者和（或）其家属知情同意并签署知情同意书。排除标准：合并其他严重肛门、直肠疾病或为其他疾病因素所致肛瘘者；合并严重脏器系统疾病、自身免疫缺陷性疾病及恶性肿瘤者；合并影响伤口愈合的慢性疾病者，如凝血功能障碍、营养不良等；有肛门手术史者；合并精神神经性疾病者；过敏性体质、瘢痕体质者；孕妇、哺乳期女性。剔除标准：使用方案禁止的其他治疗方案或药物，影响疗效及安全性评价者；研究期间因某些并发症、合并症或特殊生理变化不宜继续临床试验者；未能按时复诊或失访者。

【治疗方法】对照组给予常规低位切开高位挂线术治疗。患者取侧卧位，腰部麻醉，探针探查内口位置，建立放射状切口，探针引导下将齿状线以下主管全切开，切开肛门内括约肌及外括约肌，将外口周围组织及瘢痕切除，并以刮匙将腐败坏死组织刮除，修剪切口至V形以便引流。经主管内口伸出探针，一端以橡皮筋固定，对通至肛管直肠环上的瘘管完成橡皮筋挂线，收紧结扎。术后每日清洁换药2次，每7～8日紧线1次，瘘管缩小后取出橡皮筋，彻底止血，以吸收性明胶海绵加压包扎。观察组采用挂线联合引流法。患者取侧卧位，腰部麻醉，探查定位内口位置，建立放射状切口，切开部分瘘管主管道，清除腐败坏死组织，切口修剪至V形以便引流。再次以探针探入内口，经肛管直肠环以上部分以橡皮筋+中药药线实挂线，高度至瘘管顶部，力度以包绕肌束收紧 1/3 左右为宜。术中，如瘘管走行中有外口，则将外口周围结缔组织切除，酌情扩大外口；如瘘管顶端有分支、弯曲走行、管道直径 >4 cm 但无外口，可选择适宜位置造口开窗处理。相邻两个切口之间留有约 2 cm 皮桥，先以橡皮筋虚挂，再以药线拖挂，药线两端松散结扎使其能够在腔内滑动，以形成对口引流。术后每日局部清洁换药 2 次，每次换药时拖拉药线并冲洗瘘管，创口分泌物减少后取出橡皮筋及药线。彻底止血后，以吸收性明胶海绵加压包扎。药线采用 0 号慕丝线，经中药药液（丹参、当归、制没药、制乳香各 30 g，白及、黄连、大黄各 10 g，血竭、冰片各 2 g，水煎至 100 mL）浸泡 72 小时。

观察指标。记录手术时间、术中出血量、最大创面面积及创面愈合时间。疼痛评分：术后（1、3、7、14）日，采用疼痛视觉模拟评分法评价患者的肛门局部疼痛程度，总分范围 0～10 分，得分越高表示疼痛程度越重。肛门失禁评价：采用 Wexner 评分标准评价，总分范围 0～20 分，得分越高则表示肛门括约肌功能越差。肛管直肠测压：分别于术前 3 日及术后 1 个月末，采用肛肠压力检测仪测量肛管最长收缩时间、肛管最大收缩压、肛管静息压与直肠静息压。统计术后并发症发生情况及 6 个月复发情况（复发为病情控制后再发肛瘘症状及体征）。

疗效标准。术后 1 个月评定疗效。痊愈：肛门局部瘙痒、疼痛及流脓等症状均完全消失，创面愈合，瘢痕坚硬，随访 7 日未见再次溃烂。显效：临床症状缓解，创面缩小大于原来的 75%，随访无局部再次溃烂。有效：临床症状改善，创面缩小原来的 25%～75%，生成新鲜肉芽组织。无效：未达上述标准或症状加重。

【治疗绝技】肛瘘属于中医"肛漏""漏疮"等范畴，多因外感风、热、湿、燥、火等邪毒诱发，而侵袭体内，下传蓄积于魄门而发为"肛漏"；或情志不畅、饮食不节等，伤及脾胃，湿热内生，化为毒邪，流注下体，瘀热化腐而发病；或痔久不愈，三阴亏损，溃疡迁延，发而为"肛漏"。病情迁延，经络阻塞，局部气血凝滞不散，而致血败肉腐，新肉不生，加之污物刺激，引起脓肿、肿痛。因此，治疗当充分引流，减少括约肌损伤并加速创面愈合。本研究采用挂线结合对口引流可避免坏死组织脱落阻塞引流通道，并可降低新鲜肉芽组织生长、填充的阻力，无须挂断括约肌，更有利于保护和修复肛门括约肌功能。同时，药线以中药浸泡可发挥活血化瘀、清热解毒、去腐生肌之功效，其中，丹参活血化瘀、凉血止痛，当归活血化瘀、温经通络、解痉镇痛，血竭活血化瘀并兼止血收敛之功，乳香、没药活血止痛、散血祛瘀、消肿生肌，白及收敛止血、消肿生肌，冰片清热解毒、防腐生肌，黄连清热燥湿，大黄祛毒生新、清火消肿，且以上中药有抗炎、杀菌、消毒、消肿、镇痛及促进创面愈合等作用。中医挂线疗法结合对口引流法治疗高位肛瘘疗效确切，可减少局部疼痛应激反应，保护肛门括约肌功能，促进创面愈合，具有一定的应用价值。

参考文献

[1] 曹霞，殷凯，邱榕，等.中医挂线联合对口引流疗法治疗高位肛瘘的疗效及对疼痛应激反应、肛门括约肌功能的影响[J].中国中医急症，2022，31（1）：126-129.

第六章 结直肠炎

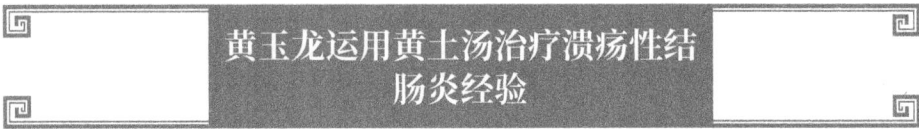
黄玉龙运用黄土汤治疗溃疡性结肠炎经验

【名医简介】黄玉龙，海口市中医医院主任医师，主要研究方向为中医药治疗心血管疾病、溃疡性结肠炎等。

【经典名方】黄土汤出自《金匮要略·惊悸吐衄下血胸满瘀血病脉证治第十六》："下血，先便后血，此远血也，黄土汤主之。"据此临床上应用黄土汤治疗各种出血性疾病，尤其是消化道出血性疾病，临床疗效卓著。

组成：灶心黄土60 g，黄芩10 g，生地黄20 g，白术20 g，炮附子20 g，阿胶20 g，炙甘草20 g。

【学术思想】黄土汤方源自《金匮要略》，原文云："下血，先便后血，此远血也，黄土汤主之。"该方由甘草、干地黄、白术、附子（炮）、阿胶、黄芩、灶心黄土等七味中药组成。黄土汤方的药物组成主要包括四部分：温经止血药（灶心黄土），温补脾阳药（甘草、白术、附子），凉血止血药（黄芩），滋养阴血药（干地黄、阿胶）。仲景在原文中指出黄土汤主治之出血为远血，以方测证，此处"远血"，是指脾肾阳虚而致寒性出血，不独指出血部位之远近。如《成方便读》曰："凡人身之血，皆赖脾脏以为主持，方能统御一身，周行百脉，若脾土一虚，即失其统御之权，于是得热则妄行，得寒则凝涩，皆可离经而下，血为之不守也。"

【验案赏析】患者3年前无明显诱因出现腹痛，遇冷及食用生冷食物腹痛明显加重，腹泻，黏液脓血便，每日3~4次，腹胀，嗳气，恶心，呕吐，气短,乏力,进行性加重,曾到当地市人民医院就诊,行肠镜检查及病理检查诊断为溃疡性结肠炎,小细胞低色素性贫血(中度),低蛋白血症。给予口服激素、美沙拉嗪片治疗后患者上述症状不能缓解,考虑患者重症溃疡性结肠炎,给予手术治疗,术后患者腹痛、腹泻、便血症状进行性加重,1年后再次给予手术治疗仍未缓解,症状仍进行性加重。初诊:腹痛,遇冷及食用生冷食物腹痛明显加重,腹泻,血性黏液便,暗红色,日10余次,腹胀,嗳气,时有恶心、呕吐,气短,乏力,不能行走,进食少量流质饮食后腹胀明显加重,舌暗,苔白厚腻,有齿痕,脉沉细无力。中医诊断:便血,脾胃阳虚证。《金匮要略·惊悸吐衄下血胸满瘀血病脉证治第十六》"下血,先便后血,此远血也,黄土汤主之"。处方:灶心黄土60 g,黄芩10 g,生地黄20 g,白术20 g,炮附子20 g,阿胶20 g,炙甘草20 g。7剂,水煎温服,每日1剂,每日2次。7剂后患者腹痛、腹泻、便血症状好转,进食较前增加,活动后仍气短、乏力,原方继续服用15剂,上述症状继续好转,便血次数减少,给予附子理中丸1丸汤药送服,每日2次,3个月后调方为灶心黄土60 g,黄芩10 g,生地黄20 g,白术20 g,炮附子40 g,阿胶20 g,炙甘草20 g,干姜40 g。患者坚持服用中药1年,无腹痛、腹泻,无便血,正常活动,饮食及睡眠正常,大小便正常。舌淡,苔白,无齿痕,脉和缓有力。

【按语】近来溃疡性结肠炎发病率显著增加,已成为肠道的主要疾病及慢性腹泻的主要病因。目前对溃疡性结肠炎患者主要给予氨基水杨酸类药物、糖皮质激素、免疫抑制剂等药物治疗,药物治疗效果不佳,可行手术治疗。传统西药疗效不稳定,主要以控制炎症为目的,很难改变溃疡性结肠炎自然病程,停药后易复发;长期使用生物制剂常有不良反应,手术治疗也存在复发情况。中医在治疗溃疡性结肠炎方面积累大量经验,辨证准确,效果显著。因脾脏虚寒,不能统血,其色或淡白或瘀晦,随便而下,故以黄土温燥入脾,合白术、附子,以复健行之气;阿胶、地黄、甘草以益脱竭之血,而又虑辛温之品,转为血病之灾,故又以黄芩之苦寒,防其太过。可见本方的病机为脾胃阳虚引起寒性便血,掌握病机,辨证准确。黄土汤又不局限于便血,临床报道黄土汤加减还可治因脾气虚寒、统摄无力之吐血、崩血、呕血等出血证及呕吐、腹泻等疾病。因此临床应用本方的根本在于掌握脾胃虚寒之病机,临床可随证用之,不必拘泥。

参考文献

[1] 黄玉龙,张同学.黄土汤治疗溃疡性结肠炎验案浅析[J].中医药信息,2014,31(3):78.

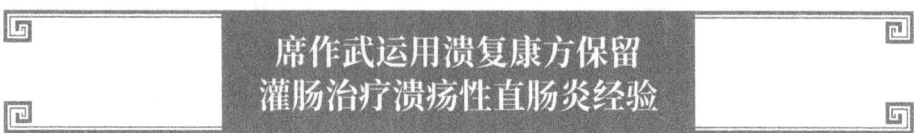

席作武运用溃复康方保留灌肠治疗溃疡性直肠炎经验

【名医简介】席作武,河南省中医院肛肠科主任医师。

【经典名方】溃复康方。

组成：金银花、白芷、薏苡仁、败酱草、防风、黄柏炭、甘草、珍珠粉。

【学术思想】席教授从事中医药防治肛肠疾病30余年,具有丰富的医、教、研经验,对溃疡性直肠炎有较深的认识和研究。大肠湿热证多见于溃疡性直肠炎的活动期,其病因病机是湿热蕴结肠道,毒邪留恋,肠络受损,疮疡难愈。"湿""热"贯穿疾病的始终,故治疗当以祛湿清热为主,佐以祛瘀解毒止泻,敛疮生肌止血。席教授以中医外科学为理论指导,研读经典,博采众长,师古而不泥古,经过长期的临床实践,并结合自身经验,创制出治疗大肠湿热型溃疡性直肠炎的经验方——溃复康方,临床应用常常取得较好疗效。席教授认为溃疡性直肠炎活动期以大肠湿热证最为常见,其中以湿邪为主要致病因素,且贯穿疾病发展的始终,正所谓"无湿不成泻",同时也可兼见热、寒、毒、风等多种邪气,常与湿邪共同致病。湿性重浊,易趋下,阻滞中焦,经络不畅,脾胃气机升降失常,纳运失司,则水谷不分,谷物不化,便溏不爽;湿久郁热,或热邪外侵,劫耗阴液,燔灼肠络,迫血妄行,可见肛门灼热,大便带血;热盛则肉腐,肉腐则为脓,则可见下利脓血。湿与热相互搏结,熏蒸大肠,致肠络受损,而成溃疡,血败化脓,而为秽浊之物,此为病机之关键。

【诊断思路】溃疡性直肠炎是溃疡性结肠炎的一种特殊类型,是指直肠段黏膜发生病变,主要侵及黏膜层或黏膜下层,临床上主要以腹泻、腹痛、黏液血便、里急后重等为表现的慢性非特异性炎症性肠病。病变往往首先从直肠段开始,逐渐向上蔓延,发展至乙状结肠、降结肠,最终可致全结肠病变。由于饮食习惯不同，生活环境改变，炎症性肠病已经成为我国一种常见的、多发的病种，且其发病率有逐年升高的势头，对患者的身体健康产生很大影响，甚至威胁患者的生命安全。本病患者一般在20~49岁，性别之间无明显差异。溃疡性直肠炎是西医的病名，并没有与之对应的中医病名，但根据其临床表现，可将其纳入中医"泄泻""痢疾"的范畴。

【治疗方法】本方主要药物组成有金银花、白芷、薏苡仁、败酱草、防风、黄柏炭、甘草、珍珠粉。金银花，药性甘寒，有清热解毒、散痈消肿之功，又可凉血止痢，为治痈疡之要药，可祛热毒血痢之邪，为君药。白芷，辛散温通，燥湿散结，消肿蚀脓，且有生肌之功；薏苡仁，药性甘淡凉，能渗湿利水，清热排脓消痈，可清肺肠之热，与白芷共为臣药，以助君药清热之效，另可增燥湿消痈排脓之力。败酱草，清热排脓，祛瘀止痛；防风，辛甘微温，能升清燥湿，祛风止痛，有辛温发散之功，使毒邪外出，不可内攻，为"风药之润剂"，风能胜湿，正如"风药之用，如地中泥湿，和风一到，湿土自干"；黄柏，苦寒沉降，可祛下焦之湿热，尤可治大肠湿热火毒之证，既可泻火，又可止泻，炭制又能止血，三药共为佐药，共同发挥燥湿解毒，祛瘀止泻止血之力。珍珠粉，甘咸寒，常经水飞制成，或研成粉末，有清热解毒、生肌敛疮之力，《本草汇言》云其"解结毒，化恶疮，收内溃破烂"，祛腐生肌、敛疮生新之功强大；甘草，性平和，缓峻解毒，调和诸药。诸药合用，全方起到祛湿清热、祛瘀解毒止泻、敛疮生肌止血之功效。

单味药的药性和现代药理研究。金银花：其味甘，药性寒，归肺、心、胃经，善清热解毒，散痈消肿，又可凉血止痢，为治内外痈之要药。《本草拾遗》："主热毒、血痢、水痢。"现代药理研究证实，金银花提取物中的木犀素黄酮类化合物能抑制痢疾杆菌、金黄色葡萄球菌及大肠杆菌等多种菌类，其中含有的绿原酸和异绿原酸是抗菌的主要成分，能够抑制细菌的增殖，同时还有一定的止血作用。白芷：其味辛，药性温，归肺、胃、大肠经，辛散温通，燥湿散结，消肿蚀脓，且有活血排脓、生肌止痛之功。《景岳全书》载："其性温散败毒……治疮疡排脓……长肉生肌。"《本草备要》云："辛散风，温除湿……痈疽疮疡，三经湿热之病。"现代药理研究表明，香豆素是白芷的有效成分之一，其中的呋喃香豆素对环氧合酶-2具有一定的抑制作用，可参与并进一步作用于花生四烯酸的代谢路径，发挥其抗炎功能。白芷水煎剂的抑菌抗菌作用可影响大肠埃希菌、痢疾杆菌、大肠杆菌等多种菌类，其水溶性及醚溶性成分对家兔肠肌强直性收缩模型还具有解痉作用。薏苡仁：

其味甘淡，药性凉，归肺、脾、胃经，具有渗湿健脾止泻、清热排脓消痈之功，对清肺肠之热尤为擅长。《本草纲目》曰："薏苡仁，阳明药也……土能胜水除湿，故泄泻、水肿用之。"《本草备要》曰："土胜水，淡渗湿……治水肿湿痹……泄痢热淋。"现代药理研究表明，薏苡仁的主要活性成分包括薏苡仁油、醇类、多酚类、酸类等多种物质，其提取物及有效活性成分具有抗炎、免疫调节等药理活性，从薏苡仁当中提取出来的有效成分薏苡素对缓解疼痛及抑制炎症反应起到重要作用；另外，薏苡仁还有抗菌、抗溃疡、止泻的作用。败酱草：其味辛苦，药性微寒，归肝、大肠、胃经，具有清热解毒排脓、祛瘀消痈止痛之功能，对脓已溃或未溃者皆可用之。《本草正义》记载："能清热泄结……破瘀排脓，惟宜于实热之体。"《本草纲目》云："败酱，善排脓破血。"根据现代药理学的深入研究可知，败酱草的有效成分主要有黄酮类、三萜皂苷类、环烯醚萜类等，不仅能提高白细胞的吞噬能力，也能增强巨噬细胞的活性能力，从而使其更加有效地参与机体的抗菌消炎，而且对消化道黏膜有双向调节作用。有研究证实，败酱草甲醇提取物的有效成分能够有效地抑制促炎因子的表达，甚至比在治疗炎症性肠病时用到的氨基水杨酸制剂类药物的效果还要好。防风：其味辛甘，药性微温，归肝、脾、膀胱经，能祛风胜湿、升清止痛，有辛温发散之功，升清燥湿之性，风能胜湿，为"风药之润剂"。黄柏：其味苦，药性寒，归肾、膀胱经，苦寒沉降，清热燥湿，解毒疗疮，善泄下焦湿热，尤善治大肠湿热火毒之证，既可泻火，又可止泻，炭制又可止血。珍珠粉：其味甘咸，药性寒，归肾、膀胱经，有清热解毒、生肌敛疮之力。甘草：其味甘，药性平和，归肺、肾、膀胱经，具有缓峻解毒、调和诸药等功效。

【治疗绝技】 运用溃复康方保留灌肠治疗轻、中度大肠湿热型溃疡性直肠炎，主要观察指标是腹泻、腹痛、里急后重、肛门灼热等中医证候，Baron评分、Mayo评分、总体疗效、中医证候疗效、临床有效率、临床缓解率、血清红细胞沉降率和C反应蛋白，通过观察上述各个指标，发现溃复康方治疗大肠湿热型溃疡性直肠炎有临床疗效，并评估其安全性，为广大溃疡性直肠炎患者的治疗提供临床参考。

参考文献

[1] 石奇冲. 溃复康方中药保留灌肠治疗溃疡性直肠炎（大肠湿热型）的临床研究［D］. 郑州：河南中医药大学，2020.

符春平运用中药口服联合中药灌肠法治疗慢性结直肠炎经验

【名医简介】符春平,贵州省黔南州中医医院肛肠科主任医师。

【经典名方】秦艽苍术汤合三仁汤。

组成:秦艽15g,苍术15g,防风15g,桃仁12g,白芍12g,当归15g,泽泻12g,槟榔9g,白蔻仁9g,薏苡仁12g,甘草9g。

【学术思想】在西方国家中,慢性结直肠炎相当常见,其发病率高达10/10万。目前,我国尚无关于此病发病率的权威资料。据推测我国居民此病的发病率约为12/10万,很可能高于西方国家居民的发病率。导致这种情况的主要原因是近年来我国居民的饮食结构、生活习惯发生了明显的改变。慢性结直肠炎的发病机制尚不明确,西医在治疗此病方面主要是采用抗炎等对症疗法,但效果并不理想。此病患者对进行长期西医治疗的依从性较差,其病情易反复发作。中医认为,慢性结直肠炎多为外感时邪、饮食不节、情志内伤所致,其基本病理因素包括气滞、湿热等,其病位主要在大肠,可涉及脾、肝、肾诸脏。中医治疗此病的主要方剂为葛根芩连汤、青蒿鳖甲汤、参苓白术散、补中益气汤等。采用此类方剂治疗慢性结直肠炎虽可取得一定的疗效,但远期效果较差。近年来在辨证论治理论的指导下,采用秦艽苍术汤合三仁汤口服联合白头翁汤加减直肠给药的方法治疗慢性结直肠炎,克服了单用口服类中药方剂治疗此病效果较差的缺陷,取得了良好的效果。

【诊断思路】慢性结直肠炎是一种发生于结直肠的慢性炎症性病变,具有病因复杂、呈慢性进展、可反复发作等特点。目前,该病的病因尚不明确。在临床上,主要采用抗炎等对症疗法对慢性结直肠炎患者进行治疗,但远期疗效不好,其病情较易复发。近年来,中医在治疗慢性结直肠炎方面显现出疗效确切,不良反应少,患者对用药的耐受度高、对治疗的依从性好等优势。

排除标准:①患有严重心血管疾病者。②患有严重的精神疾病、无认知能力者。③存在胃肠道先天性畸形者。④糖尿病患者。⑤高血压患者。⑥处于妊娠期或哺乳期的女性。

【治疗方法】对照组患者采用秦艽苍术汤合三仁汤进行治疗,其处方为秦芪15g，苍术15g，防风15g，桃仁12g，白芍12g，当归15g，泽泻12g，槟榔9g，白蔻仁9g，薏苡仁12g，甘草9g，水煎服，每天服1剂，每天在三餐前半个小时服用。患者腹胀、肛门坠胀的症状若较重，可在此方中加入厚朴、枳壳、升麻、黄芪各10g。患者腹泻的症状若较重，可在此方中加入酸枣仁、五味子、诃子各10g。患者若有形寒肢冷、舌体胖大有齿痕的症状，可在此方中加入干姜10g。患者若有大便干结的症状，可在此方中加入郁李仁10g，火麻仁15g。患者若有胸胁疼痛的症状，可在此方中加入延胡索、香附各15g。患者若有胃脘胀痛的症状，可在此方中加入砂仁、木香各10g。观察组患者采用口服中药联合中药灌肠的方法进行治疗，口服中药的方案与对照组相同。患者使用白头翁汤进行灌肠的方法：取白头翁30g，黄连12g，黄柏15g，甘草9g。患者腹痛、里急后重的症状若较重，可在此方中加入金银花、防风各15g，白芍、木香各12g。患者在进行大便常规检查时若检出大量的红细胞，可在此方中加入白及、生地榆各15g。将上述药物用水煎煮后滤出药液，装入灌肠袋中。使患者取右侧卧位，使用灌肠器将药液灌入其肠道内，每天治疗1次，治疗10日为1个疗程，持续治疗3个疗程。由专人记录两组患者在接受治疗期间发生不良反应的情况，并在对其进行1个月的治疗后评估其临床疗效。

疗效判断标准：根据中华医学会消化病学分会于2007年修订的《中国炎症性肠病诊疗规范的共识意见》和相关的中医诊疗共识意见将患者的临床疗效分为治愈、显效、有效及无效。治愈：经治疗，患者的临床症状及体征完全消失，经肛检及肠镜检查其直肠黏膜恢复正常。显效：经治疗，患者的主要临床症状及体征基本消失，经肛检及肠镜检查其直肠黏膜表面水肿、充血的程度明显减轻，仅有轻度的炎症反应。有效：经治疗，患者的部分临床症状及体征减轻，经肛检及肠镜检查其直肠黏膜表面充血、水肿的程度有所改善，其病变范围缩小。无效：经治疗，患者未达到以上的标准或其病情在加重。

【治疗绝技】采用口服中药联合中药灌肠的方法治疗慢性结直肠炎可取得理想的临床效果，而较少引起不良反应。

参考文献

[1] 侯中博，赵锡林，张国元，等. 中药口服联合中药灌肠法治疗慢性结直肠炎的临床疗效探析[J]. 当代医药论丛，2018，16（17）：196-198.

冯五金治疗溃疡性结肠炎经验

【经典名方】自拟榆白散。

组成：黄芪、地榆、白及、乳香、没药、儿茶、黄柏、硼砂、炉甘石。

【学术思想】溃疡性结肠炎的病因病机。中医学认为本病属于"泄泻""久痢""休息痢""滞下"等范畴。因外感湿邪，或因饮食不节，以致湿热蕴结大肠，肠道气机不畅，传化失常，或湿热熏灼肠道，热盛肉腐，肠络受损，络破血溢，故腹痛腹泻、里急后重，甚则便下黏液脓血，病情迁延日久，反复发作，伤气耗血，形成虚实夹杂证。其虚为脾气虚弱；实为湿热留恋，肠络瘀阻。临床表现为反复发作性腹痛腹泻，便下黏液脓血，时轻时重，每因劳累、情志不遂或进食辛辣之物、不洁食物而诱发，伴倦怠乏力、腹胀纳呆，脾胃虚弱是本病的病理关键，湿热邪毒是其主要外因，湿热不清，则脾虚难复，脾虚不运，则湿热难除。气滞血瘀贯穿本病整个过程。内疡形成为局部病理变化，发作期以标实为主，兼有本虚；缓解期以本虚为主，余邪未净。

益气活血解毒法是治疗的重要法则。当人体外感六淫邪毒，或情志内伤，五志过极化火，或饮食不节，脏腑失调等，则火毒秽浊之气内生，毒邪（包括各种致病因素的毒邪及病理产物的毒邪）壅遏于肠道，势必导致经络阻塞，气血凝滞，毒壅血瘀，血败肉腐，而成痈疡病变，病延日久，邪之所凑，其气必虚，必将损及脏腑，耗伤正气，以致形成正虚邪恋。久病必有瘀，邪毒壅滞于肠，血液瘀滞于肠络，或脾胃气虚运行血液无力，则气血阻滞、肠络失和而肉败血腐。

刘河间指出行血则便脓自愈，调气则后重自除，认为调气与行血是治疗本病的基本原则。补气健脾为本：本病多迁延日久，反复发作，伤气耗血，形成虚实夹杂证。其虚为脾气虚弱。行气调血并用：止血之中寓以化瘀，若是由于瘀血日久导致的出血，应以活血化瘀药为主，旨在正本清源，使瘀去而出血自止；若是由于寒、热、虚等因素导致的出血，在止血和消除出血病因的同时，也可酌情加入活血化瘀药，以达止血不留瘀之效。

本证为病久气虚，湿热留恋，肠络瘀阻所致。湿热下注大肠，壅滞气机，肠中积滞不化，湿热与气血瘀滞相搏，而成下痢脓血，故治宜益气活血解毒之法。创立榆白散：黄芪、地榆、白及、乳香、没药、儿茶、黄柏、硼砂、炉甘石。方中重用黄芪为君，取其性甘温，补气升阳，托腐生肌，以治脾气虚弱之本。地榆、白及性苦寒，凉血收敛止血，消肿生肌敛疮；乳香、没药性苦，活血止痛，消肿生肌，乳香兼有行气之功，此即《素问病机气宜保命集》所谓"行血则便脓自愈，调气则后重自除"。黄柏性苦寒，清热燥湿，泻火解毒，而解肠中热毒，以治湿热成痢之本；儿茶性苦涩凉，活血疗伤，止血生肌敛疮，既可固涩又可祛腐生肌，共为佐药。硼砂、炉甘石收湿敛疮，外用有防腐生肌之功，为使药。诸药与黄芪配伍共奏清热解毒、补气行血、化滞止痢、消痈止血之功，使脾运健旺，气行血活，瘀血去则新血生，从而促进溃疡愈合。有息肉者用乌梅、僵蚕去腐肉。

治疗针对溃疡性结肠炎反复发作、缠绵难愈的特点，采用中医套餐疗法。口服给药法运用于本病各种类型，可根据患者的具体情况对症用药，在缓解期主要服用自行研制的结肠炎冲剂，主要功能是健脾补肾、清热去湿、生肌止血、湿肠止泻，长期服用，有利于防止复发。同时采用二步灌肠给药法。

【诊断思路】溃疡性结肠炎是一种以慢性炎症和溃疡形成为主要病理特点的消化系统疾病，病变局限于结肠黏膜及黏膜下层，极少累及肌层，多累及直肠和乙状结肠，甚至整个结肠和末端回肠。本病常反复发作，病程长，临床表现为持续不愈或反复发作的腹痛、腹泻、黏液脓血便。

【治疗方法】

（1）主张分期论治。①活动期：此期以邪实为主，多为湿热之邪，湿浊、热毒、血瘀兼夹为患，根据中医急则治其标及腐肉不去、新肉不生的理论，活动期以祛邪为主，治以清热解毒、祛腐生肌、凉血止血，以利病邪祛除、正气得复。②缓解期：常脾气虚弱，湿邪困阻，或脾虚肝气乘之。病程迁延日久，伤及肾阳，发为脾肾阳虚，由实致虚，由轻致重。此外，病久入络，或郁久生热，又可兼夹湿热、血瘀、气滞，表现为本虚标实、寒热错杂之证。无明显腹痛及黏液脓血便等，但肠镜下结肠黏膜仍充血水肿，溃疡面未愈合。缓解期以扶正为主，治以益气健脾、解毒活血，以防余邪留恋。以五更泻，大便不成形、无脓血为症状者，治以健脾和胃、温补脾肾、化湿止泻。应注意：本病多虚中夹实，故常于补剂之中佐以行气导滞、疏泄化湿之品，以利邪气祛除、正气恢复，消补同用，忌早补、早涩，以免闭门留寇，致病情加剧。

（2）以内疡论治。结合溃疡性结肠炎的临床表现，特别是借助现代医学的肠镜检查下所见，本病应属中医的内疡范畴，究其病因，乃热毒壅结，肠络瘀阻，腐肉化脓，肌陷膜溃，津血外溢，发为肠疡。泻痢日久，耗伤气血，脾气虚弱，反复缠绵，经久不愈，遂成痼疾。在治法上应参合中医的外治法"从疡论治"。遵中医急则治其标之则，立解毒化瘀、托腐生肌之法。临床实践已证实，以清热解毒法、活血化瘀法、去腐生肌法治疗本病，多获良效，从而为中医中药治疗疑难肠病开辟了新的途径。清代医家张锡纯"肠溃疡不可但以痢治，宜从疮治"之法认为荡涤肠腑可起类似西医之清疮作用，只有将腐败之物祛除，才能保持疮面清洁，祛除感染源，加速局部血液循环，使损伤肠黏膜尽快愈合。

（3）二步灌肠法治疗。中医药在治疗中疗效确切，具有整体与局部、辨证与辨病、扶正与祛邪相结合的特点，并且用药安全，不良反应少，显示出极大优势。冯教授在长期的临床实践中，在总结大量临床病例研究的基础上，结合现代药理研究成果，挑选出经验方榆白散。灌肠疗法通过直肠吸收药物，避免了肝脏的首过效应，且不经过胃与小肠，避免了消化液对药物的影响，药物直达病所，局部药物浓度高、起效快，事半功倍。二步灌肠给药法适用于直肠炎和乙状结肠炎，其优点是首次灌肠不同于一般清水灌肠，其灌肠液具有杀菌清创、去腐除垢作用，能去除病变黏膜表面附有的坏组织及病原菌，并可使肠道保持较长时间的清洁状态，第二次灌肠药物使用自制的肠必安粉，经超微粉碎加工，能与黏膜病变充分接触，一般数日即可起效。

（4）饮食调养诊治。疾病治疗过程中，始终以人为本，注重患者的心理因素，向其耐心解释病情，介绍疾病的病机、饮食宜忌、诱发及加重病情的因素等，并给予精神鼓励。

【治疗绝技】灌肠条件的探讨。温度的选择：温热可促进及改善肠道血液循环，促使炎症消散及局限其范围，降低痛觉神经的兴奋性，从而提高肠道抵抗力及修复力，减轻黏膜水肿，解除痉挛，减轻疼痛。

参考文献

[1] 李晶.冯五金教授脾胃学术思想继承及运用"六位一体"理念治疗"腹泻型IBS"的临床经验总结[D].北京：北京中医药大学，2012.

第七章 结直肠癌

孟静岩从中医多角度辨治结直肠癌经验

【名医简介】孟静岩,毕业于天津中医药大学,主任医师。

【学术思想】孟教授认为,医者要熟练地将中医多维度辨治思维运用到临床中,以更好地发挥临床疗效,更大限度地降低放疗、化疗、靶向治疗等疗法的耐药性和不良反应发生率,更好地提高患者生存质量。

【诊断思路】结直肠癌是以腹痛、腹部包块、大便性状或习惯发生改变等为主要临床表现的常见消化道癌症。国际癌症研究机构2020年统计,在全球范围内,直肠癌的诊断率为10.0%,排名第三,仅次于乳腺癌和肺癌;其死亡率是9.4%,排名第二,仅次于肺癌。近年来,随着生活水平的提高和社会节奏的加快,人们的生活习惯变得不规律,加上现代结直肠癌筛查方法的多样化,直肠癌的确诊率在逐年提高。目前,西医治疗直肠癌主要采用手术治疗、放疗、化疗,以及生物靶向治疗等,常用的药物有5-氟尿嘧啶、西妥昔单抗、贝伐珠单抗、广谱激酶抑制剂等,然而多数患者对这些药物首用无效或产生继发性耐药。直肠癌属于中医"肠风""肠蕈""脏毒""锁肛痔"等范畴。中医药在治疗和预防结直肠癌方面,有极佳的临床疗效。

【治疗方法】

(1)辨因论治。病因是导致疾病发生的原因,亦称为致病因素、病原、病邪等,古人称之为"病源"。辨因论治是探求疾病的病因以论治的一个过程。《素问·评热病论》曰:"邪之所凑,其气必虚。"《医宗必读》云:"积之成也,正气不足而后邪气踞之。"《景岳全书》认为凡先后天不足之人,多患积聚,盖正气不行而邪滞居之。以上皆阐述了正气不足是直肠癌发病的前提。《素问·举痛论》言:"余知百病生于气也,怒则气上,喜则气缓……思则气结",说明不良的情志刺激会导致脏腑阴阳气血的紊乱而影响疾病的发生发展。《灵枢·水胀》言:"肠覃何如?……寒气客于肠外,与卫气相搏,气不得荣,因有所系……息肉乃生",说明直肠癌的发生与外感寒邪有关。《素问·痹论》言:"饮食自倍,肠胃乃伤",提到饮食过量,常能阻滞肠胃经脉气血的运行,影响全身气机,进而形成痰湿或瘀久化热,易引发直肠癌。《外科正宗》曰:"夫脏毒者,醇酒厚味,勤劳辛苦,蕴毒流注肛门结成肿块。"谈及嗜酒无度、过食肥甘厚味、过度劳累等,易耗气伤津、酿生湿热,蕴毒流注于肠,乃致直肠癌。周岱翰认为,大肠癌多为饮食不节制,过食肥甘厚味,导致湿热蕴结;或多食生冷瓜果,中焦阳气被遏,寒湿阻滞于肠,致使脾失健运,日久湿热蕴毒下迫大肠,伤及肠腑脉络,聚而成直肠癌。《景岳全书》亦载:"脾胃怯弱,气血两衰,四时有感,皆能成积。"由此发现,正气不足、饮食失宜、外邪侵袭、过度劳累、情志不畅等在直肠癌的发生和进展中扮演着重要的角色。在发病时辨因论治,可及时祛除病因,达到釜底抽薪之功;在未病之时,调饮食、畅情志、适劳动,可达到未病先防之功,正如《素问·上古天真论》曰"上古之人,其知道者,法于阴阳,和于术数,食饮有节,起居有常,不妄作劳。故能形与神俱,而尽终其天年,度百岁乃去"。

(2)辨机论治。病机是疾病发生、发展、变化和转归的机制,是认识疾病本质特点的关键,是邪正盛衰、阴阳失调、精气血津液失常的基本变化规律。《素问·至真要大论》言:"谨守病机,各司其属。"辨机论治,是根据疾病发生、发展、变化和转归的基本规律,进行辨机论治的过程。《神农本草经》曰:"欲治病,先察其源,先候病机。"详察病机、因机遣方是辨机论治的核心。《中藏经》曰:"积聚癥瘕杂虫者,皆五脏六腑真气失而邪气并……或癥或瘕……其状各异……盖因内外相感,真邪相犯,气血熏抟,交合而成也。"论述了直肠癌乃是五脏六腑真气不足,邪气客至,气血与之搏斗,气血虚损,并与邪气相合而成,明确其病机主要在于正虚邪盛。《外证医案汇编》"正气虚则成岩",《活法机要》"壮人无积,虚人则有之。脾胃怯弱,气血两衰,四时有感,皆能成积"皆论述直肠癌的病机是因虚致积。尤松鑫认为,脾胃虚弱之人,运化不济,阴阳失衡,五脏六腑皆不足,易感外来风、湿、热等之邪,内伤脏腑,久致湿热、瘀毒、肠燥、气血双亏、阴阳失衡等,发生直肠癌,强调脾胃虚损是直肠癌发生的关键病机。《景岳全书·积聚》云:"凡脾肾不足及虚弱失调之人,多有积聚之病。盖脾虚则中焦不运,肾虚则下焦不化，正气不行，则邪滞得以居之。"此外，直肠癌病程较长，病机复杂，在临床治疗中，应根据患者兼证病机之不同而辨机论治。

（3）辨性论治。病性是指疾病当前病理变化的本质属性。辨性论治，是对四诊所收集的资料进行分析、归纳，辨别疾病当前病证性质的方法。《医宗金鉴》谓："此证有内外阴阳之别，发于外者，由醇酒厚味，勤劳辛苦，蕴注于肛门，两旁肿实，形如桃李，大便秘结，小水短赤，甚者肛门重坠紧闭，下气不通，刺痛如赘……发于内者，兼阴虚湿热，下注肛门，内结蕴肿，刺痛如锥"，指出直肠癌的病性有阳虚证和阴虚证之别。《医宗必读》言："积之成也，正气不足，而后邪气踞之"，明确提到直肠癌的病性乃是气虚证。《证治准绳》谓："脏毒腹内略疼，浊血兼花红脓并下，或肛门肿胀，或大肠头突出，大便难通。"因直肠癌患者以疼痛、出血、瘀血等症状为主，故其病性属血瘀证。《症因脉治》言："脾阴既伤，则转输失职，日饮水谷，不能运化，停积肠胃之中，气至其处则凝，血流其处则涩，气凝血涩，与稽留之水谷互相胶固，则脾家壅滞，而贼邪传肾之症作矣。"《证治要诀·积聚》谓："又多饮人结成酒癖，肚腹积块，胀急疼痛。"湿热壅滞肠中，气机受阻，传导失司，可见腹痛腹胀、里急后重，或泻或秘；湿热熏灼肠道，脉络受损，瘀毒内结，则见下痢赤白相杂，或见脓血，患者症以疼痛、出血、腹胀为主，指出直肠癌病性属于气滞血瘀证。直肠癌的病性随疾病的发展变化多端，临证时要细审病性而遣方用药，正如《素问·至真要大论》所言"热因寒用，寒因热用，塞因塞用，通因通用，必伏其所主，而先其所因，其始则同，其终则异"。

（4）辨位论治。病位，分为空间性病位和时间性病位，脏腑和经络的病位属于空间性病位，六经、卫气营血和三焦等的病位既是空间性病位，又是时间性病位。辨位论治，是指依据临床所收集的四诊资料，综合分析后判断疾病的病变部位，进行辨治用药的过程。邱佳信认为，直肠癌的病位在脾，"脾虚、生痰、化浊、成瘀"贯穿于肿瘤起始、进展、复发和转移的全程，提出了直肠癌治法为健脾益气、涤痰消浊。《灵枢·五变》曰："皮肤薄而不泽，肉不坚而淖泽。如此，则肠胃恶，恶则邪气留止，积聚乃伤脾胃之间，寒温不次，邪气稍至。蓄积留止，大聚乃起。"其亦明确提出直肠癌的病位关键是在脾。郭勇认为，直肠癌的病位在大肠，清热化湿是直肠癌的重要治法。舒琦瑾认为，直肠癌的病位是肠，其在治疗此病时善于运用"通"法，即益气、生津法。曹波从"苗医理论"角度认为，直肠癌病位在结肠，善于运用

"补惠攻毒"之法。《医学入门》谓："伤风犯胃，飧泄久而湿毒成癖，注于大肠"，亦指出直肠癌的病位在大肠，因风邪伤及脾胃，泄泻日久而成湿毒，湿毒流注于大肠而发病。总而言之，直肠癌的关键病位在脾和肠，但因其病机变化无常，辨位论治能更好地直击病变场所，具有较好的临床疗效。

（5）辨期论治。辨期论治是指针对直肠癌的疾病发展特点进行的分层次辨证论治的过程。《中国常见恶性肿瘤诊治规范》依据大肠癌的病理分型，将其分为 DukesA、DukesB、DukesC 和 DukesD 四期。有研究发现，直肠癌患者在不同的病理阶段，其邪正盛衰皆有所不同，机体的素质和临床表现也不同，所以此分期与中医证型有联系，在实验中证实 DukesA 期患者虚证较多，DukesB、DukesC 和 DukesD 期患者实证较多。张宗兰研究发现，直肠癌的 TNM 分期与中医证型密切相关，Ⅰ期、Ⅱ期和Ⅲ期患者多见气滞血瘀证、湿热蕴结证，其中Ⅰ期、Ⅱ期患者湿热蕴结证更多见，Ⅲ期患者中气滞血瘀型比例较高。马科认为，直肠癌早期以实证为主，中晚期以虚实夹杂证为主，证型多见痰热蕴毒证、瘀毒内阻证、气血双亏证和脾肾阳虚证。张爱萍根据多年临床经验认为，直肠癌早期患者以湿热型为主，中、晚期患者以瘀毒型为主；晚期患者以脾肾亏虚型为主。胡志敏认为，直肠癌早期多属于湿热证、瘀毒偏盛证，晚期多属于脾肾阴阳气血俱虚证。综上所言，直肠癌早期以实为主，中晚期以虚实夹杂多见，且临床各期病证复杂，治疗时应辨期随证而治之。

（6）辨病论治。病是疾病发展全过程的概括。辨病论治是根据疾病发展过程中临床症状的主要矛盾，进行辨病治疗的过程。《医书全集》所言"欲治病者，必先识病之名……而后求其病之所由生"，张仲景《伤寒杂病论》中的辨某病脉证并治都是以病为纲，如太阳病、阳明病、百合病等，可见辨病论治之重要性。中医对直肠癌的临床症状有着丰富的描述，和当今临床表现相一致，如《诸病源候论》言："癥者，由寒温失节，致腑脏之气虚弱，而食饮不消，聚结在内，染渐生长。块段盘牢不移动者，是癥也。"《外科大成·论痔漏》言："锁肛痔，肛门内外如竹节锁紧，形如海蜇，里急后重，便粪细而带匾，时流臭水……"《血证论》曰："脏毒者，肛门肿硬，疼痛流水。"但现代医学有与传统医学所描述症状不一致的情况，在实验室检查和影像学诊断中，发现了一类没有任何自觉症状的直肠癌患者。故在临床诊治中，需结合现代医学的临床诊断方法，同时发挥中医药的特色优势，及早发现，尽早辨病施治。

（7）辨证论治。证是指疾病某一阶段或某一类型病理变化本质的反映。辨证论治是指通过分析和辨别患者的四诊信息如症状、体征，并确定治疗原则和方法的过程。《素问·玉版论要》云："余闻揆度奇恒，所指不同，用之奈何？""揆度者，度病之浅深也。"《伤寒杂病论》曰："观其脉证，知犯何逆，随证治之。"以上皆言明辨证论治在中医临证中的核心地位。《中医肛肠科常见病诊疗指南》（2012年版）将结肠癌分为湿热蕴结证、气滞血瘀证、气血两虚证、肝肾阴虚证及脾肾阳虚证；将直肠癌分为湿热蕴结证、肠道瘀滞证、气血两虚证、肝肾阴虚证及脾肾阳虚证。而《中华中医药学会标准·肿瘤中医诊疗指南》（2008年版）将直肠癌统分为脾虚气滞证、湿热蕴结证、瘀毒内阻证、脾肾阳虚证、肝肾阴虚证和气血两虚证。此外，现代不同医家在直肠癌的辨证论治中各有所侧重。刘沈林认为，直肠癌常见于正气虚衰证、正虚瘀毒证、正虚毒侵证、阴虚肠燥证、腑气不通证五种证型，在临证时首先辨虚实、辨分期；治疗时以补虚为本，尤重脾胃，同时消积散结，抗癌解毒。辨证论治是中医治疗疾病的核心要素，临证时只有正确抓住疾病在每个阶段的病机变化，随证用药，方可标本兼治。

（8）辨体论治。体质是指人类个体在生命活动过程中与自然和社会环境相适应，表现在形态结构、生理功能和心理状态3个方面综合的、相对稳定的特质。辨体论治，是指通过对患者体质的辨析，探究其体质在所患疾病病因病机中的影响，从而为疾病的治疗和预防提供依据，进而确立相应治法的过程，即"因人制宜"。《灵枢·寿夭刚柔》曰："人之生也，有刚有柔，有弱有强，有短有长，有阴有阳。"《灵枢·阴阳二十五人》载："先立五形金木水火土，别其五色，异其五形之人，而二十五人具矣。"以上说明在《内经》时代，人们就已经认识到体质这一特性，并在诊治过程中注重个体差异因素在疾病发展中的影响。现代医家在古人认识的基础上，又有所发挥。潘茹茹等发现，直肠癌患者常见气虚质、阳虚质、湿热质、痰湿质和血瘀质这五种体质类型，并在临床上辨体选法用药，分别施以补气健脾、温补脾肾、清热利湿、健脾化痰、活血化瘀之法。张继玲等研究发现，直肠癌最常见的体质类型为气虚质、湿热质和气郁质，同时体质分布与TNM分期也有一定关系。体质因素在疾病的发生和转归中起到重要作用，不同体质的人患同一种病，由于机体的反应不同，所表现的临床证候亦不同，故而所用的治法方药也有所差异。

（9）辨经论治。经络是指经脉和络脉的总称。辨经论治是根据某部位出现的病候来判断疾病所属经络,进行选方配穴治疗的过程。正如《灵枢·官能》言:"察其所痛,左右上下,知其寒温,何经所在。"手阳明大肠经、手太阴肺经均与大肠有直接络属关系,而结肠和直肠属于大肠,《灵枢·经脉》言:"大肠手阳明之脉,起于大指次指之端……属大肠""肺手太阴之脉,起于中焦,下络大肠……"《灵枢·本输》云:"肺合大肠。"以上说明手阳明大肠经和手太阴肺经互为表里。大肠与胃同属阳明经,手阳明大肠经的经气流注于足阳明胃经,二经在鼻旁"迎香穴"交接,经脉相连,经气相通。因"腧穴所在,主治所在",故而足太阴脾经、足少阴肾经、足厥阴肝经、任脉等经脉循行路线都从腹部经过,很多腧穴分布于此,直接或间接与结肠、直肠有联系。《灵枢·邪气脏腑病形》曰:"大肠合入于巨虚上廉,小肠合入于巨虚下廉。"上、下巨虚为大小肠之下合穴。足太阳膀胱经的背俞穴中有"大肠俞"。此皆说明诸多经络直接或间接与结肠、直肠有联系,临床治疗直肠癌患者,常根据经络络属关系选方配穴,以提高疗效。梁遵孝等研究证实,对直肠癌术后患者辅以针刺手三里、合谷、天枢、足三里和上巨虚,有助于直肠癌患者术后更早恢复健康。

【治疗绝技】多角度辨治思维须贯彻直肠癌治疗和预防的始终。目前,直肠癌具有高发性、高致死性和高负担性的特点,因此在临床预防和诊治直肠癌时,要从寻求病因、认识本质、探究性质、发现病位、明确分期、辨别证候、辨析体质等方面,多层次、多角度地进行分析,精准地找到疾病的切合点,以便于遣方用药。这将避免仅从某一个层次的辨治思维角度去证实中医药的有效性。

参考文献

[1] 窦晓鑫,王方园,杨玉莹,等.中医多角度辨治结直肠癌[J].中医学报,2022,37(1):36-40.

刘丽坤运用六君子汤治疗大肠癌术后腹泻经验

【名医简介】刘丽坤,教授,硕士研究生导师,第六批全国老中医药专家学术经验继承工作指导老师，山西名中医，从事肿瘤临床工作30余年，对肠癌术后腹泻具有独特的经验及体会。

【经典名方】 六君子汤（出自《医学正传》）。

组成：人参、白术、茯苓、甘草各10 g。

【学术思想】 肠癌的治疗手段主要包括手术、放化疗、免疫治疗、靶向治疗等，其中手术治疗是肠癌重要的治疗手段。但手术的同时，会损伤病变周围组织及器官，影响病灶周围的解剖结构，损伤肠黏膜，造成患者心理负担，从而导致大肠癌术后排便功能障碍的发生。肠癌术后腹泻对应中医泄泻，是指以排便次数增多、粪便稀溏，甚至泻出如水样为主要表现的病证。本病最早记载于《内经》，《素问》中有"飧泄""注下"等病名，指出风、寒、湿、热皆可致泻，如《素问·举痛论》曰："寒气客于小肠，小肠不得成聚，故后泄腹痛矣。"对于病机，《素问·至真要大论》提出："暴注下迫，皆属于热。"关于泄泻的治则，张介宾提出分利之法是治疗泄泻的原则；李中梓提出治泄九法，即淡渗、升提、清凉、疏利、甘缓、酸收、燥脾、温肾、固涩，对于后世治疗泄泻影响巨大。刘教授认为肠癌术后腹泻的主要病机为脾胃虚弱，湿热蕴结，寒热错杂。临床常采用六君子汤、葛根芩连汤、乌梅丸等治疗肠癌术后发生的腹泻。

【诊断思路】 结直肠癌，又称为大肠癌，是一种好发于乙状结肠和直肠的下消化道恶性肿瘤。由于人们生活方式、生活质量及遗传等多方面的因素，结直肠癌的发病率呈现出逐年递增性和日益年轻化的趋势。腹泻是大肠癌术后常见的排便功能障碍，研究表明，消化道肿瘤术后腹泻发生的概率高达19%。大肠癌术后腹泻缠绵难愈，对患者生理及心理造成极大影响，从而影响疾病的预后及患者的生活质量。中医药在治疗肠癌术后腹泻方面具有一定的优势，辨证分型治疗肠癌术后腹泻，不仅可以缓解患者症状，还可以扶助正气，预防肿瘤复发转移。

【治疗方法】

（1）注重调补脾胃。张介宾在《景岳全书》中说："泄泻之本，无不由于脾胃。"大肠癌手术对患者脾胃损伤较甚，导致脾胃功能异常，无以运化水湿，从而引起腹泻。患者大便溏泄，进食油腻则症状加重，伴面色萎黄、舌淡等症状。临床采用六君子汤加减治疗，可以补脾益气，恢复脾胃生理功能，则腹泻缓解。临床研究也表明六君子汤可以治疗肿瘤，其机制是促进消化和吸收、减毒增效、保护胃黏膜、增强人体免疫功能、抑制肿瘤增长。刘教授认为，肠癌患者久病损伤脾胃，脾胃运化失司而致泄泻，且脾胃为后天之本，所以刘教授认为调补脾胃是治疗肠癌术后腹泻中至关重要的一步。

（2）必要时清热化湿。刘教授认为肠癌术后有一部分患者会进行放化疗，放化疗属热毒，其与脾失健运所致湿邪相互搏结，下迫肠道，则发生泄泻。患者泄泻腹痛，泻下急迫，粪便臭秽，肛门灼热，舌红，苔黄腻。临床以葛根芩连汤为主方加减治疗。研究表明葛根芩连汤可以有效降低白细胞介素-6含量，从而缓解腹泻症状。

（3）寒热虚实要兼顾。肠癌治疗方式多，用药繁杂，本就邪盛正虚，日久必累及肝肾，加之癌邪长期侵犯人体，无以生化气血，以及放化疗耗伤阳气、损伤脾胃，从而导致脾失健运，肾失温煦，水谷运化失常，癌毒日久郁而化热，形成寒热错杂之泄泻，当以乌梅丸治之。乌梅丸治久痢理论出自《伤寒论》，被后世广泛应用于久泻久痢的治疗。乌梅丸原方由"乌梅三百枚，细辛六两，干姜十两，黄连十六两，当归四两，附子六两（炮，去皮），蜀椒四两（出汗），桂枝（去皮）六两，人参六两，黄柏六两"组成，方中重用乌梅，因乌梅味酸，酸性收敛，可以收敛肺气，收涩大肠，从而达到涩肠以止泻的效果。黄连、黄柏苦寒，善清胆胃之热，黄连清热燥湿，厚肠以止泻痢，黄柏清热燥湿，可清肠中湿热。细辛、干姜、附子、蜀椒、桂枝温肾暖脾，振奋阳气。乌梅丸全方温清补涩，寒热并用。刘教授认为，肠癌治疗后，由于治疗手段及患者体质的相互影响，会出现寒热虚实错杂的情况，遣方用药应兼顾寒热虚实。

【治疗绝技】刘教授认为大肠癌术后腹泻与脾胃虚弱、湿热蕴结、寒热错杂密切相关，治疗以六君子汤、葛根芩连汤、乌梅丸为主方。大肠癌术后发生腹泻的原因较多，临床表现也多种多样，要结合四诊信息，灵活辨证，针对性用药。

【验案赏析】郭某，2018年4月肠镜检查发现结肠癌，行三周期新辅助化疗后，行手术治疗，术后行辅助化疗六周期，具体术后病理及化疗方案不明确。2019年8月初诊，主要症状为大便次数多，每日20余次，大便臭秽，肛门有憋胀感，伴有排便困难。舌红，苔薄，脉弦。患者大便次数多，且排便臭秽，舌红，均属湿热蕴结之证，选用葛根芩连汤为主方清泄里热，患者肛门憋胀，加厚朴30 g，桂枝15 g，薤白10 g行气，通经脉；加石榴皮30 g涩肠止泻，黄芪30 g，砂仁10 g补气，调理气机。14剂，日1剂，早晚饭后分服。

2019年9月二诊：诉上述症状缓解，出现胃脘部不适，舌红，苔白，脉沉细，患者排便频次及大便臭秽症状改善，说明患者湿热之邪得祛。现患者出现胃脘部不适，考虑清热药易损伤脾胃，且患者脉沉，表明患者病位在里，综合考虑属脾虚气滞之证，主方选用六君子汤健脾益气。加黄连10 g，干姜10 g辛开苦降，寒热并施，治疗泄泻；加木香10 g，炒槟榔30 g，厚朴30 g行气，生薏苡仁30 g调理脾胃；加椿皮30 g，石榴皮30 g厚肠止泻，大血藤30 g清解余热，21剂。

2019年11月三诊：大便次数由每日20余次，减少至每日5余次，效不更方，上方改木香20 g，加炮姜15 g继续调理气机。

【按语】患者初期以湿热蕴结为主，以葛根芩连汤为主方清泄里热，后期出现脾胃虚弱，方以六君子汤健脾益气，恢复脾胃功能，则泄泻自止。

参考文献

[1] 汪欣文，秦燕，刘丽坤．刘丽坤教授治疗大肠癌术后腹泻的经验［J］．实用妇科内分泌电子杂志，2020，7（13）：181，183．

胡陵静运用补中益气汤治疗结肠癌便血经验

【名医简介】胡陵静，重庆市中医院主任医师。

【经典名方】补中益气汤加减（出自《内外伤辨惑论》）。

组成：生晒参6 g，黄芪30 g，麸炒白术15 g，茯苓15 g，陈皮15 g，当归10 g，柴胡6 g，炒鸡内金15 g，升麻15 g，血余炭15 g，仙鹤草15 g，甘草6 g。

【学术思想】结肠癌发病多与外邪、食饮内伤、情绪失常等因素相关，病机为素体脾胃虚寒，脾阳不足，正气亏虚，或长期过食肥甘厚味，或情志不畅，导致肠道气机壅塞，升降失因，传化失常，通降不行，久聚结成癌，其病位在肠，但与脾胃功能关系密切，属本虚标实之证。便血是结肠癌的常见临床表现，很多患者术后化疗后仍存在便血，便血一症，属中医"血证"

范畴，是以血由大便而出为临床表现的病证。虚证便血表现为反复发作，经久不止，血色淡红。中医认为，虚证便血是由于气血亏虚，脾虚气陷，气机升降失调，气血下坠于肛门而产生。《血证论》中提到"血之运行上下，全赖乎脾。脾阳虚则不能统血，脾阴虚又不能滋生血脉。"正气不足尤应责之于脾虚，是为始动因素，结肠癌患者，以脾虚为本，癌毒并存为标。故恢复脾气，则脾统摄血脉有力，防止营血外溢；固护脾胃，则气血得以生化。故临床予以补中益气汤加减起到补中益气、健脾养血之功，《温病条辨》谓："故善治血者，不求之有形之血，而求之无形之气。"治病求本，药证相符，方获奇效。

【诊断思路】结肠癌属中医"积聚""肠蕈"等范畴。其病位虽在肠，但与脾胃功能关系密切，临床用补中益气汤加减治疗结肠癌便血可取得较好疗效。

【治疗方法】从脾论治便血，脾主运化和统血，脾气足则血得摄，便血得止。

【治疗绝技】补中益气汤治疗结肠癌便血。

【验案赏析1】高某，女，77岁，2019年3月12日初诊。主诉：结肠癌术后并化疗后5个月，便血1周。患者5个月前大便性状改变，腹泻与便秘交替，于某院就诊，在该院行肠镜检查并活检诊断为结肠腺癌，予以手术治疗，随后行化疗六周期，定期复查提示病情稳定。近1周来大便带血，自服云南白药效果欠佳，遂来诊。刻诊：患者间断头晕，乏力气短，面色萎黄，纳差食少，食后肛门坠胀欲便，大便稀溏，日3次，便后时有少许淡红色血液，睡眠可，小便正常，舌淡苔白，脉细弱无力。中医诊断为肠蕈，辨证为中气不足，脾不统血证。西医诊断为结肠癌术后化疗后。治以补中益气，健脾养血，予以补中益气汤加减。处方：生晒参6 g，黄芪30 g，麸炒白术15 g，茯苓15 g，陈皮15 g，当归10 g，柴胡6 g，炒鸡内金15 g，升麻15 g，血余炭15 g，仙鹤草15 g，甘草6 g。5剂，每日1剂。

二诊：患者头晕，乏力气短较前稍好转，便血量减少，唯便后有淡红色血液3~4滴，大便仍稀溏，日1次，肛门坠胀，伴有打嗝反酸，舌脉基本如前。继以原方加用白及6 g，柿蒂15 g。继服5剂。

三诊：乏力气短明显好转，便血消失，纳食增加，打嗝反酸减轻，仍时有腹胀，继以原方加麸炒枳实15 g，继服7剂。嘱少食味酸及淀粉含量较高难以消化的食物。10天后复诊，饮食恢复正常，腹胀好转，方药随证加减再服用7剂，便血未再复发，定期复查肿瘤未复发。

【按语1】患者因结肠癌行手术及化疗，"攻伐"之后，导致机体脾胃受损，中气不足。脾虚失运，气血生化乏源，出现面色萎黄，纳差食少，大便稀溏；脾气虚弱，中气下陷，故见乏力气短，食后肛门坠胀欲便；脾不统血，气失统摄，血无所归，血无所统而溢于脉外，出现大便下血；脾气虚，则精血化生不利，清窍失养，故头晕。《丹溪心法》云："下血……久不愈者，后用温剂，必兼升举。"补中益气汤加减补中益气，健脾养血，加以茯苓健脾渗湿，鸡内金健脾消食，佐以血余炭、仙鹤草收敛止血，标本同治，以收捷效。二诊气短乏力较前减轻，伴有打嗝反酸，为脾胃升降失调，加用白及护胃敛酸，柿蒂和胃降逆。三诊中气渐复，便血消失，气机不通故见腹胀，予以枳实宽中行气，气机得畅。此案从脾论治便血，脾主运化和统血，脾气足则血得摄，便血得止。

【验案赏析2】李某，女，76岁，2019年6月10日初诊。主诉："结肠癌术后3个月，便血1个月。患者3个月前因大便性状改变于某院就诊，行肠镜检查及病理活检示结肠腺癌，予以手术切除治疗，定期复查及随访未见肿瘤进展。近1个月来间断便血，血色紫暗，自服小檗碱未好转。神疲乏力，气短，食欲不佳，大便稀溏，便血紫暗，日2次，腹部隐痛，喜热饮，失眠多梦，小便可，舌淡红苔白，脉沉细，血红蛋白102 g/L，中医诊断为肠蕈，辨证为脾阳受损，中气不足，失于统血。西医诊断为结肠癌术后。治以益气温阳，健脾养血。予以补中益气汤合黄土汤加减。处方：党参30 g，黄芪30 g，炒白术15 g，陈皮15 g，当归10 g，升麻10 g，柴胡10 g，炒六神曲15 g，制附片10 g（先煎），阿胶6 g（烊化），地榆炭15 g，白及10 g，甘草6 g。5剂，日1剂，日3次。

二诊：乏力气短较前好转，便血较前减少，仍失眠多梦，舌脉同前，原方基础上加酸枣仁15 g，继服5剂。

三诊：乏力气短、睡眠及腹部隐痛均明显好转，大便仍稀溏，偶见便血，舌淡红苔薄白，脉细，血红蛋白120 g/L。继以原方去制附片和阿胶，加山药15 g，薏苡仁30 g，继服5剂。随后复诊诸症好转，大便正常，方药随证加减，定期复查，未再出现便血，肿瘤未见进展。

【按语2】患者以神疲乏力，气短，大便稀溏，便血紫暗，腹部隐痛，喜热饮为主要临床表现，中医辨证为脾阳受损，中气不足，失于统血。《难经·三十七难》云："邪在五脏，则阴脉不和；阴脉不和，则血留之；血留之，则阴脉盛矣。阴气太盛，则阳气不得相营也。"脏腑阴气太盛，阳气难以温煦。血为中焦所化，脾胃虚弱，不能统摄血行，渐生离经之血。此案其病机为术后脾胃受损，脾气不足，故神疲乏力，气短，大便稀溏；加之常口服小檗碱，致脾胃虚寒，脾阳受损，中气不足，脾不统血，血溢肠内，致便血紫暗；中焦有寒，不能温养肠胃，气机失和而腹部隐痛，喜热饮；脾气虚弱，心神不宁，而见失眠多梦。治以益气温阳，健脾养血，予补中益气汤合黄土汤加减，益气温阳，健脾养血，佐以少许收敛止血之品以助药力。二诊脾气渐复，便血减少，失眠多梦，继以原方，加以酸枣仁养心安神。患者脾虚日久湿邪留滞，故见便溏，加强健脾利湿之效，药已对证，获得良效。

参考文献

[1] 李逸蓝，胡陵静，曾玲玉，等.补中益气汤治疗结肠癌便血验案2例[J].实用中医药杂志，2021，37（4）：705-706.

荣震运用补中益肠汤联合化疗治疗结直肠癌经验

【名医简介】荣震，广西中医药大学主任医师。
【经典名方】补中益肠汤。

组成：黄芪30 g，甘草9 g，人参10 g，当归10 g，橘皮6 g，升麻6 g，柴胡6 g，白术30 g，熟地15 g，白芍30 g，川芎10 g，大枣15 g，阿胶10 g。

原文：补中益肠汤是荣老师根据中晚期结直肠癌术后患者化疗期间神疲乏力、面色苍白、头晕、便血、腹部下坠、便溏等气血亏虚的临床表现，以补气生血为主要治则，在补中益气汤的基础上总结出来的经验方，用于治疗气血亏虚型中晚期结直肠癌患者，具体由黄芪、橘皮、当归、升麻、甘草、人参、柴胡、白术、熟地、白芍、阿胶、川芎、大枣组成。黄芪性微温味甘，入脾、肺经，补益中气，固表升阳，为补气要药，是以为君。配伍人参、白术、白芍，健脾益气，脾气健旺则后天气血生化之源充足，为臣药。熟地滋补肝肾之阴；阿胶补血之功著，大枣补血；川芎行气活血，以防阿胶之滋腻，补中有通；当归补血活血，既可助人参、黄芪补气以养有形之血，更合川芎活郁滞之瘀血；橘皮健脾理气和胃，使诸药补而不滞，无碍脾胃之忧，共为佐药。配以升麻、柴胡升阳举陷，可助黄芪升提下陷之中气，增升阳固摄之功，共为佐使。炙甘草调和诸药为使药。

【学术思想】对中晚期气血两虚型结直肠癌病机的认识。荣老认为中晚期结直肠癌患者素体亏虚，正气不足，加之久病肿瘤持续耗伤正气，正气乏源，脏腑功能紊乱，其中以脾脏最突出。此外，接受化疗时化疗药物的细胞毒性能杀灭癌细胞，也对正常组织产生毒性，使身体更为虚弱，手术亦属于攻伐夺气的治疗手段，故经手术、化疗后的患者虚证愈发严重。术后若过度劳累、情志失调或调护不当，正气无法恢复，残留之癌毒伏藏于体内，乘虚打破内环境平衡，扩散侵犯至肝、肺等脏腑，出现复发或转移。手术及放化疗手段及癌毒本身对人体元气都是极大的消耗，导致患者正气亏虚，阴阳失调，脾胃运化失司，气血生化乏源致气血亏虚。

治疗气血亏虚型结直肠癌临床症状的经验总结。脾主运化，为气血生化之源，后天之本，脾失健运，则无法运化水谷，致腹泻不止；脾主生血，生血乏源致血虚，症状表现为面色苍白，头晕目眩，唇色色淡，即化疗导致的以白细胞、红细胞、血红蛋白、血小板下降为特征的骨髓抑制；脾气虚弱，升举固摄之力不足则小腹下坠，脱肛，便血；脾土萎弱，脾精无法转运濡养他脏，致多脏虚弱。故当以健脾益气生血为主要治则。茯苓、甘草、白术、党参、薏苡仁、黄芪等健脾益气药物在辨治中晚期大肠癌验案中使用频率最高，佐证了脾气虚是肠癌的最基本病机，而健脾益气治法在肠癌治疗中占据着重要的地位。荣老认为结肠癌患者化疗后纳差、腹痛、便血、消瘦、脉细弱、面萎黄、神疲乏力、恶心呕吐、少气懒言、舌苔白腻、脉细弱等符合中医"气血两虚证"，脾气亏虚是其发病之本。手术损伤人体元气，使虚者更虚，损者更损，气虚渐甚，气虚不能生血，久则血亦亏，致气血两虚。肿瘤患者经过手术、化疗为主的治癌方法屡伤正气，导致患者在原来存在的不同程度的虚弱的基础上表现得更加虚弱，且加重功能失调，因此对结肠癌术后患者中医应以健脾养血、益气升阳为治则。

【诊断思路】西医诊断标准符合中华人民共和国卫生部医政司1999年版《中国常见恶性肿瘤诊治规范》中关于肠癌的诊断标准：通过组织标本进行病理检测确诊为肠癌，并确定肿瘤大小、部位和浸润程度等。中医诊断标准符合中华中医药学会2018年版《肿瘤中医诊疗指南》中关于肠癌气血两虚证的辨证标准：①主症：神疲乏力，面色苍白，头晕目眩，唇色淡，反复便血；②次症：脱肛，便溏；③舌脉：舌质淡，苔薄，脉细弱。确诊要求：具备3项主症或2项主症伴随1项次症，同时结合舌脉，由两名副主任及以上级别医师判定。

纳入标准：①符合西医诊断标准；②符合中医诊断标准；③分期符合美国癌症联合委员会提出的TNM分期系统Ⅱ~Ⅳ期；④可耐受化疗；⑤预计生存期≥6个月；⑥患者KPS评分70分及以上；⑦患者及家属对本研究方案知情同意，患者依从性高。Ⅱ期结直肠癌高危因素：组织学分化差（Ⅲ或Ⅳ级）、血管淋巴管侵犯、术前肠梗阻/肠穿孔、标本检出淋巴结不足（少于12枚）。

排除标准：①合并心脑血管、肝、肾和造血系统等其他严重原发性疾病的患者；②对药物过敏者或体质虚弱无法耐受化疗者；③合并其他原发性肿瘤疾病的患者；④妊娠期及哺乳期女性；⑤伴有精神障碍或疾病的患者。

终止标准：①出现严重不良事件者；②患者出现无法预料的病情恶化，作为无效病例处理；③患者要求退出试验。

脱落标准：①脱落的标准，符合入组标准却未能完成本试验全程观察的病例，作为脱落病例。②脱落病例的处理：a.尽量对其已完成的项目进行评价。保留好脱落病例的试验资料，留档备用，以备最后全面分析。脱落病例无须另补。b.对脱落患者出现的不良反应、病情恶化等，应予以治疗。

剔除标准：①受试者依从性差，违反试验用药方案或不能配合试验检查；②试验期间擅自合用其他可能影响本临床试验评估的药物者；③临床资料严重不足者。

【治疗方法】收集符合纳入标准的中晚期结直肠癌患者64例，随机分为对照组和治疗组各32例。对照组单纯予西医常规化疗方案，治疗组在对照组治疗方案的基础上予补中益肠汤加减，每月连续服药21天为1个疗程，治疗3个疗程后观察对比两组患者的实体瘤疗效、安全性及治疗前后血清肿瘤标志物CEA及CA199、外周血象（WBC、RBC、PLT、Hb）、中医证候积分、生存质量评分的变化情况。

治疗方案。对照组给予XELOX方案：第1天，奥沙利铂130 mg/m^{2}静脉滴注，卡培他滨1250 mg/m^2，每天2次，第1~4天口服，每21天为1个周期。同时给予受体拮抗剂常规止吐及营养支持等，化疗期间出现Ⅲ、Ⅳ度骨髓抑制使用粒细胞集落刺激因子等对症处理。治疗组在对照组治疗的基础上，口服补中益肠汤。基本组方如下：黄芪30 g，甘草9 g，人参10 g，当归10 g，橘皮6 g，升麻6 g，柴胡6 g，白术30 g，熟地15 g，白芍30 g，川芎10 g，大枣15 g，阿胶10 g。根据中医证候辨证加减：便秘者，加肉苁蓉30 g，桃仁30 g；大便稀溏者，加苍术30 g，茯苓30 g；口干者，加乌梅30 g，天花粉30 g；口苦者，加黄芩10 g，黄连3 g；便血者，加地榆炭15 g，槐花10 g；消化不良者，加炒麦芽15 g，鸡内金15 g；胃气上逆者，加竹茹15 g，海螵蛸25 g。将以上诸药混合水煎成300 mL药液，每天分3次饭后温服，每月连续服药21天为1个疗程，共3个疗程。

肿瘤客观疗效。采用RECIST实体瘤疗效评价标准，根据CT影像学检查所测量的肿块大小评判疗效，必要时行MRI、ECT等检查，近期客观疗效分为完全缓解（CR）、部分缓解（PR）、稳定（SD）和进展（PD）。总有效率（ORR）=（CR例数+PR例数）/总例数×100%，疾病控制率（DCR）=（CR例数+PR例数+SD例数）/总例数×100%。肿瘤标志物检测：CEA属于肿瘤标志物的一种，对消化系统恶性肿瘤的诊断具有较好的价值。在结肠癌治疗过程中，CEA可作为有效的动态监测指标，有助于早期发现复发患者。2015年第1版美国国家综合癌症网络结肠癌指南推荐将CEA作为结直肠癌治疗后常规监测的唯一肿瘤标志物，每3~6个月1次，持续2年，或每6个月1次，持续3年。正常参考范围为0~5 μg/L。血清CA199联合血清CEA可提高结直肠癌的诊断率，有效监测结直肠癌的复发和转移。CA199正常参考范围为0~40 kU/L。中医证候积分：参照《肿瘤中医诊疗指南》进行症状分级和疗效评估。选取主要症状为神疲乏力、面色苍白、头晕目眩、唇色淡、反复便血，次要症状包括脱肛、便溏的轻重分级量表。症状按照严重程度分为无、轻度、中度、重度4个级别，分别记为"0""1""2""3"分。治疗后与治疗前分别记录每项症状的积分情况及总积分情况。生存质量评分：采用KPS评分标准，分别于化疗前后使用KPS评分量表对患者进行生活质量评分，并记录两次的具体分值。骨髓抑制指标：检测两组患者每一周期治疗前及治疗后第7、第14天的外周血象（WBC、RBC、PLT、Hb），并记录具体分值，评估两组患者化疗后发生骨髓抑制的情况。安全性评价标准：两组患者治疗前后的生命体征（体温、呼吸、脉搏、血压）及肝肾功能、心电图等安全性指标，以及恶心呕吐、骨髓抑制、腹泻等不良反应。1级：安全，没有任何不良反应。2级：比较安全，如有不良反应，不需做任何处理可继续给药。3级：存在安全性问题，有中度水平的不良反应，治疗后可继续给药。4级：

不良反应严重，只能终止试验。

参考文献

[1] 彭海萍.补中益肠汤联合化疗治疗结直肠癌的临床观察[D].南宁：广西中医药大学，2021.

孙平良运用健脾开胃方治疗结直肠癌患者化疗后消化道症状经验

【名医简介】孙平良，广西中医药大学主任医师。

【经典名方】自拟健脾开胃方。

组成：白术20 g，生晒参15 g，茯苓20 g，砂仁5 g，陈皮10 g，甘草10 g，当归10 g，焦麦芽15 g，枳壳12 g，木香12 g，焦山楂15 g，焦神曲15 g，大枣10 g，石斛10 g。

【学术思想】孙教授长期从事于结直肠癌的防治工作，认为化疗药物属于剧毒之品，通过血液循环或直接作用于消化道黏膜，损伤人体脾胃。"脾为后天之本，气血生化之源"，脾运化谷食及水饮，可以生成人体所需的精、气、血、津液，将水谷精微转输至全身，以营养五脏六腑、四肢百骸，充养后天之精，促进人体的生长发育。脾主升清，可将水谷精微上升至心肺、头面，通过心肺作用化生气血，以营养濡润全身。胃为"水谷气血之海"，胃气下降，主受纳、腐熟水谷，胃气的受纳、腐熟水谷需要与脾气运化相互协调配合，才能将水谷化为精微。《临证指南医案》记载："脾宜升则健，胃宜降则和。"《素问·阴阳应象大论》记载："清气在下，则生飧泄，浊气在上，则生䐜胀。"脾胃功能受损则气机升降失调，脾气不能上升则有精微下流而见便溏、腹泻，胃气不降则出现纳呆脘闷、大便秘结等，胃气不降反而上升则出现恶心呕吐等。脾失健运则气血生化不足，治疗上应以"健脾开胃，养血和营"为法。

结直肠癌的中医病因病机。《灵枢·水胀》记载："肠覃何如……寒气客于肠外，与卫气相搏，气不得荣，因有所系，癖而内着，恶气乃起，息肉乃生"，认为结直肠癌的病因病机为本虚标实，以正气亏虚为基础，人体内生邪毒或肠道内留滞外邪，导致人体脏腑功能失调，经络瘀阻，久之邪毒积聚于人体而致病。大部分医家认为，结直肠癌属于本虚标实，整体属虚，局部属实，以痰、瘀、毒实邪留滞人体为标，正气亏虚、脾胃虚弱为本，两者互为因果。

对健脾开胃方的组方原则进行分析。健脾开胃方主要由香砂六君子汤化裁而成，香砂六君子汤出自《古今名医方论》，是中医经方，原方组成为人参一钱，白术二钱，茯苓二钱，甘草七分，陈皮八分，半夏一钱，砂仁八分，木香七分，生姜二钱，具有益气健脾、行气化痰之功效，常用于脾胃气虚、痰阻气滞证的治疗，现代医学常将其用于消化道疾病的治疗中。健脾开胃方由香砂六君子汤化裁而来，组成：生晒参 15 g，白术 20 g，茯苓 20 g，砂仁 5 g，陈皮 10 g，甘草 10 g，当归 10 g，焦麦芽 15 g，枳壳 12 g，木香 12 g，焦山楂 15 g，石斛 10 g，大枣 10 g，焦神曲 15 g。方中生晒参、白术、茯苓、甘草，此取"四君子"之意，是补气健脾的基本方，正所谓气虚者，补之以甘，参、苓、术、草，甘温益胃，有健运之功，具冲和之德，盖人之一生，以胃气为本，胃气旺则五脏受荫，通过益气健脾就能够使人体的运化功能及生化功能得到恢复，把水谷精微化生为气，转化为血；加进一味行气健脾的陈皮，可使其补气而不壅；加之枳壳，与白术相须为用，取"枳术丸"之意，用以健脾消食开胃，消痞除满而行气化湿；加木香、砂仁主要是为了更好地健运脾胃之气，木香可通调三焦之气，可升可降，更主要的是可以醒脾，所谓的醒脾就是振奋脾气，砂仁可以健胃，可以温胃，可以行气，故木香、砂仁共用乃醒脾开胃，脾醒胃开则饮食水谷精微生化无穷，气血之源则源源不断；焦山楂、焦神曲、焦麦芽，此乃"焦三仙"，消食行气，健脾开胃；加进一味甘辛温润的当归，其味甘而重，故专能补血，其气轻而辛，故又能行血，补中有动，行中有补，诚血中之气药，亦血中之圣药；石斛、大枣甘寒以益胃生津，盖胃为燥土，诸温燥之品耗及胃阴，故投以少许石斛以养胃生津，大枣味甘健中而调百药。诸药合用，共奏健脾开胃、养血和营之功。

【诊断思路】结直肠癌的中医病名。中医学并没有对"结直肠癌"这个病名的记载，但是根据其症状和体征，将结直肠癌归属于"肠蕈""积聚""肠风""锁肛痔"等范畴。

结直肠癌的临床表现。发生在结肠及直肠的恶性肿瘤统称为结直肠癌，俗称"大肠癌"，其早期多无明显症状及体征，往往容易被患者忽视，因此，结直肠癌一经发现，多处于中晚期。结直肠癌临床上主要共同表现为排便习惯的改变，大便性状的改变（主要表现为解细条状大便及黏液脓血便），腹部疼痛或腹部不适感，全身尤其是腹股沟、锁骨上可触及肿大淋巴结；当恶性肿瘤发展到一定程度时，其体积越来越大，腹部触诊时可触及肿块，以及会发生肠梗阻，患者会出现恶心呕吐、腹胀、大便难解等情况。直肠癌主要表现为肛门指检时可触及质硬的菜花状肿物，而结肠癌肛门指检时难以触及，主要表现为腹部可触及肿块。此外，结直肠癌属于慢性消耗性疾病，患者还会出现贫血、全身乏力、发热、消瘦等临床表现。

西医诊断标准。参照《中国结直肠癌诊疗规范（2017年版）》中结直肠癌诊断标准，需要结合患者临床表现、疾病史、家族史、体格检查、实验室检查、内镜检查、病理组织学检查、开腹或腹腔镜探查术来明确诊断。诊断依据：①结直肠癌发展到一定阶段多有临床表现，如排便习惯改变、大便性状改变、腹痛或腹部不适、腹部肿块、肠梗阻相关症状，全身症状如体重减轻、乏力等。②结直肠癌发病多与溃疡性结肠炎、结直肠息肉、克罗恩病、血吸虫病等有关；此外，与患者相关家族史有关，如林奇综合征、家族性腺瘤性息肉病。③对患者进行全身浅表淋巴结检查、腹部视诊及触诊、直肠指检三合诊。④实验室检查如血常规、大便常规、CEA、CA199。⑤肠镜、CT、MRI、PET-CT可协助诊断。⑥病理检查可明确诊断。⑦对无法病理确诊者或急诊情况下可剖腹探查。

中医证候诊断标准。脾胃气虚证参考2002年《中药新药临床研究指导原则》。①主症：食少纳呆、体倦乏力、食后或午后腹胀、大便异常（溏、烂、先硬后溏、时溏时硬）；②次症：神疲懒言、口淡不渴、腹痛绵绵、恶心呕吐、脘闷、肠鸣、面色萎黄、浮肿、排便无力；③舌脉象：舌质淡、舌体胖或有齿痕、苔薄白、脉细弱。具备主症2项或主症1项+次症2项即可诊断。

纳入标准。①符合上述西医诊断标准及中医脾胃气虚证诊断标准；②所有入组患者均有化疗指征，化疗方案均为XELOX方案，未来至少能接受2个周期化疗，化疗期间所用药物相同；③年龄在18~85岁；④KPS评分≥60分且预计有3个月以上生存期；⑤无化疗禁忌证；⑥自愿且配合参加，签署知情同意书。

排除标准。①禁食或拒绝口服中药者；②既往化疗发生严重骨髓抑制者；③肝肾功能严重损害患者；④血压控制不良或有严重心脑血管疾病患者；⑤有精神疾病患者；⑥既往有消化系统疾病患者；⑦妊娠或哺乳期女性。

脱落标准。①治疗过程中依从性差，导致疗效无法评估的患者；②出现严重不良反应者；③实验过程中因自身或其他原因自动终止参加实验者；④中途病情恶化无法完成实验者。

【治疗方法】 化疗方案。两组患者均采用XELOX化疗方案：注射用奥沙利铂130 mg/m^2，第1天静脉输注2小时；卡培他滨片1000 mg/m^2，每日2次，口服，连续服药2周，休息1周，每3周为1个化疗周期。对照组：予对症支持治疗。于化疗前1天静脉滴注地塞米松磷酸钠注射液和注射用奥美拉唑钠冻干，连续用3天，根据患者恶心呕吐反应情况，必要时可延长使用，同时可予盐酸甲氧氯普胺注射液肌内注射；对于化疗期间出现便秘者，口服乳果糖溶液，同时使用开塞露塞肛；对于化疗期间出现腹泻者，口服双歧杆菌四联活菌片及盐酸洛哌丁胺。治疗组：在对照组基础上加用健脾开胃方，药物组成为白术20 g，生晒参15 g，茯苓20 g，砂仁5 g，陈皮10 g，甘草10 g，当归10 g，焦麦芽15 g，枳壳12 g，木香12 g，焦山楂15 g，焦神曲15 g，大枣10 g，石斛10 g。药物均由广西中医药大学第一附属医院中药房提供，煎药房煎药机煎煮，浓煎60 mL，于化疗前1天开始，每日服用中药汤剂1剂，早、中、晚餐30分钟后温服，每次20 mL，连续服用至化疗结束。

临床观察指标及评价标准。一般情况：记录两组受试者的性别、年龄、病程、发病部位、病理分期、病理类型。主要观察指标：①中医证候评分：参照《中药新药临床研究指导原则》；②生活质量评分：根据《中药新药临床研究指导原则》中KPS评分标准对生活质量进行评价；③消化道症状：根据世界卫生组织抗癌药物急性与亚急性毒副作用中胃肠道、神经系统分度标准进行评价；④肿瘤标志物CEA、CA199；⑤安全性指标：根据世界卫生组织抗癌药物急性与亚急性毒副作用中血液系统、肝肾功能分度标准进行评价。

观察时点。因为注射用奥沙利铂仅在化疗第1天使用，卡培他滨连续口服14天，休息7天，21天为1个化疗周期，所以以静脉滴注注射用奥沙利铂为用药第1天作为时间基线，选择3个时间点观察比较两组恶心呕吐、腹泻、便秘等消化道症状，中医证候评分及KPS评分，即d1（用药后第1天）、d9（用药后第9天）、d21（用药后第21天）；选择2个时间点观察比较两组患者肿瘤标志物CEA、CA199情况，白细胞、中性粒细胞、血红蛋白、血小板血液系统毒副作用指标，谷丙转氨酶、肌酐等肝肾功能毒副作用指标，即d1

（用药后第 1 天）、d21（用药后第 21 天）。

不良反应观察。在治疗期间，详细追踪两组患者有无药物过敏及药物不耐受等相关不良反应发生，若发生则立刻采取相关措施处理，记录并且分析原因，分析与此次实验的相关性。如果在实验期间发生严重不良反应，必须采取相关措施保护受试者安全并在 24 小时内报告医院。

【治疗绝技】中药内服治疗化疗后消化道症状。内服中药治疗化疗后消化道症状主要包括经验方及自拟方，有医家通过研究发现，化疗后消化道症状最常见证型主要包括脾胃虚弱证、痰湿困脾证、胃阴不足证及肝胃不和证。四君子汤类为脾胃虚弱证主方，小半夏汤为痰湿困脾证常用主方，逍遥散为肝胃不和证常用主方，胃阴不足常用主方为麦门冬汤。此外，也有部分医家用中药自拟方治疗化疗后消化道反应，方由党参、茯苓、木香、草豆蔻、陈皮、白术、焦三仙、甘草、生姜、灶心土组成，可辨证加减，水煎早晚饭后温服，可显著改善患者恶心呕吐、厌食、腹泻等消化道反应。彭顺清等用旋覆汤治疗化疗消化道反应，水煎分 2 次温服，可改善化疗患者恶心呕吐、食欲不振等消化道反应。内服中药治疗化疗后消化道症状无明显毒副作用，价格低廉，患者乐于接受。

中医外治。化疗后消化道症状中医外治法是相对于内治法而言的，属于中医学的一个分支，包含了中医学博大精深的文化底蕴。《素问·至真要大论》云"内者内治，外者外治"，是对外治法最早的记载。外治法包括针灸、熏洗、针刀、敷贴、耳穴等，经过了实践及历史的考验。对有化疗后消化道反应患者，予针灸中脘、双足三里、双内关、双三阴交，采用平补平泻之法，发现可改善患者恶心呕吐、便秘、腹泻、口腔炎等消化道反应，提高患者生活质量。对胃癌化疗后出现消化道反应患者在双侧足三里及气海穴施以温针灸，发现不仅可以改善患者恶心呕吐、腹泻、呃逆等消化道反应，且可提高患者免疫功能。对化疗后出现消化道反应患者，予穴位贴敷天突、神阙、足三里、涌泉、中脘、内关，可以显著改善患者恶心呕吐、食欲不振等消化道反应。对恶性血液病化疗后出现消化道反应患者，予穴位埋线中脘、天枢、关元、双足三里，发现可显著改善患者消化道不良反应，提高患者生活质量。外治法治疗化疗后消化道反应操作简单、成本低、无不良反应，尤其适用于对口服中药抗拒的患者。但患者也可能存在晕针、对穴位贴敷中药过敏等，应该详细询问患者是否恐惧针灸等问题，减少临床不良事件的发生。

参考文献

[1] 汤勇. 健脾开胃方对结直肠癌患者化疗后消化道症状（脾胃气虚证）的影响[D]. 南宁：广西中医药大学，2021.

蔡菲菲运用消瘤汤加减干预结直肠癌术后血管内皮生长因子及中医证候经验

【名医简介】 蔡菲菲，广西中医药大学第一附属医院主任医师。

【经典名方】 自拟消瘤汤

组成：党参、黄芪、紫河车、半枝莲、山慈菇、田七、薏苡仁。

【学术思想】 血管内皮生长因子对血管内皮细胞有特异性作用，能够有效调节血管的生成，同时对血管内皮细胞的有丝分裂及抗凋亡有促进作用，所以对肿瘤细胞的生长及转移也起到积极的促进作用。研究发现血清血管内皮生长因子在结直肠癌患者体内呈现明显的高表达状态，同时随着病情加重其表达也明显升高。血管内皮生长因子与结直肠癌新生血管的形成密切相关，可通过促进肿瘤血管的生成对患者的预后产生影响，从而促进肿瘤的侵袭和转移，这为结直肠癌抗血管形成的靶向治疗开辟了新思路，同时为其治疗提供了分子生物学上的依据。

消瘤汤的基本方组成为党参、黄芪、紫河车、半枝莲、山慈菇、田七、薏苡仁，消瘤1号、2号、3号方均是由消瘤汤的基本方加味而成。在基本方中，黄芪、党参、紫河车为补虚药，半枝莲、山慈菇为清热解毒药，田七为活血祛瘀药，而薏苡仁有利水渗湿之效，故全方补中有攻，攻中兼补，气血同补，相辅相成，共达扶正以祛邪之功效。1号方针对气血亏虚证，在基础方中加入了当归、大枣、白术、茯苓、白芍、延胡索、厚朴、枳壳等药。方中当归、大枣、白术、白芍进一步突出全方的益气补血之效。茯苓、厚朴、枳壳则祛湿理气健脾胃，脾胃乃气血生化之源，脾胃健则气血生。延胡索有活血祛瘀之效，一方面可祛瘀血"实邪"；另一方面可"除陈出新"，助新血生成。全方侧重于补益气血，同时辅以祛邪，实现攻补兼施，使腹胀痛、泄泻、便秘、面色苍白或萎黄、神倦、乏力、舌淡、苔薄白、脉细弱等一系列症状、体征得到有效改善。2号方针对湿热内蕴证,在基础方中加入白头翁、黄柏、黄连、败酱草、厚朴、苍术等药。方中白头翁、败酱草清热解毒,黄柏、黄连清热燥湿,厚朴、苍术化湿助脾运,全方重在清热解毒、燥湿化湿,祛邪的同时辅以扶正,以增强祛邪之效,使一系列湿热内蕴的症状、体征在很大程度上得到改善。3号方则针对气滞血瘀证,在原方基础上加入白术、柴胡、香附、川芎、桃仁、红花等药。方中白术、香附补气理气,柴胡解少阳之气郁,可进一步加强理气行气之效,川芎、桃仁、红花则重在活血祛瘀,全方活血祛瘀、理气补气并行,功效上相辅相成、相互促进、相互增强,使一系列气滞血瘀的症状、体征得到显著改善。

【诊断思路】结直肠癌是我国常见疾病,居恶性肿瘤发病率的第4位。在北京、上海等特大城市,因受生活压力、生活习惯、环境等因素的影响,其发病率更是高居第3位,结直肠癌的5年生存率较低,仅为50%左右。目前外科手术联合术后化疗仍然是临床上治疗结直肠癌的主要手段,但就目前的医疗水平而言,术后化疗虽然能够杀伤肿瘤细胞,但也对人体正常的组织、器官造成较大的损害,从而引发一系列的并发症,严重影响患者的生存质量。中医药在癌症术后预防复发及提高患者生存质量、生存率等方面取得了一定的成就。中药的一些有效成分可抑制肿瘤组织新生血管形成,或可通过其他多种途径对肿瘤治疗起到促进作用。

【治疗方法】

纳入、排除标准。纳入标准:①经病理组织学检查确诊为结直肠癌;②结直肠癌术后;③处于临床分期Ⅱ~Ⅲ期;④术前未接受过化疗;⑤能接受常规辅助化疗及腹腔内热灌注化疗。排除标准:①非结直肠癌术后;②病理分型不明确;③不能接受腹腔内热灌注化疗及常规辅助化疗;④不能接受中药治疗。

治疗方法。两组均采用腹腔内热灌注化疗,灌注频率为1次/周,30分钟/次,术后连续灌注3次。治疗组结合中医辨证论治,同时根据《中药新药临床研究指导原则:试行》《中医临床诊疗术语第1部分:疾病》,将患者分为气血亏虚、湿热内蕴、气滞血瘀3种证型,根据相应的证型予加减消瘤汤治疗。术后出现排气排便后开始服用消瘤汤,每日1剂,早晚温服,疗程为3个月。

观察指标。两组患者在治疗前后清晨空腹取3 mL外周静脉血,抗凝处理后，在室温下存放 2 小时，然后以 1000 r/min 的速度离心 20 分钟，吸取上层清液（血清），对样本进行分装、标记、编号，冷藏于 -20 ℃的冰箱待用。采用酶联免疫吸附试验测定患者血清血管内皮生长因子水平；参照 KPS 评分标准对患者治疗前后生存质量进行评分，评估治疗后生存质量改善情况；根据治疗前后患者中医临床主症改变情况评价治疗效果。评判标准：每种证型的中医主症为 3 个，治疗后改善主症 ≥ 2 个为显效；治疗后改善主症 1 个为有效；治疗后主症无改善为无效。

【治疗绝技】 消瘤汤加减能有效抑制血管内皮生长因子的表达，对结直肠癌术后的复发及转移有预防作用，并且可有效改善中医证候，提高患者的生存质量，值得临床应用。

参考文献

[1] 曾家耀，吴西西，蓝洪波，等.消瘤汤加减干预对结直肠癌术后血管内皮生长因子及中医证候的影响［J］.微创医学，2021，16（5）：612-615.

附 录

中西医结合治疗肛瘘经验谈

肛瘘，早在《山海经·中山经》就记载："合水，多䑽鱼，状如鳜，居逵，苍文赤尾，食者不痈，可以为瘘"。《古今医统》亦有记载"脓水流久，内结鹅管……鹅管，枝干蕃生，疮孔散出，形成蜂窝，烂瓜，肤残肌馅，久成瘤疾，此皆外痔所致"。故中医学上认为肛痈溃后，余毒未尽，蕴结不散，血行不畅，创口不合，日久成瘘。

肛管直肠瘘简称肛瘘，是肛管直场与肛门周围皮肤相通的异常通道。大部分由直肠肛管周围脓肿自行破溃或切开引流后遗留而来。内口多在齿状线上的肛窦处，外口位于肛周皮肤。该病的特点是以局部反复流脓液、黏液性分泌物、疼痛、瘙痒为主要症状，并可触及或探及到瘘管通到肛门内。肛瘘道因其发病部位、病因和走向不同，则表现各异，常见的肛瘘道分类有 Parks 分类法、史兆岐教授分类法等。所罗门定律是按肛瘘外口和内口分布规律而定的。而我国通用的是高、低位分类法和按肛瘘与括约肌的关系分类法。不论哪种分类法，都是为了在治疗中分辨出肛周组织与肛周肌群的关系，最大程度、尽可能地保护肛周肌群和肛周皮肤及肛管的正常排便功能。随着微创技术的推广，保存括约肌术、保留瘘道术越来越成熟，要重新审视以往制定的一些标准，对高、低位瘘道界艰的位置会越来越低。

肛瘘的治疗：大体分两种：一是切开术；二是行保留瘘道术。

切开术：临床治疗肛瘘的主流术式，切开瘘道的同时会损伤肛周肌群，肛周正常组织损伤大，肛门正常功能受影响。

保留瘘道术：药捻脱管法、拖线法、浮线法、虚实挂线法、肛瘘栓应用、生物蛋白胶封堵法等。其目的是只对瘘道给予冷处理，令其自闭，而不损伤正常的肛周组织。因其适应范围有限，有的方法技术操作难度大，不好掌握，因而失败率高。

在近年的临床实践中，将切开术和保留瘘道术进行改进，采用主灶切开引流，瘘道行浮线引流并将玉夫膏化膏剂为水剂进行封注，让细胞原位再生，肛瘘管壁增生闭合。该操作简单易行，水剂进行封注不留死角，提高了治愈率。总结近3年治疗90例不同类型肛瘘患者，随访6个月到3年，无一例并发症，全部治愈。

在临床应用中发现：玉夫膏作为以中药为主要成分的外用药，是近年临床实践运用中疗效较为突出的外敷药，在修复皮肤损伤、烧烫伤创面、慢性溃疡，以及恢复外观方面均有显著效果。

玉夫膏又称巴代愈肤膏，主要成分为藏红花、黄连、黄柏、黄芩、珍珠、羊毛脂等。玉夫膏起初主要应用于烧烫伤创面，后应用于足部难愈合创面恢复。玉夫膏具有祛腐生肌的作用，能有效软化和液化坏死组织，能使肉芽组织在裸露的骨面和肌腱表面生长，能有效控制创面的红、肿、热、痛等炎症反应，加速创面原位修复愈合，且让新生皮肤与周边皮肤弹性和色泽相近，能促进创面内部肉芽生长，促进新生细胞原位再生。

现代药理学研究实证：黄连、黄柏、黄芩具有体外抑菌作用，亦可抑制肿瘤细胞的增殖，诱导细胞凋亡，另外藏红花作为活血化瘀要药，对使促进血液循环具有显著效果，而局部血循重建是创面愈合的基础。

具体操作方法：首先麻醉成功，做好无菌操作。

1. 确定肛瘘类型：采用少量过氧化氢液＋亚甲蓝探查法找准内口。大量事实也证明肛瘘的主灶多在6点位的肛窦部。结合所罗门定律确定低位、高位、单纯、复杂、直瘘、蹄形瘘、环形瘘等。

2. 食指插入肛内，拇指在外双合诊，再次查清瘘道走行及判断内口的位置。

3. 将球头探针从外口插入，另一手示指伸入肛内引导沿瘘管缓缓探入，针指结合找到内口，确定内口切开部位。如内口已经闭合，不要强行穿破（采用遂道式愈合法）。

4. 在内口部肛窦（多在6点位）处行放射状切开，扩窗该处充分引流。肛窦切开引流仅达肌层，不损伤肌群而达微创。

5. 将外口部扩窗切开，用特制精细刮匙仔细搔刮瘘道内壁的腐肉及坏死的组积，不要留下死角，使之出现新鲜组织创面，略有渗血更佳。并发感染出现较大的脓腔患者，可以配合浮线引流，涂玉夫膏促进创面内部肉芽生长，根据愈合情况撤除浮线。

6. 用生理盐水或替硝唑氯化钠注射液，彻底冲洗切开的内口处及瘘管道腔。无菌棉签擦拭干后，内口处涂足量玉夫膏并无菌玉夫膏纱条覆盖，将溶化成液体的玉夫膏自瘘管道腔外口注入瘘管道腔内，自外口塞入较细的玉夫膏无菌纱条，外口处不要涂玉夫膏，多层无菌敷料包扎覆盖。

7. 用冷光源治疗灯照射 10～20 分钟。

8. 每日 2 次/早期；1 周后改为每日 1 次，根据愈合情况改为 2～3 天/次。

9. 一般患者于治疗后应用抗生素 2 天，并发感染出现较大的脓腔患者，应用抗生素 3 天即可。

注意一个原则：一条需要遂道式愈合的瘘道，必须不受肠液污染。将与肠腔相通的内口敞开，使分泌的肠液直接引流肛门外更顺畅。玉夫膏无菌纱条的填充加速创面愈合，及时闭合主内口与支管口的相连处，使相连的支管很快形成遂道式瘘道，不再受肠液污染而渐之愈合。

一个要求：全程冲洗消毒不要用碘伏酒精类，以防刺激创面形成纤维化影响愈合，只用生理盐水或替硝唑氯化钠注射液，彻底冲洗切开的内口处及瘘管道腔，用棉签擦试清洁创面，以利细胞的再生及创面肉芽的生长。

该疗法优点：

①肛周的完整性得到保护——美观。

②减轻了患者痛苦，不损伤肛肌肌群，功能正常——微创。

③局部换药，操作简单，无风险——易推广。

④玉夫膏抗感染能力强，无一例感染现象——费用低。

⑤门诊换药，不影响工作，降低了患者经济负担——患者满意。

玉夫膏无菌纱条的制法：王夫膏在 50℃以上的容器中可以溶化为液体；将剪好的无菌纱条放入浸透即可。